D. Tafrali, S. Barus

MedAT 3 Simulationen (Band 4)

AF825748

Für Nero

Deniz Tafrali, Sinan Barus

MedAT 3 Simulationen (Band 4)

Infos und Komplettsimulationen

1. Auflage

Teile dieses Titels basieren auf Tafrali, Barus: MedAT 2024/25 – Band 2: Das Lernskript für kognitive Fähigkeiten und Fertigkeiten, Textverständnis und sozial-emotionale Kompetenzen (inkl. manuelle Fähigkeiten) für Human- und Zahnmedizin, 3.A.

ELSEVIER

Elsevier GmbH, Bernhard-Wicki-Str. 5, 80636 München, Deutschland
Wir freuen uns über Ihr Feedback und Ihre Anregungen an kundendienst@elsevier.com

ISBN 978-3-437-41359-9 eISBN 978-3-437-06444-9

Alle Rechte vorbehalten, auch für Text- und Data-Mining, KI-Training und ähnliche Technologien.

Aus Gründen der Barrierefreiheit sind die Bilder in elektronischen Ausgaben dieses Buches mit Alt-Text-Beschreibungen (Alternativ-Text) versehen, die von Elsevier bereitgestellt werden. Mehr Informationen erhalten Sie unter https://www.elsevier.com/about/accessibility.

Bücher und Zeitschriften, die von Elsevier veröffentlicht werden, entsprechen den geltenden Produktsicherheitsanforderungen. Für etwaige Bedenken oder Fragen zur Produktsicherheit wenden Sie sich bitte an unseren autorisierten Vertreter, Elsevier B.V., productsafety@elsevier.com.

Elsevier nimmt eine neutrale Position in Bezug auf territoriale Meinungsverschiedenheiten oder Zuständigkeitsansprüche in seinen veröffentlichten Inhalten ein, einschließlich Landkarten und institutionellen Zugehörigkeiten.

1. Auflage 2026
© Elsevier GmbH, Deutschland

Wichtiger Hinweis: Die medizinischen Wissenschaften unterliegen einem sehr schnellen Wissenszuwachs. Der stetige Wandel von Methoden, Wirkstoffen und Erkenntnissen ist allen an diesem Werk Beteiligten bewusst. Sowohl der Verlag als auch die Autorinnen und Autoren und alle, die an der Entstehung dieses Werkes beteiligt waren, haben große Sorgfalt darauf verwandt, dass die Angaben zu Methoden, Anweisungen, Produkten, Anwendungen oder Konzepten dem aktuellen Wissensstand zum Zeitpunkt der Fertigstellung des Werkes entsprechen.
Der Verlag kann jedoch keine Gewähr für Angaben zu Dosierung und Applikationsformen übernehmen. Es sollte stets eine unabhängige und sorgfältige Überprüfung von Diagnosen und Arzneimitteldosierungen sowie möglicher Kontraindikationen erfolgen. Jede Dosierung oder Applikation liegt in der Verantwortung der Anwenderin oder des Anwenders. Die Elsevier GmbH, die Autorinnen und Autoren und alle, die an der Entstehung des Werkes mitgewirkt haben, können keinerlei Haftung in Bezug auf jegliche Verletzung und/oder Schäden an Personen oder Eigentum, im Rahmen von Produkthaftung, Fahrlässigkeit oder anderweitig übernehmen.
Dieses Buch enthält Links zu externen Webseiten Dritter, auf deren Inhalte wir keinen Einfluss haben. Deshalb können wir für diese fremden Inhalte auch keine Gewähr übernehmen. Für die Inhalte der verlinkten Seiten ist stets der jeweilige Anbieter oder Betreiber der Seiten verantwortlich. Eine Überprüfung der Inhalte der von uns verlinkten externen Seiten ohne tatsächliche und konkrete Anhaltspunkte für einen Rechtsverstoß leisten wir nicht. Falls uns aber entsprechende Hinweise bekannt werden, werden wir unverzüglich eine Überprüfung, soweit möglich, einleiten und die dabei erzielten Ergebnisse bei Neuauflagen berücksichtigen.

Für die Vollständigkeit und Auswahl der aufgeführten Medikamente übernimmt der Verlag keine Gewähr.
Geschützte Warennamen (Warenzeichen) werden in der Regel besonders kenntlich gemacht (®). Aus dem Fehlen eines solchen Hinweises kann jedoch nicht automatisch geschlossen werden, dass es sich um einen freien Warennamen handelt.

Bibliografische Information der Deutschen Nationalbibliothek
Die Deutsche Nationalbibliothek verzeichnet diese Publikation in der Deutschen Nationalbibliografie; detaillierte bibliografische Daten sind im Internet über https://www.dnb.de abrufbar.

26 27 28 29 30 5 4 3 2 1

Für Copyright in Bezug auf das verwendete Bildmaterial siehe Abbildungsnachweis

Das Werk einschließlich aller seiner Teile ist urheberrechtlich geschützt. Jede Verwertung außerhalb der engen Grenzen des Urheberrechtsgesetzes ist ohne Zustimmung des Verlages unzulässig und strafbar. Das gilt insbesondere für Vervielfältigungen, Übersetzungen, Mikroverfilmungen und die Einspeicherung und Verarbeitung in elektronischen Systemen.

In ihren Veröffentlichungen verfolgt die Elsevier GmbH das Ziel, genderneutrale Formulierungen für Personengruppen zu verwenden. Um jedoch den Textfluss nicht zu stören sowie die gestalterische Freiheit nicht einzuschränken, wurden bisweilen Kompromisse eingegangen. Selbstverständlich sind **immer alle Geschlechter** gemeint.

Planung: Veronika Rojacher; Projektmanagement: Elisabeth Märtz, Martina Gärtner, Andreas Rumpf
Redaktion, Bildredaktion und Herstellung: Hildegard Graf, Germering
Rechteklärung: Katja Sieger-Schauer, München
Satz: Thomson Digital, Noida/Indien
Druck und Bindung: EGEDSA, Sabadell (Barcelona)/Spanien
Umschlaggestaltung: SpieszDesign, Neu-Ulm; Titelfotografie: © JFL Photography/stock.adobe.com

Aktuelle Informationen finden Sie im Internet unter **www.elsevier.de**

Vorwort

Liebe Leserinnen und Leser,
sieben Jahre nach Erscheinen des ersten *Lernskripts für den BMS* haben wir uns dazu entschieden, unser Angebot für den MedAT auszubauen. Dieses Buch ist Teil von insgesamt vier Bänden, die euch eine umfassende, kongruente und hocheffektive Vorbereitung für den MedAT bieten sollen.
Der Inhalt der Bände gestaltet sich wie folgt:

- **Band 1:** Das umfassendste Buch für den Lernstoff des BMS-Testteils des MedAT.
- **Band 2:** Tiefergehende Inhalte und hocheffiziente Bearbeitungsstrategien für die KFF, SEK und TV sowie MF (MedAT-Z)*.
- **Band 3:** 1000 Übungsaufgaben für den BMS-Teil sowie 60 altfragentypische Übungen und 40 extrem schwere Aufgaben.
- **Band 4:** Vollständige Testsimulationen und Lehrtexte mit allen Informationen zum MedAT, Best Practices in der Vorbereitung, Informationen zu Bewerbern etc. Auch hier gibt es spezielle Testsimulationen für den MedAT-Z.*

Dieses Kompendium wird durch einen Lernplan gebündelt, den wir aus 13 Jahren Erfahrung mit dem MedAT erarbeitet haben. Ihr findet ihn sowohl gedruckt in den Büchern als auch als Poster, wenn ihr das Kompendium gekauft habt.

Wie funktioniert die Vorbereitung mit unserem Kompendium?

Die inhaltliche Vorbereitung auf den MedAT beginnt im April mit dem Durchlesen des Informationsteils aus Band 4 am ersten Tag, damit ihr alle notwendigen Informationen für eure Vorbereitung erhaltet. Am nächsten Tag folgt eine Testsimulation aus demselben Band, wie im Lernplan eingetragen, damit ihr einen Startpunkt für euren Gesamtwert habt. Anschließend arbeitet ihr täglich die Informationen aus Band 2 durch und beginnt dann mit den Themen des BMS aus Band 1.

Bis Anfang/Mitte Mai konzentriert ihr euch ganztags auf den wichtigsten Lernteil des MedAT, den Biologie-Teil des BMS. Kurz bevor ihr mit Chemie beginnt, solltet ihr morgens BMS lernen und nachmittags entsprechend dem Ablauf des MedAT Übungen zu KFF, SEK und TV (bzw. MF bei MedAT-Z) machen. Ende Mai absolviert ihr dann eine zweite Testsimulation mit Band 4, um euren Lernfortschritt zu überprüfen. Bis Anfang/Mitte Juni solltet ihr alle Themen des MedAT durchgearbeitet haben. Danach bearbeitet ihr morgens nur noch BMS-Aufgaben mit Band 4, bis ihr Ende Juni die letzte Testsimulation absolviert. Dadurch habt ihr drei Testwerte und könnt euren Lernfortschritt über drei Monate klug beurteilen. In der letzten Woche solltet ihr dann, sofern noch nötig, an euren Schwächen arbeiten.

Eine weitere Neuerung unserer Bände ist, dass wir Lösungen, Antwortbögen und Erklärungen als PDF zum Download bereitstellen werden. Wir glauben, dass es für euch einfacher ist, eure Lösungs- oder Antwortbögen auszudrucken und sie neben euren Übungs- und Testheften zu haben, statt im Buch immer nach hinten blättern zu müssen. Die Lösungen und Erklärungen für die Bände 3 und 4 bieten wir deshalb als PDFs an, damit ihr euch beim hochkonzentrierten Bearbeiten der Übungen und Testsimulationen weder an der Dicke des Buches stört noch aus Versehen die Erklärungen lest, wenn ihr das Buch durchblättert.

Natürlich sind die Bände auf dem neuesten Stand

Das *Lernskript für den BMS* enthält natürlich wieder die neuesten Altfragen aus dem Jahr 2025. Die Inhalte sind dieses Mal sogar komplett aktualisiert, teilweise neu geschrieben und selbstverständlich auf dem aktuellsten Stand. Auch die Statistiken wurden aktualisiert. Darüber hinaus haben wir die neuen Figuren bei *Figuren zusammensetzen* eingefügt und die Anzahl der Fragen des MedAT-Z angepasst. Auf Wunsch vieler Lernender haben wir dieses Mal sogar einen Index am Ende des Buches eingefügt (und vieles mehr).

Ein Wort an die, die möglicherweise zweifeln

Seit 2018 nutzen junge Medizininteressierte unsere Texte zur Vorbereitung auf den MedAT und das Medizinstudium. Inzwischen gibt es die ersten Jahrgänge, die mit unseren Texten gelernt haben und ihr Studium sowie ihre Approbation abgeschlossen haben. Meine Chancen, Medizin zu studieren, waren 2013 sehr gering, und niemand in meinem Umfeld glaubte, dass ich einen Studienplatz für dieses stark umkämpfte Studium bekommen würde. Trotzdem habe ich es mit starkem Willen und Disziplin geschafft, den ersten MedAT zu bestehen, Medizin zu studieren und während des Studiums mein erstes Buch zu schreiben sowie ein Unternehmen zu gründen. Wie habe ich das alles hinbekommen? Weil ich an mich geglaubt habe. Auch wenn es manchen von euch möglicherweise desillusioniert erscheinen mag: Versucht, daran zu glauben, dass ihr es schaffen könnt – ihr würdet euch wundern, was dabei herauskommen kann.

Deniz Tafrali
im Herbst 2025

* Wichtig: Auch für Zahnmediziner haben wir alle Testinhalte in diesem Gesamtpaket – Teile daraus sind jedoch an entsprechenden Stellen online per QR-Code verfügbar.

Danksagung

Zunächst möchte ich mich bei allen Mitarbeitern von Elsevier bedanken, die die Erstellung dieser Bände ermöglicht haben. Vielen Dank an Frau Gärtner für Ihre Unterstützung und die Koordinierung aller vier Bände. Vielen Dank an Herrn Rumpf für das Umformatieren und Anpassen meiner seit 2014 gesammelten Übungsaufgaben zum BMS – ohne Sie wäre dieser Band nicht entstanden. Vielen Dank auch an Frau Graf, die mittlerweile seit sieben Jahren unsere Redakteurin ist und meiner Meinung nach mittlerweile mit Leichtigkeit den MedAT bestehen würde sowie wahrscheinlich (vielleicht ungewollt?) auch eine Expertin in Sachen Zulassung zum Medizinstudium geworden ist. Ein sehr großes Dankeschön gilt natürlich wie bei jedem unserer gemeinsamen Projekte Frau Veronika Rojacher. Sie war das Gehirn hinter diesem Großprojekt. Ich finde die Zusammenarbeit mit Ihnen sehr angenehm, effizient und ertragreich und danke Ihnen herzlich für sieben Jahre tolle Zusammenarbeit.

Ich möchte an dieser Stelle ganz herzlich meinen Eltern danken für ihre Unterstützung und ihre Liebe über all die Jahre. Meinen Schwestern für ihre tollen Persönlichkeiten, mit denen sie mich täglich stolz machen. Darüber hinaus gilt mein Dank meinem lieben Freund Sinan Barus, der neben seiner Co-Autorenschaft in unseren Büchern ein elementar wichtiger Bestandteil meines Lebens und meiner persönlichen Entwicklung war und dessen Freundschaft ich seit mittlerweile 17 Jahren sehr schätze. Ein großer Dank gilt auch Alexander Schöllkopf, ebenfalls Co-Autor und früher Mitarbeiter bei get-to-med, jetzt sehr geschätzter Medizinerkollege. Ein großes Dankeschön geht auch an Lena Dax, meiner fleißigsten Mitarbeiterin ebenfalls bei get-to-med, die im ersten Semester ihres Medizinstudiums begonnen hat, bei uns zu arbeiten, und nun neben der Co-Autorenschaft beim Lernskript auch ihr Medizinstudium beendet hat und Ärztin ist. Ich danke auch meinem lieben Freund Sebastian Schatz, den ich seit unserer gemeinsamen Zeit beim VfR Aalen stets aufgrund seines Mutes, seiner Unbeugsamkeit und seinem Durchhaltevermögen bewundere, und das mittlerweile seit fast 20 Jahren. Mein größter Dank jedoch gilt meiner wunderschönen Frau Aylin, die meinem Leben im Alleingang Freude, Schönheit und Liebe gegeben hat.

Deniz Tafrali
im Herbst 2025

Die Autoren

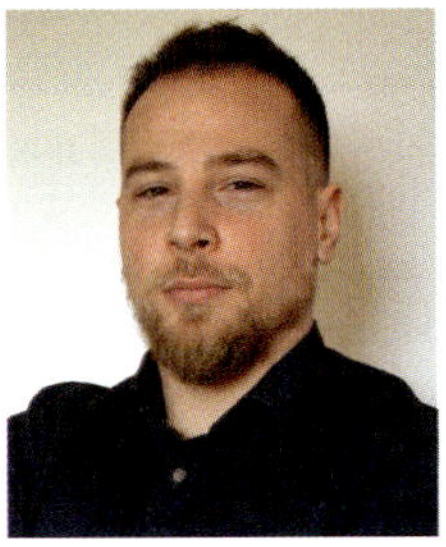

Deniz Tafrali
studierte bis 2019 Humanmedizin an der Medizinischen Universität Graz. Er ist seit 2017 erfolgreicher Autor zahlreicher Werke bei der Elsevier GmbH und arbeitet derzeit als Assistenzarzt in der Neurologie im Kantonsspital St. Gallen.

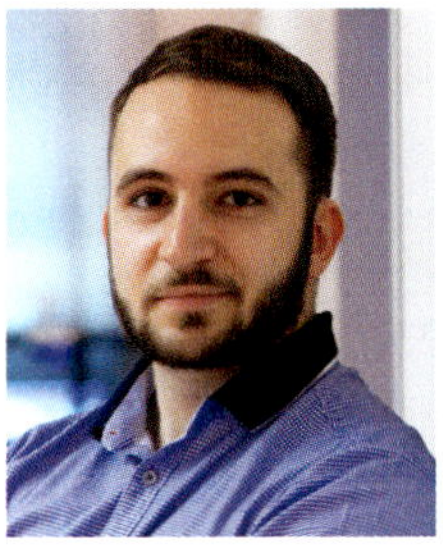

Sinan Barus
studierte bis 2022 Humanmedizin an der Eberhard-Karls-Universität in Tübingen und ist seit einigen Jahren Lehrbuchautor für Elsevier. Zurzeit ist er als Assistenzarzt an der Klinik für Diagnostische und Interventionelle Radiologie am Universitätsklinikum Freiburg tätig.

3-Monats-Lernplan

So verlierst du nicht den Überblick. Um den Lernstoff für 3 Monate Lernen zu strukturieren, kannst du dir hier einen Lernplan herunterladen und ausdrucken.

https://www.elsevier.com/books-and-journals/book-companion/9783437413599

Videokurs zum MedAT

Deniz Tafrali hat neben seinen Büchern auch einen übersichtlichen Videokurs zu den Themen des MedAT (Allgemeines, BMS, TV, KFF und SEK) sowie Aufnahmen seiner beliebten MedAT- und BMS-Webinare auf Youtube bereitgestellt. Der QR-Code bzw. der Link daneben führen euch direkt hin.*
Aber Achtung: Dieser Link wird regelmäßig aktualisiert. Suche daher auf youtube.com nach „Mission MedAT", um zu den aktuellsten Inhalten zu kommen.

https://www.youtube.com/@mission.medat2025

* Link zu externer Seite

Unser Service

Immer auf aktuellem Stand

Die offiziellen Stichwörter werden vor dem MedAT im Frühling hin und wieder ergänzt oder es kommt zu Streichungen.

Bleib auf dem Laufenden und erfahre hier, was sich getan hat. Der Autor Dr. Deniz Tafrali wird neue Themen vorstellen und erklären. Zeitnah zur Veröffentlichung stellen wir hier seine Ausführungen für dich bereit:

https://www.elsevier.com/books-and-journals/book-companion/9783437413599

Tutorials

Viktoria aus Österreich, Humanmedizinstudentin im ersten Jahr, teilt in Videotutorials ihre Erfahrungen und spricht über Lernpläne, -material und ihre Vorbereitungsphase sowie über MedAT-Anmeldung, Testtag und Studien beginn. Sie gibt sehr persönliche Einblicke in die stressige Lernphase, verrät, wie sie gut durch diese anstrengende Zeit kam, und motiviert alle künftigen Teilnehmer und Teilnehmerinnen. Wir hoffen auch dich!

Hinter der Kamera ist Sebastian, ebenfalls Student der Humanmedizin in Wien. Er erzählt euch seine MedAT-Erfahrungen in einem persönlichen Bericht im nächsten Abschnitt.

https://www.elsevier.com/books-and-journals/book-companion/9783437413599

Erfahrungsberichte – und wie geht es dir gerade?

An manchen Tagen kommt es dir so vor, als ob du dem Druck kaum noch standhalten kannst? Damit bist du nicht allein, was auch die hohen Anmeldezahlen jährlich beweisen. Angst und Selbstzweifel begleiten viele MedAT-Teilnehmerinnen und -Teilnehmer in dieser Phase, wo nur eines zählt: den langersehnten Traum vom Medizinstudium zu erreichen.

Wir haben einige interessante Erfahrungsberichte gesammelt. Hier erfährst du, wie es anderen in deiner Situation ergangen ist. Dein Traum vom Studienplatz soll Wirklichkeit werden und hier liest du, wie das funktionieren kann!

Unentbehrlich: 10 Tipps zum MedAT vom Autor Deniz Tafrali

https://www.elsevier.com/de-de/connect/10-tipps-und-tricks-des-autors-von-medat

Sebastian hat die stressige Lernphase gemeistert und am MedAT mit Erfolg teilgenommen. Hier liest du wie:

https://www.elsevier.com/de-de/connect/erfahrungsbericht-zum-medat-2022-und-die-stressige-lernphase-davor

Viktoria erzählt, wie ihr Testtag in Wien ablief:

https://www.elsevier.com/de-de/connect/vor-dem-medizinstudium/meine-medat-erfahrung

„How to survive MedAT" – Lisa berichtet, wie sie den MedAT „überlebt" hat:

https://www.elsevier.com/de-de/connect/vor-dem-medizinstudium/how-to-survive-medat

Weitere informative und motivierende Blogbeiträge von MedAT-Teilnehmerinnen und -Teilnehmern findest du fortlaufend hier:

https://www.elsevier.com/de-de/promotions/alles-rund-um-den-medizinertest

Folge uns auf Instagram @elsevier.medizinstudium

medizinische Insights, Fachwissen, Community & Gewinnspiele

Wir wünschen allen viel Erfolg bei der Teilnahme am MedAT!
München, im Herbst 2025
Euer Autoren- und Elsevier-Team

Benutzerhinweise

Diejenigen unter euch, die sich auf den MedAT Zahnmedizin vorbereiten, müssen statt dem „Textverständnis" einen Test zu „Manuellen Fertigkeiten" absolvieren. Speziell für euch haben wir daher einen alternativen Test „Manuelle Fertigkeiten" vorbereitet. Ihr könnt ihn hier herunterladen:

https://www.elsevier.com/books-and-journals/book-companion/9783437413599

Weil wir euch den Fokus auf besonders wichtige Themen aufzeigen, komplizierte Themen verständlich erklären und darüber hinaus beim Lernen auch unterhalten möchten, haben wir über das gesamte Lernskript verteilt verschiedene Lernkästen eingesetzt. Ihr findet rechts in der Spalte, was sie bedeuten.

EMPFOHLENER ZEITPUNKT
Empfohlene Zeitpunkte oder Zeiträume für Handlungen in Bezug auf den MedAT bzw. die Bewerbung auf das Medizinstudium.

DEFINITIONEN & INFORMATIONEN Definitionen und wichtige Informationen zu den Rahmenbedingungen des MedAT oder den einzelnen Testteilen, auf die ein besonderes Augenmerk gelegt werden sollte.

FUN FACT Umfangreiche Informationen zu interessanten Themen, die nicht unbedingt für die Zulassung, jedoch für andere wichtige Sachverhalte wie das Medizinstudium, das spätere Praktizieren als Arzt etc. wichtig sind.

TRICKKISTE Hervorzuhebende, schlaue Tricks und Tipps vor und während des MedAT.

AUFGEPASST! Sehr wichtige Informationen zu Testteilen, Untertests und Lösungsstrategien.

Antwortbögen und Lösungen

Hinter diesem QR-Code findet ihr
(1) die leeren Antwortbögen, die ihr euch herunterladen, ausdrucken und zum realistischen Bearbeiten der Simulationen neben das Buch legen könnt.
(2) die Lösungsbögen, mit denen Ihr eure eigenen Antwortbögen komfortabel abgleichen könnt.

https://www.elsevier.com/books-and-journals/book-companion/9783437413599

Fehler gefunden?

An unsere Inhalte haben wir sehr hohe Ansprüche. Trotz aller Sorgfalt kann es jedoch passieren, dass sich ein Fehler einschleicht oder fachlich-inhaltliche Aktualisierungen notwendig geworden sind.

Sobald ein relevanter Fehler entdeckt wird, stellen wir eine Korrektur zur Verfügung. Mit diesem QR-Code gelingt der schnelle Zugriff.

https://else4.de/9783437413599

Wir sind dankbar für jeden Hinweis, der uns hilft, dieses Werk zu verbessern. Bitte richten Sie Ihre Anregungen, Lob und Kritik an folgende E-Mail-Adresse: kundendienst@elsevier.com

Abbildungsnachweis

Der Verweis auf die jeweilige Abbildungsquelle befindet sich neben den Abbildungen in eckigen Klammern.

J787	Colourbox.com
L231	Stefan Dangl, München
P605	Deniz Tafrali, St. Gallen/Schweiz
R170-3	Welsch U. Sobotta Lehrbuch der Histologie. Unter Mitarbeit von Thomas Deller, 3. Aufl. Elsevier/Urban & Fischer, München 2010
S700	Sobotta-Archiv aus Paulsen/Waschke. Sobotta Atlas der Anatomie. 25. Aufl., 2022 © Elsevier GmbH

Inhaltsverzeichnis

I Einführung

Notizen

KAPITEL

1 Für wen ist diese Einführung?

Deniz Tafrali

If you need inspiring words: don't do it.

Elon Musk

Als Leser dieses Buches werdet ihr euch mit hoher Wahrscheinlichkeit schon – mehr oder weniger – mit dem Thema Medizin- bzw. Zahnmedizinstudium beschäftigt haben. Da es jedoch bezüglich des Wissensstandes zwischen euch sicherlich große Unterschiede gibt, wollen wir euch mit dieser Einführung die Möglichkeit geben, euch entweder von Grund auf alles an Informationen anzueignen, die es bezüglich dieses Themas zu wissen gibt, oder aber wichtige und auch neue Fakten an bestehendes Wissen anzuknüpfen.

Zu diesem Zweck teilen wir euch in zwei Gruppen:

(1) Die, die sich noch gar nicht informiert haben und gerne alles zum *Thema Medizin-/Zahnmedizinstudium* wissen würden.

(2) Diejenigen, die sich schon Vorwissen angeeignet haben und/oder sich nur zum *Thema MedAT-H und MedAT-Z* informieren möchten.

Denjenigen unter euch, die überhaupt keine Ahnung haben, was man alles zum Medizinstudium im deutschsprachigen Raum (mit dem Fokus auf die Universitäten in Österreich) wissen muss, empfehlen wir, die gesamte Einführung, beginnend mit ➢ Kap. 2, von A bis Z durchzuarbeiten. Denn vom groben Aufbau des Medizinstudiums in Österreich und Deutschland bis hin zu den geheimsten Ecken europäischer Hochschullandschaften ist auf den ersten Seiten dieses Buches wirklich alles vertreten.

Diejenigen, die entweder schon genug Wissen zum Thema Medizinstudium haben oder einfach kein Interesse daran haben, sich mit dem Thema *Alternativen zum MedAT* zu befassen, können gleich ab ➢ Kap. 3 weiterlesen.

Notizen

KAPITEL 2 Allgemeine Informationen zum Studium in Österreich, Deutschland und Europa

Deniz Tafrali

Euch alle eint eine Sache: Ihr möchtet zum Medizin- bzw. Zahnmedizinstudium zugelassen werden. Damit dieser Wunsch in Erfüllung geht, müsst ihr aber planvoll und gezielt an die Sache herangehen. Um das bewerkstelligen zu können, braucht ihr zuerst einmal eine Fülle von wichtigen Informationen, anhand derer ihr essenzielle Entscheidungen bezüglich eurer Studienortswahl, eurer Finanzen und vielem mehr treffen könnt.

2.1 Medizin studieren in Österreich

Staatliche Universitäten

Wer in Österreich an einer der vier staatlichen Universitäten Human- oder Zahnmedizin studieren möchte, muss den sogenannten **med**izinischen **A**ufnahme**t**est, kurz **MedAT** (➤ Kap. 3.1.1) bzw. MedAT-H für Human- oder MedAT-Z für Zahnmedizin, erfolgreich absolvieren.

DEFINITIONEN & INFORMATIONEN Konkret bedeutet das, dass man einen bestimmten Prozentsatz an Prüfungsaufgaben des besagten Testes richtig lösen muss, um einen Studienplatz zu erhalten – dazu aber später mehr (➤ Kap. 3.1.2).

Bei positiver Absolvierung dieser Aufnahmeprüfung wird man nach Einreichen diverser Unterlagen zum Studium zugelassen.
Die Hochschulen, an denen man den **Diplom**- bzw. **Bachelor-Masterstudiengang Human**- bzw. **Zahnmedizin** studieren kann, sind Folgende:

- Johannes Kepler Universität Linz (Bachelor und Master; nur Humanmedizin, keine Zahnmedizin)
- Medizinische Universität Graz (Diplomstudiengang)
- Medizinische Universität Innsbruck (Diplomstudiengang)
- Medizinische Universität Wien (Diplomstudiengang)

Wie man hier sehen kann, gibt es zwei verschiedene Arten von Studiengängen, die an den unterschiedlichen Standorten angeboten werden: den *Diplomstudiengang* und den *Bachelor-Master-Studiengang*. Bei den Diplomstudiengängen habt ihr eine wissenschaftliche Diplomarbeit zu schreiben, wohingegen ihr in Linz sowohl eine Bachelor- als auch eine Masterarbeit verfassen müsst. Nicht nur deswegen gibt es unter den Curricula der österreichischen Universitäten große Unterschiede.
In **Graz** (sowie teilweise auch in **Linz**) ist das gesamte Studium modular aufgebaut – man hat also alle fünf bis acht Wochen eine Prüfung über das gesamte Jahr verteilt. In Graz werden die Studenten kontinuierlich im Studium alle fünf bis acht Wochen durch sogenannte Modulprüfungen (PM = Pflichtmodul) examiniert. Dabei ist die größte Feuertaufe, neben den Anatomie-Testaten, für Studenten der Medizinischen Universität Graz mit Sicherheit das berühmt-berüchtigte Pathosemester (4. Semester).
In **Wien** dagegen gibt es jährlich sogenannte *summative integrierte Prüfungen* (SIPs), die den Stoff eines ganzen Jahres abprüfen. Ähnlich wie in Innsbruck liegt auch in Wien der Fokus auf den alljährlich stattfindenden SIPs. Es heißt dabei oft, dass in Wien die SIP 1 und der Block 9 (Pharmakologie) am schwersten zu bestehen seien.
In **Innsbruck** heißen die jährlichen Prüfungen seit 2014 *kumulative Modulprüfung* (KMP), wobei die ersten beiden halbjährlich, die restlichen KMPs jährlich stattfinden. Neben den KMPs haben die Innsbru-

cker aber ebenfalls einen modularen Aufbau im Studium. Die schwersten Prüfungen im Innsbrucker Medizinstudium sind dabei wohl, neben den Anatomie-Testaten, die ersten beiden KMPs.
In **Linz** hat man neben den Modulen ebenfalls noch jährlich eine abschließende Prüfung.

Private Universitäten

Des Weiteren gibt es noch einige andere medizinische Universitäten in Österreich, an denen man Medizin studieren kann – jedoch nur mit tiefem Griff in die Geldbörse. Diese sogenannten *Privatuniversitäten* haben meistens auch eigene Aufnahmeverfahren und Studentenprofile, anhand derer sie ihre Bewerber zulassen bzw. ablehnen. Die folgenden privaten Universitäten in Österreich bieten einen Studiengang Humanmedizin an (➤ Tab. 2.1):

Tab. 2.1 Privatuniversitäten in Österreich

Hochschule	Ort	Studiengang	Studiengebühren
Paracelsus Medizinische Privatuniversität	Salzburg	Diplomstudiengang	21.815 € p. a. (Stand 2025)
Sigmund Freud Privatuniversität	Wien	Bachelor-Master-Studiengang	26.500 € p. a. (Stand 2025)
Karl Landsteiner Privatuniversität für Gesundheitswissenschaften	Krems	Bachelor-Master-Studiengang	21.000 € p. a. (Stand 2025)
Private Danube University	Krems	Bachelor-Master-Studiengang	28.350 € p. a. (Stand 2025)

Alle oben genannten Studiengänge schließen am Ende mit dem Diplomdoktor *Dr. med. univ. (Diplom)* ab (einschließlich Linz und den Privatunis).

Gewidmete Studienplätze für Aufgaben im öffentlichen Interesse

https://www.get-to-med.com/medizin-studieren/bundesheer-medizinstudium

Seit 2022 kann man sich für verschiedene gewidmete Studienplätze bewerben. Je nach Ministerium und Land unterscheiden sich die Bedingungen, zu denen man sich bewerben kann. Grundsätzlich gilt jedoch, dass die zu erreichende Punktzahl im MedAT geringer ist, als wenn man sich auf reguläre Studienplätze bewirbt. Teilnehmende Ministerien und Institutionen sind zum Beispiel:

- Bundesministerium für Landesverteidigung
- Bundesministerium für Inneres
- Österreichische Gesundheitskasse
- Die verschiedenen Länder

Wichtig zu wissen ist, dass man bestimmte Voraussetzungen erfüllen muss, um für die gewidmeten Studienplätze in Frage zu kommen:

- Abschluss einer vertraglichen Vereinbarung mit einer der kooperierenden Institutionen.
- Rechtzeitige Online-Anmeldung zum MedAT-H bis Ende März am gewünschten Studienort.
- Entrichtung des Kostenbeitrags für die Teilnahme am MedAT-H.
- Teilnahme am MedAT-H und Erreichen einer Mindestleistung: ein Gesamtergebnis (nicht Gesamtwert; ➤ Kap. 3.1.1), das mindestens dem der besten 75 % der angetretenen Bewerber entspricht.

Darüber hinaus gilt, dass auch hier ausgewählt werden muss, weshalb eine Studienplatzzusage trotz Erfüllung aller Anforderungen auch in diesen Fällen nicht sicher ist.
Näheres zu den sich ständig verändernden Regelungen der gewidmeten Studienplätze findest du unter https://www.medizinstudieren.at/studienplaetze-und-kontingentregelung/studienplaetze/gewidmete-studienplaetze/

https://www.medizinstudieren.at/studienplaetze-und-kontingentregelung/studienplaetze/gewidmete-studienplaetze/

2.2 Alternativen zum Medizinstudium in Österreich (deutschsprachig)

2.2.1 Medizin studieren in Deutschland

Wer in Österreich seine Hochschulzugangsberechtigung erlangt hat, jedoch in Deutschland studieren möchte, kann sich ebenfalls für das bundesweite Auswahlverfahren für den Studiengang Medizin über die Website hochschulstart.de bewerben. Eine gute Übersicht über die Hochschulen, an denen der Studiengang Medizin und Zahnmedizin angeboten wird, findet ihr hier: www.landkarte-hochschulmedizin.de/.

http://www.landkarte-hochschulmedizin.de/#auswertung

Eine Zusage in Deutschland hängt sehr stark von der Maturanote ab. Habt ihr zum Beispiel eine Matura von 1,0, erhaltet ihr den durchschnittlichen Punktewert des deutschen Abiturs gutgeschrieben – das sind dann 862 von 900 Punkten. Bei einer Maturanote von 1,1 wären es 814, bei Note 1,2 796 Punkte (ihr müsst ab 1,1 stets 17 Punkte pro 0,1 subtrahieren). Mit einer Note von 1,0 solltet ihr normalerweise einen Studienplatz erhalten – ab 1,1 sieht es aber anders aus. Dann kommt es darauf an, ob ihr den Test für medizinische Studiengänge (TMS) absolviert habt oder eine anrechenbare Ausbildung oder Arbeitstätigkeit vorweisen könnt, ob ihr einen Dienst geleistet oder einen Preis gewonnen habt. Näheres zur Zulassung zum Medizin- und Zahnmedizinstudium findet ihr in der entsprechenden Literatur.[1]

Außerdem kann man auch in Deutschland neben dem bundesweiten Auswahlverfahren an diversen Privatuniversitäten Medizin studieren. Der Vollständigkeit halber zählen wir euch auch diese auf (➢ Tab. 2.2).

Tab. 2.2 Privatuniversitäten in Deutschland

Hochschule	Ort	Studiengang	Studiengebühren
Paracelsus Medizinische Privatuniversität	Nürnberg	Diplomstudiengang	21.815 € p. a. (Stand 2025)
Universität Witten/Herdecke	Witten/Herdecke	Staatsexamen (Modellstudiengang)	ca. 12.200 € p. a. (Stand 2025)
Medizinische Hochschule Brandenburg Theodor Fontane	Neuruppin	Staatsexamen	20.000 € p. a. (Stand 2025)
Kassel School of Medicine (in Kooperation mit der University of Southampton)	Kassel	BM (EU)-Studiengang (englischsprachig)	19.500 € p. a. (Stand 2025)
Universitätsmedizin Neumarkt A. M. Campus Hamburg	Hamburg	Diplomstudiengang (englischsprachig)	29.800 € p. a. (Stand 2025)

Ein weiterer interessanter Zugang zum Medizin- und zum Zahnmedizinstudium in Deutschland ist durch den Militärdienst bzw. die **Bundeswehr** gegeben. Dabei gibt es jedoch besondere Dinge zu beachten. Man muss natürlich die deutsche Staatsangehörigkeit haben; außerdem muss man sich als Sanitätsoffizier beim Bund für mindestens 17 Jahre verpflichten und sich darüber hinaus auch bereit erklären, für Auslandsaufenthalte in Kriegsgebiete eingezogen werden zu können. Die Vorteile des Medizin-/Zahnmedizinstudiums über den Bund sind, dass man bereits während des Studiums ein monatliches Gehalt bekommt und dass die Zulassung zum Medizinstudium wesentlich einfacher ist. Mehr Informationen zu diesem Thema findet ihr unter www.bundeswehrkarriere.de/offizierin-offizier-mit-studium-188.

https://www.bundeswehrkarriere.de/offizierin-offizier-mit-studium-188

Unterschiede zwischen deutschen und österreichischen Studiengängen

Während die Studiengänge in Österreich stets mit einem Diplom bzw. Master abschließen, wird das deutsche Medizinstudium mit dem sogenannten Staatsexamen absolviert. Das bedeutet, dass es an österreichischen Universitäten stets notwendig ist, wissenschaftliche Arbeiten im Rahmen von Bachelor-, Master- oder Diplomarbeiten für den erfolgreichen Abschluss seines Medizinstudiums zu verfassen. In Deutschland hingegen gibt es „lediglich" drei große Staatsexamina – jeweils eines nach den ersten zwei Jahren (nach der Vorklinik), auch *Physikum* bzw. *1. Staatsexamen/Erster Abschnitt der ärztlichen Prüfung* genannt, eines nach Absolvierung dreier klinischer Jahre im Studium (*2. Staatsexamen/Zweiter Abschnitt der ärztlichen Prüfung*) und eines nach Absolvierung des praktischen Jahres (*3. Staatsexamen/Dritter Abschnitt der ärztlichen Prüfung* bzw. früher – gemeinsam mit dem zweiten Abschnitt – auch *Hammerexamen* genannt).

Bemerkenswerterweise hat Deutschland trotz seiner bundesweiten Staatsexamina und Zulassung zum Studium ebenfalls unterschiedliche Arten von Studiengängen, die denen der österreichischen Studiengänge sehr ähnlich sind. Hier gibt es seit dem Studienjahr 1999/2000 sogenannte **Modellstudiengänge** (ehemals Reformstudiengänge), die sich zu den **Regelstudiengängen** im Aufbau des Studiums grundsätzlich unterscheiden. Während die Regelstudiengänge prüfungstechnisch viel mehr auf die Staatsexamina konzentriert sind, wird der Studienablauf in den Modellstudiengängen modularer gehandhabt (ähnlich wie in Linz und Graz weiter oben).

Da wir an diesem Punkt der Übersicht nicht auf jeden Studienstandort im Einzelnen eingehen können, listen wir euch hier lediglich diejenigen Universitäten auf, die einen Modellstudiengang Medizin anbieten:

- RWTH Aachen
- Universität Augsburg
- Charite Universitätsmedizin Berlin

---

[1] Wir verweisen hier gerne auch auf unseren eigenen Studienführer Medizin „Ich will Medizin studieren" (Elsevier GmbH, München).

Notizen

- Ruhr-Universität Bochum
- Medizinische Hochschule Brandenburg Theodor Fontane (privat)
- Technische Universität Chemnitz
- Technische Universität Dresden
- Heinrich-Heine-Universität Düsseldorf
- Universität Hamburg
- Medizinische Hochschule Hannover
- Universität Heidelberg/Mannheim
- Universität zu Köln
- Carl von Ossietzky Universität Oldenburg
- Universität Witten/Herdecke (privat)

Losverfahren

Das Losverfahren ist eine weitere Möglichkeit, zum Medizinstudium zugelassen zu werden. Es wird angewandt, wenn es nach allen anderen Verfahren noch freie Studienplätze an einer Universität gibt – und dann von jeder Universität separat.
Das Problem ist, dass viele Personen diesen Weg wählen und die Chancen dementsprechend gering sind. Wenn ihr an den Losverfahren der deutschen Universitäten teilnehmen möchtet, könnt ihr den nebenstehenden QR-Code scannen und dort den jeweiligen Links der Unis folgen.

https://www.get-to-med.com/medizin-studieren/losverfahren

Studienplatzklage

In Deutschland kann man die Universitäten auch verklagen – ihr macht das bitte **nicht.** Denn allein eine Klage in erster Instanz einzureichen, kostet mehrere tausend Euro und sogar dann sind die Aussichten auf einen Studienplatz extrem gering.

2.2.2 Medizin studieren in der Schweiz

Laut der offiziellen Zulassungsorganisation swissuniversities ist die Bewerbung zum Medizinstudium lediglich Schweizern oder in der Schweiz wohnhaften Personen erlaubt (https://www.swissuniversities.ch/service/anmeldung-zum-medizinstudium/zulassung).
Wenn ihr also einen schweizerischen Pass, einen Wohnsitz in der Schweiz oder eine schweizerische Hochschulzugangsberechtigung hat, könnt ihr ab 2026 ähnlich wie in Frankreich einfach für das Medizinstudium einschreiben (es gibt keinen Aufnahmetest mehr).
Unter www.swissuniversities.ch findet ihr so gut wie alle Informationen zum Thema Medizinstudium in der Schweiz.

https://www.swissuniversities.ch/service/anmeldung-zum-medizinstudium/zulassung

https://www.swissuniversities.ch/

2.3 Alternativen zum Medizinstudium in Österreich (nicht deutschsprachig)

Da so gut wie alle von euch auch der englischen Sprache mächtig sind, kommt es für manche sicher auch in Frage – falls ihr weder einen Studienplatz in Österreich, Deutschland noch in der Schweiz bekommt – im nicht deutschsprachigen Ausland zu studieren. Gleichermaßen gilt: Wenn ihr Muttersprachler einer Nation des Europäischen Wirtschaftsraumes (EWR) seid, habt ihr oft viel mehr Möglichkeiten bezüglich der Studienortwahl und eine sehr viel höhere Wahrscheinlichkeit, zu einem Studium zugelassen zu werden.

https://www.get-to-med.com/thema/medizin-studieren-europa

FUN FACT Eine wichtige Sache noch vorab: Universitätsabschlüsse für den Studiengang Medizin und Zahnmedizin werden innerhalb des EWR mit sukzessiver Prüfung der Sprachkenntnisse von den Landesprüfungsämtern in Deutschland bzw. der Ärztekammer in Österreich stets approbiert (RICHTLINIE 2005/36/EG des europäischen Parlaments und des Rates, vom 7. September 2005) – das gilt darüber hinaus natürlich auch für Österreicher in Deutschland und vice versa.
Auf gut Deutsch: Egal in welchem europäischen Mitgliedsstaat ihr euer Medizinstudium abschließt – ihr könnt danach mit Sicherheit in Deutschland oder Österreich arbeiten.

2.3.1 Medizin studieren in Ungarn

Schlechtes Abi, guter Papi – unter diesem Motto fuhren im Jahr 2018 die deutschsprachigen Medizinstudenten der Semmelweis-Universität Budapest zum alljährlichen Medizinstudenten-Festival der *Medimeisterschaften.* Obwohl natürlich vollkommen überspitzt dargestellt, ist an dem Klischee, dass die Semmelweis-Universität in Budapest die Topadresse für mäßige Abiturienten/Maturanten mit wohlhabenden

https://www.get-to-med.com/medizin-studieren/ungarn

Notizen

Eltern ist, etwas dran. Zwar sollte man schon einen guten Zweierschnitt in der Hochschulzugangsberechtigung vorzuweisen haben (eine Aufnahmeprüfung gibt es nicht), jedoch geht an der Semmelweis-Universität ohne 18.300 € jährlich (Stand 2025) an Studiengebühren nichts.
Für diejenigen unter euch, die so viel Geld im Jahr entbehren können, bietet ein Medizin- oder Zahnmedizinstudium in Ungarn jedoch viele Vorteile. Zum einen kann man in Budapest auf Deutsch studieren. Zum anderen sind die Lebenshaltungskosten verhältnismäßig gering. Des Weiteren ist es nach der Vorklinik sogar möglich, am Asklepios Campus in Hamburg die klinischen Jahre des Studiums zu absolvieren.
Nicht nur Budapest ist eine beliebte Anlaufstelle für deutschsprachige Studieninteressierte: Auch in Pècs und Szeged kann man Medizin und Zahnmedizin studieren, jedoch ebenfalls nur mit hohen Studiengebühren.

2.3.2 Medizin studieren in Frankreich oder Luxemburg

Frankreich

Wer in der Schule im Fach Französisch brillierte, darf jetzt hellhörig werden. In Frankreich kann man nämlich ohne jegliche Zulassungsbeschränkung anfangen, Medizin und Zahnmedizin zu studieren. Wie bitte?
Die Zulassung zum Medizinstudium in Frankreich kann über zwei unterschiedliche Wege erfolgen: Entweder man beginnt Gesundheitswissenschaften zu studieren und bewirbt sich im Laufe des Studiums für Medizin. Wenn man dann keine Zusage erhält, kann man etwas anderes studieren (z. B. Literatur oder Physik) und sich währenddessen erneut auf das Medizinstudium bewerben. So gewährleistet man, dass die Medizininteressierten keinen Zeitverlust haben, wenn sie sich für das Medizinstudium bewerben, indem sie währenddessen eine andere universitäre Ausbildung erhalten.
Wer also keine Lust auf irgendwelche Aufnahmeprüfungen hat und darüber hinaus über exorbitante Französischkenntnisse verfügt, kann sich eigentlich direkt in Frankreich zum Studium einschreiben.

https://www.get-to-med.com/medizin-studieren/frankreich

Luxemburg

Ein weiterer heißer Tipp kommt aus einem der kleinsten Staaten Europas: **Luxemburg.** Der Bachelorstudiengang Humanmedizin an der *Université du Luxembourg* wird auch hier auf Französisch abgehalten und die Zulassung gestaltet sich mehr als einfach, da sie für jeden mit Hochschulzugangsberechtigung theoretisch möglich ist (egal welcher Notendurchschnitt). Jedoch nimmt die Universität jährlich nur ca. 100 Studenten auf und ein Sprachniveau von C1 in Französisch ist darüber hinaus obligatorisch.

https://www.get-to-med.com/medizin-studieren/luxemburg

2.3.3 Medizin studieren in Italien

Die nächste große Adresse, an der man ein Medizin- bzw. Zahnmedizinstudium erwägen darf, ist Italien. In gewisser Weise ist dieses Land ein Geheimtipp, da die wenigsten in Erwägung ziehen, hier zu studieren. Für die Zulassung zum Medizinstudium muss man in Italien den sogenannten *IMAT* absolvieren – **einen 100-minütigen Multiple-Choice-Test,** der in **60 Prüfungsfragen** verschiedene Teilbereiche abprüft:

- Allgemeinwissen und Logik (22 Fragen, 2 davon Allgemeinwissen)
- Biologie (18 Fragen)
- Chemie (12 Fragen)
- Physik und Mathematik (8 Fragen)

Wichtig bezüglich des IMAT ist, dass man – anders als beim MedAT – für falsche Antworten 0,4 Punkte abgezogen und bei richtigen Antworten 1,5 Punkte (statt wie üblicherweise 1 Punkt) angerechnet bekommt. Alle Informationen zum IMAT könnt ihr hier nachlesen: https://imat-online.com/.
Des Weiteren gibt es für diejenigen, die kein Italienisch sprechen, sechs staatliche und einige private Universitäten, die das Studium der Humanmedizin **auf Englisch** anbieten. Die besagten staatlichen Universitäten mit ihren ungefähren Zulassungsgrenzen (Punkteangaben beim IMAT; Stand 2024) sind folgende:

- International Medical School an der Università degli Studi di **Milano** (IMAT: ca. 67.8 Punkte)
- Università degli Studi di **Bari** Aldo Moro (IMAT: ca. 59.1 Punkte)
- Università degli Studi di **Pavia** (IMAT: ca. 61.8 Punkte)
- Sapienza Università di **Roma** (IMAT: ca. 65.1 Punkte)
- Università degli Studi di **Napoli** Frederico II (IMAT: ca. 61.4 Punkte)
- Seconda Università degli Studi di **Napoli** (IMAT: ca. 48 Punkte)

Weiterführende Information und Zeiträume für die Online-Bewerbung sowie den Zeitpunkt des IMAT sind auf der offiziellen Website https://www.universitaly.it/ oder auf https://www.medschool.it zu finden.

https://www.get-to-med.com/medizin-studieren/italien

https://imat-online.com/

https://www.universitaly.it/

https://medschool.it/

Notizen

2.3.4 Medizin studieren in England

Wer sich denkt: „Englisch kann ich, (Zahn-)Medizin will ich – Großbritannien, ich komme!", darf nicht vergessen, dass Studieren in England sehr teuer ist – es gibt nämlich so gut wie überall Studiengebühren. Außerdem ist es den Universitäten in Großbritannien auch sehr wichtig, welche A-Levels (also Leistungskurse in der Oberstufe) man mit welchen Noten belegt hat.
Eingehende Informationen findet man unter der offiziellen Website des *Medical Schools Council:* https://www.medschools.ac.uk/studying-medicine/making-an-application/international-applicants.

https://www.get-to-med.com/medizin-studieren/england

https://www.medschools.ac.uk/for-students/applying-to-medical-school/

2.3.5 Medizin studieren auf Malta

Ein Ort, von dem wenige wissen, dass man dort Medizin und Zahnmedizin studieren kann, ist die Insel Malta. Vielen bekannt als Party-Ort für Absolventen von Englisch-Sprachkursen, ist diese kleine Insel für jeden NC- und MedAT-Flüchtling eine Erwägung wert. Denn: Es gibt **weder Studiengebühren noch** sind die **Zulassungsgrenzen besonders hoch** – man muss nur in Biologie und in Chemie in der Matura bzw. im Abitur jeweils mindestens mit einer 2 (gut) bzw. mit 11 Punkten bestanden haben.
Außerdem: Da Malta früher eine Kronkolonie Großbritanniens war, ist die zweite Amtssprache Englisch, weshalb das Studium auf Englisch absolviert wird. Man muss aber auf jeden Fall im Laufe des Studiums **Maltesisch** lernen!

https://www.get-to-med.com/medizin-studieren/malta

FUN FACT Die sogenannte **Digital Education Holding (DEH)** bietet in Malta für 12.000 € jährlich ein komplett digitales Medizinstudium an, ohne die Bedingung, in Malta leben zu müssen.

Die genauen Anforderungen an eine Zulassung findet ihr hier: https://www.um.edu.mt/courses/overview/UMDFT-2021-2-O.

https://www.um.edu.mt/courses/overview/umdft-2025-6-o/

2.3.6 Weitere Länder in Europa

Es gibt einen relativ neuen, sehr großen Markt, der sich darauf spezialisiert hat, junge Leute, die unbedingt Medizin oder Zahnmedizin studieren möchten, für viel Geld an verschiedene Universitäten Europas zu vermitteln.
Begonnen von Lettland bis hin zu Rumänien gibt es unzählige Städte, an denen ihr für mehr oder weniger hohe Studiengebühren ein Medizinstudium absolvieren könnt. Die Qualität der Universitäten ist dabei überaus ambivalent. Es gibt exzellente medizinische Fakultäten und Universitäten, wie zum Beispiel das Karolinska-Institut in Stockholm, die hervorragende Curricula haben und hochqualifizierte Mediziner ausbilden. Es gibt aber auch andere Standorte, z. B. in Bulgarien oder Polen, in denen die Studiengänge mehr schlecht als recht sind. Außerdem muss man so gut wie immer **mehrere tausend Euro** an Studiengebühren zahlen, um überhaupt studieren zu dürfen.
Wir zählen euch im Folgenden ein paar Universitäten auf, an denen man zum Studium der Humanmedizin zugelassen werden kann:

- Riga Stradins University (Lettland)
- Technische Universität Cluj-Napoca (Rumänien)
- Comenius Universität Bratislava (Slowakei)
- Medizinische Universität Plovdiv (Bulgarien)
- Medizinische Universität Sofia (Bulgarien)
- University of Zagreb School of Medicine (Kroatien)
- Medizinische Universität Varna (Bulgarien)
- Universität Vilnius (Litauen)
- Schlesische Medizinische Universität Katowice (Polen)
- Pommersche Medizinische Universität Stettin (Polen)
- u. v. m.

2.4 Quereinstieg

Beim Thema **Quereinstieg** gibt es zwei Kategorien: Die erste ist der Quereinstieg in das (Zahn-)Medizinstudium aus einem **anderen, ähnlichen Studiengang** (wie z. B. die Molekularbiologie). Die zweite Variante ist ein Quereinstieg aus einem **ausländischen (Zahn-)Medizinstudium** in ein österreichisches bzw. deutsches (Zahn-)Medizinstudium anhand der Studienleistungen.
Zu Ersterem ist von vornherein und direkt zu sagen: Die Chancen sind **sehr, sehr gering.** Die meisten Universitäten nehmen viel eher Bewerber, die schon Medizin oder Zahnmedizin studieren – und die bewerben sich zur Genüge.

https://www.get-to-med.com/medizin-studieren/quereinstieg

Zum Quereinstieg beim gleichen Studiengang ist zu sagen, dass man es sich gut überlegen sollte, ob man den Studienort wechselt, wenn man schon Medizin bzw. Zahnmedizin studiert. Es passiert nämlich nicht selten, dass man schnell mal fünf Semester niedriger als an der ursprünglichen Universität eingestuft wird. Darüber hinaus muss man oft noch alle Staatsexamina nachholen (zumindest in Deutschland).

FUN FACT Genau das war bei mir der Fall, als ich von Graz nach Baden-Württemberg wechseln wollte – ich habe mich dann dagegen entschieden.

Natürlich ist es aber eine andere Sache, wenn man in Varna studiert und auf die Charité wechseln kann – es hängt also von der **individuellen Situation** ab.
Es sind uns Fälle bekannt, wo deutsche Studierende der Medizin an der Charles University in Prag relativ problemlos (mit einer kleinen Eingangsprüfung und ein bisschen Organisationsaufwand) in ein relativ hohes Fachsemester des Diplomstudiengangs Humanmedizin an der Medizinischen Universität Graz zugelassen worden sind.
In Wien kann man sich ebenfalls Studienleistungen (ab 180 ECTS) relativ gut anrechnen lassen – genauso in Innsbruck. In Linz ist ein Quereinstieg nur von einem österreichischen Diplomstudiengang für Humanmedizin möglich – nicht von einem ausländischen Medizinstudiengang.
Für mehr Informationen zum Quereinstieg in andere Universitäten, egal ob in Deutschland oder Österreich, empfehlen wir eine kurze Internet-Recherche.

Notizen

KAPITEL 3 Grundlagen für die Vorbereitung auf die Aufnahmeprüfung MedAT

Deniz Tafrali

Genug mit den Alternativen zum Medizinstudium in Österreich – jetzt wird es ernst.

3.1 Zehn Schritte zum Studienplatz

Das Fundament eines jeden großen Projektes, wie die Absolvierung des MedAT(-Z) eines ist, ist die gründliche Planung des Vorhabens. Das bedeutet, dass ihr sehr viele und idealerweise korrekte Informationen zum Thema *Medizin studieren in Österreich* zusammentragen und in eine sinnvolle Beziehung zueinander bringen müsst, damit ihr die für euch besten Entscheidungen treffen könnt. Doch wo soll man bloß anfangen?

Der Übersichtsplan

Unserer Meinung nach ist es das beste Vorgehen, wenn man einen einfachen, grob strukturierten Übersichtsplan hat. Dadurch bekommt man eine Art Fundament für das gesamte Vorhaben, an dem man sich jederzeit orientieren und an schon absolvierte und zu absolvierende Punkte anknüpfen kann.
Wir geben euch an diesem Punkt zwar einen exemplarischen Übersichtsplan (➢ Tab. 3.1) mit auf den Weg, empfehlen euch jedoch eure gesamte Vorbereitung anhand unseres offiziellen Lernplans zu strukturieren – die Informationen aus den folgenden Kapiteln (inklusive dieses Übersichtsplans) sind nämlich exakt dafür geschrieben.

https://www.elsevier.com/books-and-journals/book-companion/9783437413599

Tab. 3.1 Übersichtsplan für das Projekt „Zulassung zum (Zahn-)Medizinstudium in Österreich“

	Aufgabe	Durchführung (beispielhaft)	Zeitpunkt
1.	Sich informieren (➢ Kap. 3.1.1)	• Dieses Buch lesen • Suchmaschinen nutzen • Medizinstudenten fragen • An den Universitäten anrufen • Vertrauenswürdige Quellen zu Rate ziehen	Ab Oktober des Vorjahres
2.	Bevorzugten Studienort auswählen (➢ Kap. 3.1.2)	• Wie stehen meine Chancen für mein Kontigent? • In welcher Stadt will ich leben? • Wo sind die Gesamtwerte (➢ Kap. 3.1.1) am niedrigsten?	Ab November des Vorjahres
3.	Prozess planen (➢ Kap. 3.1.3)	• Was kostet mich die Teilnahme am MedAT insgesamt? • Wie komme ich an den Testort? • Wo schlafe ich?	Ab Dezember des Vorjahres
4.	Planung der Vorbereitung (➢ Kap. 3.1.4)	• Eigene Stärken und Schwächen entdecken • Lernmaterialien • Lernpläne (grob) • Lerngruppen bzw. -partner? • Vorbereitungskurs – ja/nein?	Ab Januar
5.	Ausarbeiten der Vorbereitungspläne (➢ Kap. 3.1.5)	• Wissen aus Lernmaterialien herausfiltern • Lernpartner finden • Fertige Lernpläne zu Rate ziehen • Eigenen Lernplan erstellen	Ab Februar
6.	Anmeldung zur Aufnahmeprüfung (➢ Kap. 3.1.6)	• www.medizinstudieren.at	Ab Anfang März

Tab. 3.1 Übersichtsplan für das Projekt „Zulassung zum (Zahn-)Medizinstudium in Österreich" *(Forts.)*

	Aufgabe	Durchführung (beispielhaft)	Zeitpunkt
7.	Vorbereitung (Lernen) (➤ Kap. 3.1.7)	• Freizeit planen • Viele Prüfungssimulationen machen • Nach der MedAT-Struktur lernen	Beginn spätestens im April
8.	Prüfungstag (➤ Kap. 3.1.8)	• Ausschlafen • Gut frühstücken • Ruhe bewahren	Am Freitag der ersten Juliwoche
9.	Plan B–ω (➤ Kap. 3.1.9)	• Molekularbiologie studieren • Wehrdienst, FSJ oder Work & Travel • Einfach mal nichts tun	Vor und nach dem Test
10.	Niemals aufgeben (➤ Kap. 3.1.10)	• C'est la vie!	Immer

Im Folgenden werden wir nun alle Stichpunkte einzeln durchgehen, damit ihr wisst, was euch im Rahmen der Absolvierung des MedAT(-Z) erwartet.

3.1.1 Sich informieren

EMPFOHLENER ZEITPUNKT

Ab Oktober des Vorjahres.

Den ersten Schritt seid ihr schon gegangen, ohne dass wir euch hätten anleiten müssen: Ihr habt dieses Buch gekauft. Das ist insofern ein Glücksgriff, da wir uns mit diesem Buch vorgenommen haben, euch von A bis Z alle Informationen zu geben, die den MedAT und die Zulassung zum Medizin- bzw. Zahnmedizinstudium in Österreich betreffen. Also legen wir mal los.

Geschichte des MedAT

Der MedAT wurde 2013 erstmals als neuer nationaler Aufnahmetest für die Diplomstudiengänge Human- und Zahnmedizin an den drei Standorten Graz, Wien und Innsbruck eingeführt. Man kann seither nur durch diese Aufnahmeprüfung zu einem (Zahn-)Medizinstudium an einer staatlichen Universität in Österreich zugelassen werden. Das vorrangige Ziel des Aufnahmeverfahrens war es, die Aufnahme zum Medizinstudium insbesondere für Frauen und für Studienplatzbewerber aus Österreich fairer zu gestalten (*Arendasy, Sommer und Feldhammer-Kahr, 2016*). Mittlerweile sind dreizehn MedAT-Prüfungen absolviert worden (Stand 2025) und im Laufe der Jahre hat sich der Test wesentlich verändert:

FUN FACT **2013:** Der erste MedAT bestand aus dem Testteil **Kognitive Fähigkeiten und Fertigkeiten (KFF)** mit seinen Untertests *Figuren zusammensetzen, Zahlenfolgen, Gedächtnis und Merkfähigkeit* sowie *Mathematisches Denken,* dem Testteil **Basiskenntnistest für medizinische Studiengänge (BMS)** mit den Untertests über *Biologie, Chemie, Physik* und *Mathematik* und dem Testteil **Textverständnis.**
2014: Der Testteil *Mathematisches Denken* aus dem Jahr 2013 wurde aus der Prüfung entfernt, während die neuen Untertests *Wortflüssigkeit, Implikationen erkennen* und *Argumentieren* hinzukamen. Außerdem kam eine neue Universität, die Johannes Kepler Universität Linz, zu den Veranstaltern des MedAT hinzu.
2015: Der Untertest *Argumentieren* wurde wieder fallen gelassen, da der MedAT ständig evaluiert wurde und man aufgrund der Studienergebnisse zu dem Schluss gekommen war, dass diese Fähigkeit nicht dringend notwendig ist, um Medizin studieren zu können. Des Weiteren wurde der Testteil *Soziales Entscheiden* erstmalig hinzugefügt, der auch für angehende Zahnmediziner galt. 2015 hatte sich die prozentuelle Wertung des BMS von 40 % auf 30 % reduziert. Der Untertest *Implikationen erkennen* wurde im MedAT-H vom akademischen Denken (10 %) in die Kategorie KFF (40 %) verschoben. Außerdem wurde die reine Testzeit um eine Stunde gekürzt. Die Anzahl an Ziffern wurde beim Untertest *Zahlenfolgen* von 6 auf 7 erhöht.
2016: In diesem Jahr kam es zu kleinen Änderungen bei der Übungsanzahl und der dafür vorgesehenen Bearbeitungszeit im BMS. Im Bereich des Textverständnisses wurden Bearbeitungszeit und Aufgabenanzahl erhöht. Im MedAT-Z wurde die Aufgabenanzahl für das *Drahtbiegen und Formen spiegeln* erhöht.
2017: Mit der Einführung des Testteils **Sozial-emotionale Kompetenzen (SEK),** wurde in diesem Jahr der Untertest *Emotionserkennung/Emotionen* erkennen erstmals abgeprüft.
2018: Im Mathematik-Teil der BMS-Stichwortliste wurde das Kapitel der **Vektoren** hinzugefügt. In der Biologie wurde das Thema Schwangerschaft sowie in der Physik die Themen Resonanz und die stehende Welle abgeschafft. Beim **Figuren zusammensetzen** wurde erstmals die Figur *gleichschenkliges Trapez* geprüft.
2019: Die Biologie-Stichwortliste wurde um zwei Unterpunkte bei der Zellbiologie erweitert: **Allgemeine Charakteristika** (der Zelle) und **Zelltypen.** Außerdem wurde die zeitliche Abfolge zweier Untertests bei den KFF vertauscht. Anstelle von **Wortflüssigkeit** werden ab diesem Jahr die **Implikationen** am Ende des Testes

Notizen

geprüft und die Wortflüssigkeit an vierter Stelle nach den Zahlenfolgen. Das hat den Sinn, dass man sich die acht Allergieausweise nun für 10 Minuten länger merken muss (früher 25, heute 35 Minuten, da Wortflüssigkeit 20 Minuten dauert, Implikationen erkennen hingegen nur 10 Minuten) (➤ Tab. 3.5). Des Weiteren waren die Schnittstellen beim Untertest **Figuren zusammensetzen** in diesem Jahr relativ klein und teilweise gezackt.
2020: Der MedAT fand in dem Jahr am 14. August statt, nicht wie üblich am ersten Freitag im Juli. Die Ergebnisse kamen dementsprechend ebenfalls später, und zwar im September.
Die Stichwortliste des BMS wurde um mehrere Stichwörter erweitert und angepasst: Endosomen, Peroxisomen, Zellteilung und Zelltod unter dem Überpunkt „Die menschliche Zelle". Angepasst wurden Lymphatisches System; Lymphe (früher nur Lymphe), das Verdauungssystem mit den Anteilen Mund – Speiseröhre – Magen-Darm-Kanal und den Anhangsdrüsen Leber, Gallenblase, Bauchspeicheldrüse. Außerdem Gewebe mit Grundtypen, Aufbau, Funktion, Plazenta, sowie die Eihaut, Entwicklung des Embryos und die Entwicklung des Fetus (früher Grundzüge der Embryonal- und Fetalentwicklung). Des Weiteren wurden die Stichpunkte Tetraeder und Hexaeder in der Mathematik hinzugefügt.
2021: Wieder fand der MedAT nicht wie üblich am ersten Freitag im Juli statt, sondern am dritten Mittwoch, also am 21. Juli. Die Stichwortliste BMS wurde um den Unterpunkt Skelettsystem mit Knochen, Knorpel, Gelenken, Muskeln und Begleitstrukturen und den RNA-Typen erweitert. Außerdem darf man seither beim **Figuren zusammensetzen** nicht mehr ins Testheft zeichnen.
2022: Nach der Corona-Pandemie fand der Aufnahmetest wieder wie gewohnt Anfang Juli statt, nämlich am zweiten Freitag des Monats, also am 8. Juli 2022. Die Stichwortliste des BMS wurde massiv erweitert. Hinzugekommen sind die Themen Eihaut, Proteasomen, Vererbung des Geschlechts, Krebsentstehung, Regulation der Genaktivität von Prokaryoten und Eukaryoten, Genomik, Epigenetik, Proteomik, Stammbaumanalysen, Genetische Beratung, Genetische Diagnostik, Phylogenetik, Umweltschutz und Pyramide. Schwangerschaft, das Thema, welches 2018 aus der Stichwortliste gelöscht wurde, wurde 2022 unter dem Stichwort Fortpflanzungssystem: Weibliche Geschlechtsorgane wieder eingeführt. Gelöscht aus der Stichwortliste wurden RNA-Typen und Tetraeder.
2023: Es wurde erstmals ein neuer Untertest bei sozial-emotionale Kompetenzen geprüft: Emotionen regulieren. Außerdem wurden die Untertests Soziales Entscheiden und Emotionen erkennen um je 4 Aufgaben erweitert, und die gesamte Prüfungszeit sowohl der SEK als auch des MedAT um 30 Minuten verlängert. Des Weiteren kamen die Stichwörter Strukturen und Zelltypen, Nuklide und Schwefel dazu. Mitose und Meiose wurden dem Stichwort Kernteilung untergeordnet. Die Stichwörter Isotope und Hexaeder wurden aus der Stichwortliste entfernt.
2024: In diesem Jahr ist tatsächlich mal nichts Neues dazugekommen.
2025: Es wurden im Jahr 2025 zusätzlich neue Figuren bei **Figuren zusammensetzen** geprüft: Parallelogramm und rechtwinkliges Dreieck. Darüber hinaus mussten angehende Zahnmediziner bei **Drähte biegen** jetzt 3 Drähte in 30 Minuten biegen.

DEFINITIONEN & INFORMATIONEN Alles, was wir im Folgenden über den MedAT schreiben, gilt genauso für den MedAT-Z.

Formalitäten des MedAT

1. Die Online-Anmeldung für den MedAT startet traditionell am **1. März jedes Jahres,** wird über die jeweilige Plattform der Universität durchgeführt und läuft genau einen Monat bis Ende März. Wer diese Frist verpasst, darf nicht am MedAT teilnehmen.
2. Die Kostenbeteiligung für den MedAT beträgt **110 €** (Stand 2025). Diese muss man im selben Zeitraum wie die Anmeldung bezahlen – falls man das nicht macht, ist man wiederum nicht berechtigt, den MedAT zu absolvieren.
3. Ihr müsst im Rahmen der Online-Anmeldung **persönliche Daten** und eure **Studienortwahl** angeben. Das ist wichtig, mehr dazu in ➤ Kap. 3.1.2. Danach erhaltet ihr eine Bearbeitungsnummer, die ihr am Testtag je nach Standort brauchen werdet (z. B. in Wien für die Sitzplatzzuordnung).
4. Der eigentliche Test wird zeitgleich an allen Standorten immer am Freitag der ersten Juliwoche abgehalten. Das macht es auch unmöglich, den Test an zwei Standorten gleichzeitig zu absolvieren (außer man heißt *Hermine Granger*).
5. Die Ergebnisse werden meistens **Anfang bis Mitte August** entweder per Mail verschickt (in Linz) oder im MedAT-Portal der jeweiligen Universität (Wien, Graz und Innsbruck) eingetragen, wobei man vorab über das Erscheinen der Ergebnisse per Email informiert wird.
6. Für das Absolvieren des MedAT ist zwar nicht unbedingt eine **Hochschulzugangsberechtigung** vonnöten, jedoch sollte man spätestens zur Inskription bzw. dem Einschreiben an der Uni eine österreichische Matura oder ein deutsches Abitur vorweisen. Man hat aber auch die Möglichkeit, eine sogenannte **Studienberechtigungsprüfung** zu absolvieren, wenn man keine Matura und kein Abitur gemacht hat. Hat man in der Schule kein **Latein** gehabt, muss man hier ebenfalls eine Zusatzprüfung absolvieren. Dafür hat man jedoch noch nach der Studienzulassung *ein bis zwei Semester* Zeit.

7. Da viele MedAT-Teilnehmer direkt von der Schule kommen und zunächst ihren Zivil- bzw. Grundwehrdienst absolvieren müssen, passiert es gelegentlich, dass jemand den Test sofort nach der Schule besteht, dann aber in das Bundesheer eingezogen wird oder einen Zivildienst (z. B. in einer Klinik) ableisten muss. Hier gibt es für euch eine gute Nachricht: Es ist nach einem bestandenen MedAT mit regelrechter Studienzulassung überhaupt kein Problem, sein erstes Jahr komplett auf Eis zu legen und das Studium erst **ein Jahr später** zu beginnen.
8. Eine weitere wichtige Sache ist, dass man den MedAT, so oft man will, **wiederholen** kann.
9. Jedoch gibt es zwischen den Jahren keine **Anrechnung.** War man beispielsweise beim MedAT des letzten Jahres nur knapp unter der Zulassungsgrenze und hätte es in diesem Jahr geschafft, weil die Konkurrenz schwächer war als im Vorjahr, kann man sich das Ergebnis des letzten Jahres für dieses Jahr leider **nicht** anrechnen lassen.
10. Außerdem kann man sich für **mehrere Standorte** gleichzeitig anmelden (wobei man aber auch die Teilnahmegebühr zu zahlen hat).

https://www.get-to-med.com/medizin-studieren/medat-statistiken-detailliert

TRICKKISTE Wenn man den MedAT sowieso nur an einem Standort absolvieren kann, warum sollte man Punkt 10 überhaupt in Erwägung ziehen, fragt ihr euch? Wir erklären es:
- Man meldet sich für mehrere Standorte an.
- Man wartet, bis der 31. März vorbei ist.
- Man schaut sich nach dem Ablauf der Anmeldefrist die Anzahl der Bewerber an den verschiedenen Standorten an (z. B. https://www.get-to-med.com/statistiken-fuer-den-medat).
- Man wählt sich denjenigen Standort aus, an dem **weniger Konkurrenten** sind und **erhöht seine Chancen** auf einen Studienplatz.

Mehr dazu in ➤ Kap. 3.1.2.

Anzahl an Studienplätzen beim MedAT (➤ Tab. 3.2)

Tab. 3.2 Anzahl an Studienplätzen für Human- und Zahnmedizin in Österreich im Jahr 2025

	Humanmedizin	Zahnmedizin	Gesamt
Wien	692	80	772
Innsbruck	380	40	420
Graz	364	24	388
Linz	320	–	320
Gesamt	1.756	144	1.900

Die Anzahl der Medizinstudienplätze steigt durch den Druck der Politik stetig. Ausgewiesen ist das Ziel, bis zum Jahr 2028 2.000 Studienplätze anbieten zu können.

Studienplatzvergabe beim MedAT-H

DEFINITIONEN & INFORMATIONEN Als **Bewerber** bezeichnet man in Bezug auf den MedAT jeden, der sich im März für die österreichische Medizin-Aufnahmeprüfung angemeldet hat und in den offiziellen Statistiken der medizinischen Universitäten Anfang April gelistet ist und mitgezählt wird.
Ein **Testteilnehmer** ist jede Person, die wirklich physisch am Testtag den MedAT bestreitet.

AUFGEPASST! Die nachfolgenden Zahlen-, Prozent- sowie Gesamtwerte sind **keine offiziellen Zahlen** (die gibt es nämlich nicht), sondern nur Schätz- und Erfahrungswerte. Wir erheben daher weder Anspruch auf Vollständigkeit noch gewährleisten wir die Korrektheit oder Aktualität der Zahlen-, Prozent- und Gesamtwerte, die in den nächsten Kapiteln folgen.

Im Jahr 2023 haben sich insgesamt **15.400 Bewerber** für den MedAT-H (also für Humanmedizin) registriert. Da jährlich aber immer ungefähr 20 % der Bewerber, die sich im März anmelden, nicht zum MedAT erscheinen, sind die Testteilnehmerzahlen im Juli stets geringer, als sie Anfang April erscheinen mögen (➤ Tab. 3.3).
Das liegt nicht zuletzt auch daran, dass sich viele Bewerber, wie oben erwähnt, entweder doppelt anmelden oder schlichtweg nicht kommen – sei es, weil sie schon woanders einen Studienplatz bekommen haben, sie es sich anders überlegt haben oder aus irgendwelchen Gründen am Testtag nicht erscheinen können.

Tab. 3.3 Bewerber und Testteilnehmerzahlen des MedAT-H der vergangenen Jahre

MedAT-Jahr	Bewerber	Testteilnehmer	Verhältnis
2020	17.599	12.442	ca. 71 %
2021	17.823	12.777	ca. 72 %
2022	15.778	11.643	ca. 74 %
2023	15.400	11.735	ca. 76 %
2024	15.158	11.904	ca. 79 %
2025	15.668	12.394	ca. 79 %

FUN FACT Insgesamt sind im Jahr 2022 4.135 Personen am Testtag des MedAT nicht erschienen, obwohl sie sich regulär auf *medizinstudieren.at* für den Test angemeldet und die Bearbeitungsgebühr über 110 € bezahlt haben. Das bedeutet, dass die medizinischen Universitäten 2022 **455.950 €** Umsatz mit No-Shows gemacht haben.

DEFINITIONEN & INFORMATIONEN Einige der Testteilnehmer, die den MedAT absolvieren, gehen einfach in der Mittagspause. Deshalb dürfte die ernstzunehmende Zahl an Konkurrenten am Testtag noch geringer ausfallen, als die oben angezeigte Testteilnehmerzahl vermuten lässt.

Obwohl sich das allgemeine Verhältnis von Studienplätzen zu Testteilnehmern im Jahr 2024 (11.904 Testteilnehmer auf 1.706 Plätze) mit ca. **1 : 7** im Rahmen gehalten hat, haben es manche Testteilnehmer des MedAT-H **schwerer bzw. einfacher** als andere, eine Zusage zu bekommen. Dafür gibt es zwei Gründe, die wir euch im Folgenden erläutern.

Kontingente

AUFGEPASST! Kontingente gibt es nur beim MedAT-H, nicht beim MedAT-Z.

Der **erste Grund** ist der, dass die Teilnehmer des MedAT-H von offizieller Seite in drei verschiedene Gruppen eingeteilt werden:

1. **Österreicher-Kontingent:** Personen mit österreichischem Reifeprüfungszeugnis
2. **EU-Kontingent:** EU-Bürger, die ihr Reifezeugnis nicht in Österreich, sondern in einem anderen anerkannten Staat erlangt haben
3. **Nicht-EU-Kontingent:** Testteilnehmer, die keine Europäer bzw. diesen nicht gleichgestellt sind (wie z. B. gleichgestellte Türken oder Luxemburger) und ein Reifeprüfungszeugnis innerhalb oder außerhalb Europas erlangt haben.

Das mag jetzt noch nicht problematisch erscheinen. Schaut man sich jedoch die sogenannte *Kontingenteinteilung der Studienplatzvergabe* ein wenig genauer an, wird einem klar, dass Testteilnehmer der verschiedenen Kontingente unterschiedlich hohe **Gesamtwerte** erlangen müssen, um einen Studienplatz zu bekommen.

DEFINITIONEN & INFORMATIONEN Als **Gesamtwert** bezeichnet man den Prozentsatz an erreichten Punkten zur maximal erreichbaren Punktzahl im gesamten MedAT. Man kann beim MedAT maximal 100 % erreichen, wenn man alle Fragen richtig beantwortet hat. Zur Bestimmung des Gesamtwertes werden alle vier Testteile (BMS mit 40 %, TV mit 10 %, KFF mit 40 % und SEK mit 10 %) zusammenaddiert. Anhand dieses Wertes werden die Testteilnehmer gereiht und erhalten in Abhängigkeit davon einen Studienplatz oder eben nicht.

Kontingenteinteilung der Studienplatzvergabe

Die Kontingenteinteilung ist ein stufenweises Verfahren für die Vergabe von Studienplätzen in der Humanmedizin, das an allen vier Hochschulen (Wien, Innsbruck, Graz und Linz) in Österreich **separat** durchgeführt wird. Es funktioniert folgendermaßen (➤ Abb. 3.1, ➤ Tab. 3.4):

1. Im ersten Schritt werden **75 %** aller Studienplätze an Testteilnehmer des Österreicher-Kontingents desselben Testortes vergeben, die die **besten Testergebnisse bzw. Gesamtwerte** unter allen Testteilnehmern des Österreicher-Kontingents in dieser Stadt erreicht haben (zuvor AU-Quote).
2. Im nächsten Schritt konkurrieren die **nicht zugelassenen** Teilnehmer des Österreicher-Kontingents desselben Testortes mit den Testteilnehmern, die EU-Bürger bzw. diesen gleichgestellt sind, aber ihr

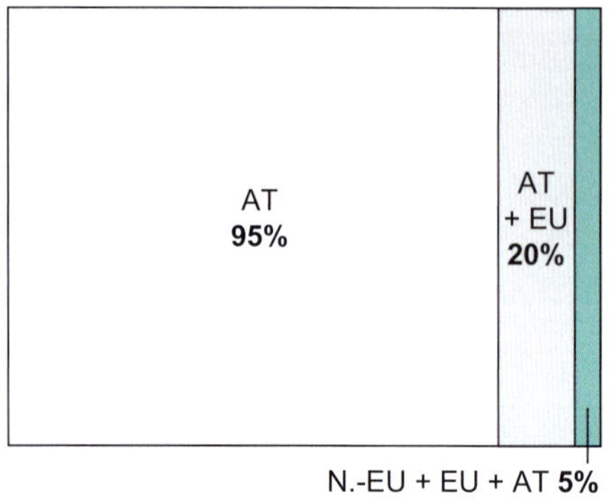

Abb. 3.1 Kontingentregelung beim MedAT-H [L231]

Tab. 3.4 Kontingenteinteilung der Testteilnehmer beim MedAT

Kontingent	Prozentsatz an Studienplätzen	Teilnehmende Kontingente
Österreicher	75 %	Österreicher
EU	20 %	Österreicher, EU
Nicht-EU	5 %	Österreicher, EU, Nicht-EU

Reifeprüfungszeugnis nicht in Österreich erlangt (zuvor EU-Quote) und den MedAT in derselben Stadt absolviert haben. Dabei handelt es sich um die nächsten **20 %** der Studienplätze, die in diesem Mix aus Österreicher- und EU-Kontingent denjenigen mit den **besten Gesamtwerten** desselben Testortes zugeschrieben werden.

3. Im dritten und letzten Schritt konkurrieren diejenigen Testteilnehmer des Österreicher- und EU-Kontingents, die weder einen der Studienplätze der 75 % noch der nächsten 20 % in demselbem Testort erlangen konnten, mit allen Testteilnehmern des Nicht-EU-Kontingents (zuvor Nicht-EU-Quote) desselben Standortes um die letzten **5 %** der Studienplätze.

DEFINITIONEN & INFORMATIONEN Theoretisch sollen mit dieser Regelung **Österreicher- und EU-Kontingent bevorzugt** werden. In der Praxis ist die Konkurrenz im EU-Kontingent jedoch von vornherein schon derart hoch, dass die schlechtesten Gesamtwerte der zuletzt zugelassenen EU-Bürger in der Vergangenheit oft höher waren, als die besten Gesamtwerte der Testteilnehmer des Österreicher-Kontingents, die nicht zugelassen worden sind. Das bedeutet, dass diese Regelung *keine bis nur geringe Konsequenz* auf die ohnehin schon hohen vorbestehenden Grenzwerte des EU-Kontingents haben sollte.
Im *Nachteil* ist bei dieser Regelung das **Nicht-EU-Kontingent.** Da die besten Testteilnehmer der anderen Kontingente in der Vergangenheit so gut wie immer bessere Gesamtwerte vorzuweisen hatten als die Teilnehmer des Nicht-EU-Kontingents, haben es Nicht-EU-Bürger sehr schwer, einen Studienplatz zu bekommen.

Separate Kontingenteinteilung pro Studienort

Der **zweite Grund** für unterschiedlich hohe Aufnahmegrenzen unter den Testteilnehmern ist die Tatsache, dass die Kontingenteinteilung der Studienplatzvergabe **für jeden Testort separat** durchgeführt wird. Das bedeutet, dass das erreichte Ergebnis nur für den Standort zählt, für den man sich im März angemeldet hat. Testteilnehmer desselben Kontingents konkurrieren also nur mit denjenigen Personen, die den MedAT auch am **selben Testort** schreiben. Der mindestens benötigte Gesamtwert, der zu einer Zulassung führt, unterscheidet sich daher auch jährlich und von Stadt zu Stadt (➤ Kap. 3.1.2).

Studienplatzvergabe beim MedAT-Z

Seit 2019 gibt es für die Zulassung zum Zahnmedizinstudium weder eine Quoten- noch eine Kontingentregelung mehr – Österreicher, Europäer und Nicht-Europäer haben also dieselben Chancen auf einen Studienplatz je Standort (Graz, Wien und Innsbruck). Die Bewerberzahlen für den MedAT-Z liegen aber auch erheblich unter denen für den MedAT-H.
Im Jahr 2022 beispielsweise haben sich nur ca. 1.400 Bewerber für das Zahnmedizinstudium beworben. Wie kommen wir auf diese Zahl? Wir wissen, dass 2022 an den drei Standorten 1092 Personen den MedAT-Z geschrieben haben (➤ Tab. 3.5) – dass aber üblicherweise lediglich 80 % der angemeldeten Personen erscheinen. Man teilt also überschlagsmäßig einfach 1092 durch 0,8 und bekommt ca. 1.400 ursprüngliche Bewerber als Ergebnis.

Tab. 3.5 Testteilnehmerzahlen MedAT-Z 2022

	Wien	Innsbruck	Graz
Teilnehmer	641	295	156
Studienplatzzahl	80	40	24
Teilnehmer pro Platz	ca. 8	ca. 7	ca. 6,5

Notizen

Wie ihr aus all diesen Zahlen unschwer sehen könnt, ist die Chance für Zahnmedizin-Bewerber leicht besser, einen Studienplatz zu bekommen, als für Humanmedizin-Bewerber.

Inhalt, Aufbau und Ablauf des MedAT

Inhalt

Der MedAT prüft verschiedenste Fähigkeiten sowie Faktenwissen in naturwissenschaftlichen Fächern ab. Zu diesem Zweck ist er in vier Testteile untergliedert, die sich wie folgt gestalten:

1. Basiskenntnistest für medizinische Studien (BMS)
   - Biologie (40 Fragen)
   - Chemie (24 Fragen)
   - Physik (18 Fragen)
   - Mathematik (12 Fragen)
2. Beim MedAT-H: Textverständnis (TV)
   - (12 Fragen)

   Beim MedAT-Z: Manuelle Fertigkeiten (MF)
   - Draht biegen (3 Fragen)
   - Formen spiegeln (5 Fragen)
3. Kognitive Fähigkeiten und Fertigkeiten (KFF)
   - Figuren zusammensetzen (15 Aufgaben)
   - Allergieausweise (25 Aufgaben)
   - Zahlenfolgen (10 Aufgaben)
   - Wortflüssigkeit (15 Aufgaben)
   - Implikationen erkennen (10 Aufgaben, nur MedAT-H)
4. Sozial-emotionale Kompetenz (SEK)
   - Emotionen regulieren (12 Aufgaben)
   - Emotionen erkennen (14 Aufgaben)
   - Soziales Entscheiden (14 Aufgaben)

Der **Basiskenntnistest** (1) prüft euch auf Oberstufenniveau in den Fächern Biologie, Chemie, Physik und Mathematik. Der Testteil **Textverständnis** im MedAT-H (2) ermittelt die Lesekompetenz und das Verständnis von Textinhalten, während der Testteil **Manuelle Fertigkeiten** (2) im MedAT-Z praktische Kompetenz und dreidimensionales Planungs- und Vorstellungsvermögen testet. Mit der Prüfung der **kognitiven Fähigkeiten und Fertigkeiten** (3) versucht man zu erfassen, ob ihr bestimmte kognitive Aufgaben korrekt lösen könnt, wie z. B. kausale Zusammenhänge erkennen oder mnestische (= Gedächtnis-) Leistungen erbringen. Die Prüfung der **sozial-emotionalen Kompetenzen** (4) ist ein Versuch, eure psychosozialen Qualitäten durch Fragen zu sozialen und emotionalen Dilemmata und Problemen im Rahmen eines *Situational-Judgement*-Tests zu erschließen.

Für den BMS werden jedes Jahr sogenannte **Stichwortlisten** mit den Unterthemen der Naturwissenschaften veröffentlicht, die abgeprüft werden. Die offiziellen Listen entnehmt ihr bitte stets **Anfang Februar** dem Virtuellen Medizinischen Campus (VMC) der Medizinischen Universität Graz (https://vmc.medunigraz.at/). Auf dieser Webseite sind dann außerdem allgemeine Informationen zum MedAT-H (und auch zum MedAT-Z) sowie originale Prüfungsaufgaben der Testersteller und Anleitungen, Erklärungen und Beispiele zu den einzelnen Testteilen (BMS, TV bzw. MF, KFF sowie SEK) zu finden.

https://www.medunigraz.at/stabsstellen/stabsstelle-lehre-mit-medien

DEFINITIONEN & INFORMATIONEN Ihr müsst euch auf der VMC-Website **jedes Jahr** mit eurer Mailadresse neu anmelden, um die aktuellen Stichwortlisten sowie offizielle Lernunterlagen herunterladen zu können.

Aufbau

Wie der Aufbau des MedAT-H aussieht, könnt ihr der ➤ Tab. 3.6 entnehmen. ➤ Tab. 3.7 zeigt den Musterablauf eines MedAT-Z.

Tab. 3.6 Musterablauf einer MedAT-H-Prüfung

Uhr	Testteil		Fragen	Zeit	Anteile am maximalen Gesamtwert	
9:00–9:30	Basiskenntnistest für medizinische Studiengänge (BMS)	Biologie	40	30 min	17 %	40 %
9:30–9:48		Chemie	24	18 min	10 %	
9:48–10:04		Physik	18	16 min	8 %	
10:04–10:15		Mathe	12	11 min	5 %	

Notizen

Tab. 3.6 Musterablauf einer MedAT-H-Prüfung *(Forts.)*

Uhr	Testteil		Fragen	Zeit	Anteile am maximalen Gesamtwert	
10:15–10:50	Textverständnis (TV)		12	35 min	10 %	10 %
10:50–12:00	*Mittagspause*					
12:00–12:20	Kognitive Fähigkeiten und Fertigkeiten (KFF)	Figuren zusammensetzen	15	20 min	8 %	40 %
12:20–12:28		Gedächtnis und Merkfähigkeit *Lernphase*	8 Allergieausweise	8 min	–	
12:28–12:43		Zahlenfolgen	10	15 min	5 %	
12:43–13:03		Wortflüssigkeit	15	20 min	8 %	
13:03–13:18		Gedächtnis und Merkfähigkeit *Abrufphase*	25	15 min	13 %	
13:18–13:28		Implikationen erkennen	10	10 min	5 %	
13:28–13:46	Sozial-emotionale Kompetenzen (SEK)	Emotionen regulieren	12	18 min	3 %	10 %
13:46–14:07		Emotionen erkennen	14	21 min	3 %	
14:07–14:28		Soziales Entscheiden	14	21 min	3 %	
9:00–14:28	**Gesamter MedAT**		**221**	**258 min**	**100 %**	

Tab. 3.7 Musterablauf einer MedAT-Z-Prüfung

Uhr	Testteil		Fragen	Zeit	Anteile am maximalen Gesamtwert	
9:00–9:30	Basiskenntnistest für medizinische Studiengänge (BMS)	Biologie	40	30 min	17 %	40 %
9:30–9:48		Chemie	24	18 min	10 %	
9:48–10:04		Physik	18	16 min	8 %	
10:04–10:15		Mathe	12	11 min	5 %	
10:15–10:45	Manuelle Fertigkeiten (MF)	Draht biegen	3	30 min	10 %	20 %
10:45–11:15		Formen spiegeln	5	30 min	10 %	
11:15–12:00	*Mittagspause*					
12:00–12:20	Kognitive Fähigkeiten und Fertigkeiten (KFF)	Figuren zusammensetzen	15	20 min	7 %	30 %
12:20–12:28		Gedächtnis und Merkfähigkeit *Lernphase*	8 Allergieausweise	8 min	–	
12:28–12:43		Zahlenfolgen	10	15 min	5 %	
12:43–12:58		Wortflüssigkeit	15	20 min	7 %	
12:58–13:18		Gedächtnis und Merkfähigkeit *Abrufphase*	25	15 min	12 %	
13:18–13:36	Sozial-emotionale Kompetenzen (SEK)	Emotionen regulieren	12	18 min	3 %	10 %
13:36–13:57		Emotionen erkennen	14	21 min	3 %	
13:57–14:18		Soziales Entscheiden	14	21 min	3 %	
9:00–14:18	**Gesamter MedAT**		**207**	**273 min**	**100 %**	

Ablauf

Der MedAT wird in **einer Sitzung** vorwiegend per **Multiple-Choice**-Test absolviert. Es werden am Morgen der Prüfung die Anmeldung sowie die Personalien und die Mitbringsel der Testteilnehmer überprüft und Armbänder an die Testteilnehmer vergeben. Dann geht es, je nach Standort, an einen frei wählbaren oder einen zugewiesenen Arbeitsplatz. Vor der Prüfung spricht meist noch der Studienrektor der jeweiligen Universität ein paar Worte, bevor es an die Erklärungen und Erläuterungen der Prüfungskoordinatoren geht. Um 9:00 Uhr (offiziell, in Wirklichkeit meist ein bisschen später) geht es dann los. In der Mittagspause darf man den Prüfungsraum für ca. 1 Stunde verlassen, muss aber unbedingt rechtzeitig zurückkehren, sonst ist es einem nicht mehr erlaubt, in den Testraum einzutreten.

Notizen

DEFINITIONEN & INFORMATIONEN Weil der MedAT eine wichtige Prüfung ist, gibt es strikte **Regeln.** Einige der Regeln befassen sich damit, welche Dinge man in den Testraum mitnehmen darf und welche nicht. Es werden zwar Garderoben zur Verfügung gestellt, in denen ihr alles, was ihr dabei habt, verstauen könnt, jedoch ist es wichtig zu wissen, was ihr dabeihaben dürft und was nicht.

Das darf man in den Testraum mitnehmen:
- Getränke, jedoch keine Glasflaschen oder Dosen
- Pausenbrot bzw. Jause (jedoch ohne Aufbewahrungsbox o. Ä.)
- Geldtasche bzw. -börse
- Medizinisches Equipment

Das darf man nicht in den Testraum mitnehmen:
- Stifte oder sonstige Schreibgeräte (werden bereitgestellt)
- Löschstifte, Korrekturroller, Radierer u. Ä.
- Jegliche Lineale
- Papier, Notizzettel u. Ä.
- Mobile Endgeräte, Handheld-Geräte, PDAs, Pager, Smartwatches oder andere elektronische Geräte
- Uhren jedweder Art, auch Wecker und Stoppuhren
- Ohrstöpsel, Gehörschutz o. Ä.
- Taschenrechner
- Jegliche Lernunterlagen, auch Wörterbücher und Lexika o. Ä.
- Formelsammlungen, Periodensysteme o. Ä.
- Messer, Jacken, Mäntel oder Taschen
- Zangen und Drähte (werden für den MedAT-Z zur Verfügung gestellt)

AUFGEPASST! Unbedingt sollte man wissen, dass man von der Testteilnahme ausgeschlossen wird, wenn man bei zwei Täuschungsversuchen erwischt wird. Vor dem endgültigen **Ausschluss** wird allerdings stets noch einmal eine Verwarnung ausgesprochen. Auch wenn es dadurch theoretisch eine Möglichkeit des „Schummelns" gibt, empfiehlt das Autorenteam ausdrücklich, keine Täuschungsversuche beim MedAT durchzuführen.

Prüfungsmodus

Beim MedAT gibt es für eine **korrekte Antwort einen Punkt** und für falsch oder ausgelassene Antworten gibt es keinen Punkt, aber auch keinen Abzug von Punkten.

TRICKKISTE Das bedeutet also, wenn ihr keine Ahnung habt, müsst ihr **raten!** Dadurch habt ihr nämlich eine 20-prozentige Wahrscheinlichkeit, die Aufgabe trotzdem korrekt zu lösen – wenn ihr keine Antwort gebt, bekommt ihr dagegen mit Sicherheit **keinen Punkt.** Beim Untertest *Emotionen regulieren* habt ihr sogar eine 25-prozentige Chance richtig zu liegen, da es hier nur vier Antwortmöglichkeiten gibt!

Die Aufgaben der Testteile **BMS, TV** und **KFF** werden stets im Multiple-Choice-Format abgeprüft. Es gibt dabei immer **fünf Antwortmöglichkeiten,** von denen **eine** korrekt ist. Die Lösungen müsst ihr stets in die Kästchen in einem extra Antwortbogen eintragen. Dabei gilt es, die Kästchen immer mit einem Kreuz zu markieren, etwa so:

1.	(A)	(B)	(C)	(D)	(E)
	☐	☐	☒	☐	☐

Lasst ihr Kästchen aus, etwa so:

2.	(A)	(B)	(C)	(D)	(E)
	☐	☐	☐	☐	☐

dann bekommt ihr wie gesagt keinen Punkt.

Habt ihr euch umentschieden und ihr möchtet eine Antwort löschen und eine neue eintragen, müsst ihr das zu korrigierende Kästchen wie folgt ausmalen:

3.	(A)	(B)	(C)	(D)	(E)
	☐	☐	☐	■	☐

Kreuzt ihr zwei Kästchen an, etwa so:

4.	(A)	(B)	(C)	(D)	(E)
	☐	☒	☒	☐	☐

dann wird die Antwort nicht gewertet. Es darf wie gesagt immer nur **ein Kästchen** angekreuzt werden! Solltet ihr, nachdem ihr eine Aufgabe, wie unter 3. gezeigt, korrigiert habt, darauf kommen, dass doch die ursprüngliche Antwort die richtige ist, dürft ihr diese nicht umkreisen, um anzuzeigen, dass sie doch stimmt. Ihr könnt stattdessen einen völlig neuen Reserve-Antwortbogen anfordern, auf dem ihr alle Markierungen sowie eure persönlichen Daten noch während der Bearbeitungszeit nachtragen müsst – also überlegt es euch gut, ob euch dieser Punkt die Zeit wert ist!

AUFGEPASST! Ihr solltet die Kreuzchen auf dem Antwortbogen am besten **sofort** nach dem richtigen Bearbeiten einer Aufgabe machen. Denn nichts ist ärgerlicher, als die Aufgaben zwar korrekt gelöst, aber aufgrund von Aufregung oder Unachtsamkeit falsch auf dem Antwortbogen übertragen zu haben – denn nur dieser wird bewertet!

Der Testteil **SEK** weicht bei der Lösungsfindung jedoch ab: Der Untertest **Emotionen regulieren** ist zwar noch Multiple Choice – jedoch mit der Ausnahme, dass man hier nur vier Antwortmöglichkeiten hat statt der üblichen fünf. Beim Untertest **Emotionen erkennen** sind dagegen die fünf Antwortmöglichkeiten durch eine sogenannte Zuordnungsfrage definiert. Dabei soll man das Zutreffen jeder Antwort für die in der Fragestellung aufgeführte Situation auf einem Gitternetz mit den Ausdrücken *eher wahrscheinlich* oder *eher unwahrscheinlich* der korrekten Seite zuordnen. Beim **Sozialen Entscheiden** muss man die Antworten (Überlegungen) der Frage (also der geschilderten Situation) zwar auch auf einem Gitternetz eintragen, jedoch muss man sie hier der Wichtigkeit nach von oben nach unten reihen.
Auch die Manuellen Fähigkeiten beim MedAT-Z werden anders geprüft. Beim Untertest **Draht biegen** wird der gebogenen Draht bewertet, während beim **Formen spiegeln** die auf das Papier gezeichneten, naja: Formen bewertet werden.

TRICKKISTE Hier mal ein richtig hilfreicher Tipp: Wenn ihr während des MedAT einen neuen Testteil oder Untertest beginnt, gewöhnt es euch an, mit dem Bearbeiten bei der **zweiten** oder **dritten** Aufgabe anzufangen. Warum? Weil die Testersteller euch mit der ersten Aufgabe jedes Teils bewusst einschüchtern wollen und die schwersten Fragen voransetzen. Lasst euch dadurch nicht austricksen!

Berechnung der Punkte, Gesamtwerte und Ranglisten

Wer ➤ Tab. 3.6 genau betrachtet hat, wird gemerkt haben, dass verschiedene Testteile unterschiedlich großen Prozentwerten in der Gesamtwertung (die Prozentangaben ganz rechts) entsprechen. Das bedeutet einfacher gesagt, dass sich korrekte Antworten in verschiedenen Testteilen unterschiedlich schwer auf den **Gesamtwert,** auf den es im Endeffekt bei der Reihung für die Zulassung ankommt, auswirken.

DEFINITIONEN & INFORMATIONEN

Zur Wiederholung, weil sehr wichtig:
Als **Gesamtwert** bezeichnet man den Prozentsatz an erreichten Punkten zur maximal erreichbaren Punktzahl im gesamten MedAT. Man kann beim MedAT maximal 100 % erreichen, wenn man alle Fragen richtig hat. Zur Bestimmung des Gesamtwertes werden alle vier Testteile zusammenaddiert (MedAT-H: BMS mit 40 %, TV mit 10 %, KFF mit 40 % und SEK mit 10 %; MedAT-Z: BMS mit 40 %, MF mit 20 %, KFF mit 30 % und SEK mit 10 %). Anhand dieses Wertes werden die Testteilnehmer gereiht und erhalten dementsprechend einen Studienplatz oder nicht.

In ➤ Tab. 3.8 und ➤ Tab. 3.9 haben wir euch die Testteile aufgelistet, die pro Frage (bei korrekter Antwort) die wertvollsten Punkte liefern.

Tab. 3.8 Wertigkeit der erreichten Punktezahl beim MedAT-H in Bezug auf die Gesamtwertung

Testteil	Anzahl an Fragen beim MedAT	%	Rechnung	Wertigkeit pro Frage
Basiskenntnistest für medizinische Studiengänge	94	40	40/94 =	0,43 %
Textverständnis	12	10	10/12 =	0,83 %
Kognitive Fähigkeiten und Fertigkeiten	75	40	40/75 =	0,53 %
Sozial-emotionale Kompetenzen	40	10	10/40 =	0,25 %

Notizen

Tab. 3.9 Wertigkeit der erreichten Punktezahl beim MedAT-Z in Bezug auf die Gesamtwertung

Testteil	Anzahl an Fragen beim MedAT	%	Rechnung	Wertigkeit pro Frage
Basiskenntnistest für medizinische Studiengänge	94	40	40/94	0,43 %
Manuelle Fähigkeiten	7	20	20/7	2,86 %
Kognitive Fähigkeiten und Fertigkeiten	65	30	30/65	0,46 %
Sozial-emotionale Kompetenzen	40	10	10/40	0,25 %

Um das noch einmal zu konkretisieren: Wenn ihr also beim MedAT-H im Textverständnis eine Aufgabe richtig beantwortet habt, bekommt ihr 0,83 % auf euren Gesamtwert dazu addiert, wohingegen die korrekte Lösung einer BMS-Aufgabe lediglich 0,43 % zum Gesamtwert beiträgt. Beim MedAT-Z sind die Unterschiede noch gravierender: Eine Aufgabe bei den Manuellen Fähigkeiten trägt 2,86 % zum Gesamtwert bei, eine aus den sozial-emotionalen Kompetenzen dagegen nur 0,25 %.

Anhand des beim MedAT erreichten Gesamtwertes durch die Addition aller erreichten Punkte der verschiedenen Testteile werden die Testteilnehmer vom besten Ergebnis beginnend gereiht. Die Reihung aller Testteilnehmer eines Standortes nach ihren Gesamtwerten nennt man **Rangliste.** Alle diejenigen, die einen sogenannten **Rangplatz** innerhalb der Anzahl der zur Verfügung stehenden Studienplätze zugewiesen bekommen, erhalten eine **Studienplatzzusage** (beim MedAT-H z. B. Rangplatz 131 im Österreicher-Kontingent in Graz bei 252 Studienplätzen, die zur Verfügung stehen). Alle anderen werden vorerst abgelehnt. Nimmt jemand, dem ein Studienplatz zugewiesen worden ist, den Platz nicht an bzw. versäumt es, den Studienplatz zu beanspruchen, wird dem nächsten in der Rangliste ein Platz angeboten – diesen Vorgang nennt man **Nachrücken.** Theoretisch rücken an jedem Testort jährlich einige Leute von der **Warteliste** (Liste derjenigen Testteilnehmer, die einen Studienplatz an ihrem Testort nur knapp verpasst haben) nach. Wie hoch die Wahrscheinlichkeit nachzurücken ist, wissen wir jedoch nicht.

AUFGEPASST! Es kommt bei der Entscheidung über eure Zulassung **nur auf den Gesamtwert** und auf sonst nichts an!

3.1.2 Studienort wählen

EMPFOHLENER ZEITPUNKT
Ab November des Vorjahres.

Eine der wichtigsten Entscheidungen im Rahmen eurer MedAT-Teilnahme ist die Auswahl des Studienortes. Da ihr, wenn ihr z. B. in Wien studieren möchtet, den MedAT-H bzw. den MedAT-Z auch dort absolvieren müsst, ist die **Auswahl des Testortes** auch gleichzeitig die **Auswahl des Studienortes.** Wichtig ist dabei, dass ihr den Ort, wenn ihr ihn einmal ausgewählt habt und die Anmeldefrist abgelaufen ist, nicht noch einmal ändern könnt.

Nun ist der 1. März des aktuellen Jahres gekommen und ihr müsst euch für einen Standort entscheiden, an dem ihr sowohl den Test schreibt als auch für die nächsten sechs Jahre studieren möchtet. Welche Faktoren spielen für eure Entscheidung eine Rolle? Wir klären euch auf.

MedAT-H

In ➤ Tab. 3.10 seht ihr die Zahlen der MedAT-H-**Testteilnehmer** für alle Standorte im Jahr 2022. Die jeweils aktualisierten Zahlen findet ihr immer unter www.get-to-med.com/medizin-studieren/medat-statistiken-detailliert.

https://www.get-to-med.com/medizin-studieren/medat-statistiken-detailliert

Tab. 3.10 Testteilnehmer und Studienplätze an allen Standorten 2022 für Humanmedizin

Ort	Österreicher-Kontingent	Plätze	EU-Kontingent	Plätze	Nicht-EU-Kontingent	Plätze
Wien	8.826	510	1.850	136	181	34
Graz	1.297	260	692	69	37	17
Innsbruck	932	276	1.376	74	70	19
Linz	876	253	482	62	25	16

Notizen

Die Tabelle zeigt, wie viele Testteilnehmer in jeder Stadt und jedem Kontingent im Jahr 2022 am MedAT-H teilgenommen haben und wie viele Studienplätze für jeden zur Verfügung standen. Wenn man genau hinschaut, merkt man, dass man als EU-Bürger in Innsbruck sehr viele „Konkurrenten" hatte, die demselben Kontingent in derselben Stadt zugehörten. Bei 1.376 Testteilnehmern auf 74 Studienplätze war das Verhältnis von Teilnehmern zu Plätzen hier ca. 5,5 %. Umgekehrt verhielt es sich mit dem Nicht-EU-Kontingent in Linz: Hier gab es lediglich 25 Testteilnehmer bei 16 verfügbaren Plätzen, d.h. ein Verhältnis von immerhin 65 %. Heißt das jetzt, dass man sich als EU-Bürger eher nicht in Innsbruck bewirbt und als Nicht-EU-Bürger am besten in Linz? Nein. Denn obwohl die Testteilnehmerzahl für Standort und Kontingent eine gewisse Aussagekraft für die Chancen einer Zulassung hat, kommt es wie gesagt im Endeffekt beim Aufnahmeverfahren lediglich auf die Leistung der Teilnehmer am Testtag in Form des **Gesamtwertes** im Vergleich zu den Konkurrenten des gleichen Kontingents und Testortes an.

Zu erreichende Gesamtwerte pro Standort

Egal wie viele Personen pro Kontingent und Testort am MedAT teilnehmen – theoretisch könnten **mehr Testteilnehmer** pro Studienplatz einen **geringeren Gesamtwert** für die letzte Zusage aufweisen, wenn diese Gruppe an Personen sich z. B. allgemein schlechter vorbereitet hat.

AUFGEPASST! Die nachfolgenden Daten sind wohl die wichtigsten des gesamten Buches. Wir zeigen euch hier nämlich diejenigen **Gesamtwerte,** die man für die **verschiedenen Standorte** und **Kontingente** in den letzten Jahren erreichen musste, um einen **Studienplatz zu bekommen.** Und als ganz besonderen Service stellen wir euch die jeweils aktualisierten Zahlen online zur Verfügung: https://www.get-to-med.com/medizin-studieren/medat-ergebnisse-gesamtwerte. Und wer weiter in der Vergangenheit schauen will, findet dort die Zahlen sogar bis zurück ins Jahr 2017.

https://www.get-to-med.com/medizin-studieren/medat-ergebnisse-gesamtwerte

Wien

Die Gesamtwerte des Testortes Wien für die Jahre 2021 bis 2025 entnehmt ihr der ➤ Tab. 3.11:

Tab. 3.11 Gesamtwerte der zuletzt zugelassenen Testteilnehmer (MedAT-H) pro Kontingent in Wien

Jahr	Österreicher-Kontingent	EU-Kontingent	Nicht-EU-Kontingent
2021	80 %	80 %	> 80 %
2022	75 %	76 %	77 %
2023	78–79 %	79–80 %	80 %
2024	72 %	72 %	72 %
2025	78.5 %	79 %	79 %

Innsbruck

Die Gesamtwerte für die Zulassung in Innsbruck in den Jahren 2021 bis 2025 entnehmt ihr der ➤ Tab. 3.12:

Tab. 3.12 Gesamtwerte der zuletzt zugelassenen Testteilnehmer (MedAT-H) pro Kontingent in Innsbruck

Jahr	Österreicher-Kontingent	EU-Kontingent	Nicht-EU-Kontingent
2021	76 %	80 %	81 %
2022	69 %	70 %	71 %
2023	72 %	78 %	79 %
2024	65 %	69 %	69 %
2025	71.5%	75%	75%

Graz

Die ➤ Tab. 3.13 zeigt euch die Gesamtwerte für die Zulassung in Graz in den Jahren 2021 bis 2025:

Tab. 3.13 Gesamtwerte der zuletzt zugelassenen Testteilnehmer (MedAT-H) pro Kontingent in Graz

Jahr	Österreicher-Kontingent	EU-Kontingent	Nicht-EU-Kontingent
2021	79 %	77 %	83 %
2022	73 %	74 %	75 %
2023	74 %	76 %	77 %
2024	67 %	67 %	67 %
2025	73.5 %	74 %	74 %

Linz

Der ➤ Tab. 3.14 könnt ihr die Gesamtwerte für die Zulassung in Linz in den Jahren 2021 bis 2025 entnehmen:

Tab. 3.14 Gesamtwerte der zuletzt zugelassenen Testteilnehmer (MedAT-H) pro Kontingent in Linz

Jahr	Österreicher-Kontingent	EU-Kontingent	Nicht-EU-Kontingent
2021	75 %	77 %	77 %
2022	70 %	71 %	72 %
2023	71 %	73 %	74 %
2024	64 %	64 %	64 %
2025	70.5 %	70.5 %	70.5 %

Empfehlungen

Gesamtwert-Empfehlung pro Kontingent

- Für Teilnehmer des **Österreicher-Kontingents** bietet es sich an, sich bei Testsimulationen an einem Gesamtwert von über **80 %** zu orientieren, damit man in jeder Stadt sicher einen Studienplatz erhält.
- Für **EU-Bürger** gebietet sich ein Gesamtwert von über **83 %,** um wirklich auf Nummer sicher zu gehen.
- **Nicht-EU-Bürger** sollten sogar besser sein als EU-Bürger, da sie von allen Bewerbern wirklich die allerbesten sein müssen, um einen Studienplatz zu bekommen. Angestrebt werden sollten hier mindestens **85 %.**

Städte-Empfehlung pro Kontingent

Für alle, die es sich ein wenig einfacher gestalten möchten, sich einen Studienplatz zu sichern, folgen hier unsere Städte-Empfehlungen:

- Ist man ein Testteilnehmer des **Österreicher-Kontingents,** bietet es sich am ehesten an, den MedAT in **Innsbruck** zu absolvieren.
- Will man als **EU-Bürger** in Österreich Medizin studieren, kann man zwischen **Graz und Linz** wählen, da es hier ein wenig niedrigere Gesamtwerte braucht, um zum Studium zugelassen zu werden.
- Dasselbe gilt auch für die **Nicht-EU-Bürger** – die haben es jedoch seit 2018 insgesamt sehr schwer, überhaupt einen Studienplatz zu erlangen.

AUFGEPASST! Wer sich überlegt, den MedAT an einem Testort mit geringerer Gesamtwert-Grenze zu machen und dann ganz einfach den Studienort während des Medizinstudiums zu wechseln, der täuscht sich: Auch wenn man bereits aufgenommen wurde, muss man den MedAT **noch einmal absolvieren,** um den Studienort mit etwaigen Anrechnungen des ersten Studiengangs wechseln zu können. Ausnahmen sind zwar möglich, jedoch sehr selten.
Außerdem besetzt man bei doppelter Zusage zwei Studienplätze für den Studiengang innerhalb kürzester Zeit, was gegenüber den Testteilnehmern, die noch keinen Studienplatz erlangt haben, wirklich unfair ist.

Mögliche Gründe für die unterschiedlichen Gesamtwerte zwischen den Jahren

Zum einen können die unterschiedlichen Gesamtwerte durch die verschiedenen Testteilnehmerzahlen begründet werden. Nehmen mehr Personen am selben Ort im selben Kontingent teil, gibt es auch verhältnismäßig mehr sehr gute MedAT-Testteilnehmer.
Zum anderen haben in der Vergangenheit EU-Bürger stets höhere Gesamtwerte vorzuweisen gehabt als Österreicher. Die Gründe hierfür sind vielfältig und es ist an dieser Stelle nicht sinnvoll, Mutmaßungen für die Ursachen dieses Umstandes anzustellen.
Außerdem bewerben sich im EU-Kontingent viele Personen in Innsbruck, weil diese Stadt näher an Deutschland liegt. Hier kann es sein, dass es prozentual mehr Personen gibt, die sich nicht mit dem Test auseinandersetzen und einfach mal so antreten, weshalb ihre Testergebnisse verhältnismäßig schlechter ausfallen als z. B. in Wien.
Nicht-EU-Teilnehmer haben in der Vergangenheit verhältnismäßig schlechter abgeschnitten als die anderen Kontingente. Der Grund hierfür wird höchstwahrscheinlich an der Sprache liegen, da die Nicht-EU-Teilnehmer oftmals nicht deutsche Muttersprachler sind.

MedAT-Z

Da es seit 2019 für die Zulassung zum Zahnmedizinstudium weder eine Quoten- noch eine Kontingentregelung gibt, die Bewerberzahlen erheblich niedriger sind und das Verhältnis von Bewerbern und Studienplätzen günstiger (➤ Tab. 3.15), ist die Auswahl des „richtigen" Studienortes einfacher als beim MedAT-H: Ihr könnt euch guten Gewissens eure Lieblingsstadt auswählen.

Tab. 3.15 Testteilnehmer beim MedAT-Z und Studienplätze Zahnmedizin im Jahr 2022

Ort	Österreicher-Kontingent	Plätze	EU-Kontingent	Plätze	Nicht-EU-Kontingent	Plätze
Wien	641	80	ca. 8	136	181	34
Innsbruck	295	40	ca. 7	74	70	19
Graz	156	24	ca. 6,5	62	25	16

3.1.3 Prozess planen

EMPFOHLENER ZEITPUNKT

Ab Dezember des Vorjahres.

Nun habt ihr euch alle Informationen zum Thema Medizin- bzw. Zahnmedizinstudium und MedAT(-Z) geholt, die ihr benötigt. Ihr wisst, wann was geprüft wird, wie der Test aufgebaut ist und am besten auch schon, wo ihr den MedAT(-Z) absolvieren möchtet. Jetzt geht es an die Organisation des ganzen Prozesses. Vorab möchten wir aber einige Dinge sagen:

- Organisiert eure Finanzen, die Zeitplanung und die Logistik lieber früh als spät!
- Übernachtet bei Freunden, wenn ihr welche am Testort habt, und fahrt mit anderen MedAT-Teilnehmern aus eurer Stadt gemeinsam zum Test. Das spart euch richtig Geld!
- Rechnet immer die Teilnahmegebühr von 110 € (Stand 2025) mit. Außerdem schätzen wir, dass die durchschnittlichen Ausgaben von Testteilnehmern in Bezug auf Bücher und Online-Lernplattformen jährlich ca. 300 € betragen. Gemeinsam ergibt das ca. **410 €.**
- Kosten für Vorbereitungskurse belaufen sich für gewöhnlich durchschnittlich um 450 € pro Kurs. Informiert euch gut: Es gibt hier große Preisunterschiede!
- Der Zeitpunkt des MedAT war in der Vergangenheit stets der Freitag der ersten Juliwoche – das solltet ihr beim Buchen beachten. Jedoch gibt es für dieses Datum in der Zukunft keine Gewährleistung, da die Universitäten selbst entscheiden, wann sie den Tests durchführen – sie könnten den Termin also auch ein paar Monate vorher ändern (z. B. eine Woche früher bzw. später legen als im vorherigen Jahr).
- Seid für Eventualitäten gewappnet (Flugausfall, plötzliche Terminüberschneidungen etc.).

Obacht: Die Tipps zur Logistik sind logischerweise für diejenigen unter euch relevant, die nicht am Testort leben oder dort schon etwas anderes studieren bzw. in Österreich leben und schon öfter am Testort waren.

Wien

Logistik

Je nachdem, woher ihr kommt, bieten sich am Testort Wien viele Möglichkeiten. Kommt ihr z. B. aus Norddeutschland, lohnt es sich finanziell oftmals, mit dem **Flugzeug** anzureisen. Ansonsten fahren auch viele **Schnellzüge** nach Wien, die meist aber sogar teurer sind als ein Flug. Die Fahrt nach Österreich ist i. A. aber auch mit dem **Auto** bzw. mit einem **Fernbus** recht unproblematisch.

Der Austragungsort des MedAT in Wien ist für gewöhnlich folgende Adresse:

Messe Wien Reed Exhibitions, Messeplatz 1, 1021 Wien

Am besten bucht man sich eine Unterkunft in der Nähe der Messe, um einen möglichst kurzen Weg zum Testort zu haben, damit man vor dem Test lang genug ausschlafen kann.

Finanzen

Für die Hin- und Rückreise, sofern man früh genug bucht, kann man von Deutschland mit bis zu 150 € rechnen, von Österreich aus ist es sicherlich ein wenig günstiger. Innerhalb der Stadt muss man dann aber auch die öffentlichen Verkehrsmittel nutzen, was meistens etwa 10–20 € kostet. Eine Unterkunft kann pro Nacht von 15 € bis 100 € kosten. Nehmen wir die goldene Mitte von ca. 60 € pro Nacht, kommen wir mit den eingangs erwähnten 410 € für Lernmaterialien und Teilnahmegebühr auf **ca. 635 €** finanziellen Aufwand für den MedAT ohne Vorbereitungskurs.

Notizen

Graz

Logistik

Nach Graz reist man lieber nicht mit dem Flugzeug an, da das sehr schnell sehr teuer werden kann (kleiner Flughafen). Dafür fahren aber viele Fernbusse nach Graz, was sich besonders anbietet, wenn man aus Österreich anreist. Für Testteilnehmer aus (Nord-)Deutschland kann es sich sogar lohnen, mit dem **Flugzeug nach Wien** und von dort mit dem **Fernbus** nach Graz zu fahren – ansonsten fährt man am besten mit der **Bahn.**
Der MedAT in Graz findet hier statt:
Stadthalle Graz, Messeplatz 1, 8010 Graz
In Graz gibt es viele Unterkünfte, die für gewöhnlich auch günstiger sind als in Wien.

Finanzen

Zu eingangs erwähnten ca. 410 € muss man noch durchschnittlich 40 € für eine Übernachtung dazurechnen. Addiert man dazu die Preise für die öffentlichen Verkehrsmittel (ca. 10 €) und die hohen Anreisekosten von möglicherweise bis zu 200 €, je nach Art und Zeitpunkt der Buchung, kommt man auf Aufwendungen von **ca. 660 €** ohne Vorbereitungskurs.

Innsbruck

Logistik

Auch für Innsbruck ist die Anreise mit dem Flugzeug nicht empfehlenswert. Kommt man jedoch von wirklich weit her, kann man den **Flughafen München** anfliegen, da dieser relativ nah bei Innsbruck ist und dann per Bus oder Zug nach Innsbruck reisen. Ansonsten fährt man auch hier besser mit der **Bahn** bzw. mit dem **Fernbus.**
Die Innsbrucker halten den MedAT an folgendem Ort ab:
Messe Innsbruck, Ingenieur-Etzel-Straße, 6020 Innsbruck
Innsbruck ist ein wenig kleiner als Graz, weshalb hier die Übernachtungsmöglichkeiten nahe der Messe im Verhältnis teurer ausfallen könnten. Trotzdem bietet sich hier ebenfalls die Buchung einer Unterkunft in der Nähe an.

Finanzen

Je nachdem, woher ihr anreist, könnt ihr zu den eingangs erwähnten ca. 410 € nochmal 80 € durchschnittlich pro Übernachtung dazurechnen. Addiert man auch hier die Preise für die öffentlichen Verkehrsmittel (ca. 10 €) und die relativ hohen Anreisekosten von bis zu 200 € (je nach Art des Verkehrsmittels), kommt man im Endeffekt auf einen Aufwand von durchschnittlich **ca. 700 €.**

Linz

Logistik

Linz hat zwar auch einen Flughafen, doch sind die Preise für Flüge sehr hoch. Eventuell würde es sich auch hier anbieten, Wien anzufliegen, um dann mit dem **Zug** oder einem **Fernbus** nach Linz zu reisen. Dann bucht ihr am besten eine Unterkunft in der Nähe des Abhaltungsortes des MedAT.
In Linz wird der MedAT hier abgehalten:
Design Center Linz, Europaplatz 1, 4020 Linz

Finanzen

Für die Übernachtung in Linz könnt ihr mit ungefähr 50 € pro Nacht rechnen. Kombiniert mit den ca. 15 € für die öffentlichen Verkehrsmittel und Anreisekosten von bis zu 150 €, kommt man im Endeffekt auf einen Aufwand von **ca. 610 €** ohne Vorbereitungskurs.

3.1.4 Planung der Vorbereitung

EMPFOHLENER ZEITPUNKT

Ab Januar.

Dieser Punkt knüpft an den vorigen an, denn jetzt geht es um die **Planung der Vorbereitung** auf den Aufnahmetest. Da manch einer von euch noch in der Schule ist bzw. noch seine Matura oder sein Abitur schreiben muss, bevor er am MedAT(-Z) teilnimmt, empfiehlt es sich auch hier, früh mit der Planung anzufangen, um keine Terminkollisionen zu verursachen. Wichtige Punkte bei der Planung der Vorbereitung sind folgende:

1. Stärken und Schwächen entdecken
2. Lernmaterialien heraussuchen
3. Lernplan organisieren (grob)
4. Lerngruppen bzw. -partner suchen
5. Vorbereitungskurs machen – ja oder nein?

Stärken und Schwächen entdecken

Wie lerne ich überhaupt richtig?

Vielleicht habt ihr schon einmal von den vier **Lerntypen** (auditiv, haptisch, kommunikativ und visuell) gehört. Dabei geht man davon aus, dass manche Menschen besser durch das **Zuhören,** andere durch das **Betrachten von Bildern,** wieder andere durch das **In-die-Hand-Nehmen von Dingen** und manche durch **Kommunikation mit anderen,** z. B. mit Lernpartnern, besser lernen als mit den jeweils anderen Methoden. Das ist insofern nicht ganz zutreffend, da alle Menschen ähnlich stark empfindlich für verschiedene Sinnesreize beim Lernen von Sachverhalten sind. Am besten lernen wir nämlich mit den Händen (haptisch), ansonsten würde es ja nicht be**greifen** bzw. er**fassen** heißen.

Doch es ist schwer, einen Text im Rahmen des MedAT(-Z) in die Hand zu nehmen, oder beispielsweise einfach viel zu aufwendig, beim Lernen der Embryologie im Rahmen des BMS die unterschiedlichen embryologischen Stadien mit Knetmasse nachzubauen – obwohl man die Thematik dadurch sehr gut verstehen würde.

FUN FACT Wenn man das macht, benutzt man nämlich zumindest seine Hände (haptisch) und seine Augen (visuell) und plant im Vorhinein die Art und Weise, wie man die zu lernenden Sachverhalte überhaupt in Knetmasse umsetzt. Wenn man das Ganze dann noch zu zweit macht, mit einem Lernpartner, wobei der eine dem anderen ansagt, wie man welche Keimblätter mit welchen Farben kneten soll, hat man die kommunikative und auditive Form des Lernens ebenfalls abgedeckt.

Da wären wir dann auch beim Thema: Was denkt ihr, ist effektiver? Sich nur ein Bild über ein Entwicklungsstadium des Embryos anzusehen bzw. eine Vorlesung über die Keimblätter in einem Audiobook zu hören oder mit vielen verschiedenen Sinnen auf einmal zu lernen? – Letzteres natürlich.

Da Menschen soziale Tiere sind, empfehlen wir euch ebenfalls die Vorbereitung mit einem Lernpartner. Angenehme soziale Interaktionen machen glücklich, und wenn man sich mit einem motivierten Partner über die zu lernenden Themen unterhält, konditioniert man Lernen mit positiven Gefühlen, was nachvollziehbarerweise überaus empfehlenswert ist. Außerdem hilft es manchen Menschen, Sachverhalte zu erklären oder erklärt zu bekommen, da sie vielleicht wirklich auditiv ein bisschen besser lernen als z. B. rein visuell.

Daher unsere weitere Empfehlung: Beobachtet, welche Lernmethode euch besser liegt (Bilder, Vorlesungen oder das Aufschreiben von Texten – also haptisch), und kombiniert eure Lieblingsmethode mit einem Lernpartner, um kommunikative und auditive Kanäle bei der Vorbereitung noch miteinzubeziehen.

Basiskenntnistest für medizinische Studiengänge (BMS)

Viele haben in der Oberstufe mindestens ein naturwissenschaftliches Fach abgewählt oder nur im Grundkurs belegt und sind daher vielleicht nicht sehr belesen in einem, vielleicht mehreren von den Grundfächern des BMS. Deshalb solltet ihr euch, wenn ihr eure Vorbereitung plant, besonders auf eure Defizite im Wissensbereich konzentrieren. Dabei kann euch auch Band 1 unserer Vorbereitungsbücher helfen.

Kognitive Fähigkeiten und Fertigkeiten (KFF)

Hier gibt es, anders als beim BMS-Teil, oft größere Unterschiede zwischen den Testteilnehmern. Um eure Stärken und Schwächen herauszufinden, könnt ihr in Teil III schon ein paar Aufgaben durchgehen, damit ihr sehen könnt, was euch besonders schwer bzw. leichtfällt.

Oft gibt es hier Unterschiede zwischen den Geschlechtern. Während es männliche Testteilnehmer beim räumlichen Vorstellungsvermögen (Linn und Peterson, 1995) oft leichter haben, sind weibliche Testteilnehmer bei numerischen Rechnungen (Hyde et al., 1990) und beim verbalen Gedächtnis (Chipman u. Kimura, 1998) ein kleines bisschen besser.

Textverständnis (TV) (nur MedAT-H)

Beim Textverständnis gilt es sich zu fragen und ggf. zu üben: Kann ich Texte verschiedener Themen schnell und genau verstehen sowie die Informationen des Inhalts dergestalt extrahieren, dass ich Multiple-Choice-Fragen zu diesem Text korrekt beantworten kann?

Manuelle Fertigkeiten (MF) (nur MedAT-Z)

Bei den manuellen Fertigkeiten gibt es proportional die höchste Anzahl an Prozenten für jede korrekt gelöste Aufgabe. Das bedeutet, dass dieser Testteil maßgeblich daran beteiligt ist, ob man einen Studienplatz bekommt oder nicht.
Deshalb solltet ihr die Fertigkeiten, die beim *Draht biegen* und *Formen spiegeln* abgeprüft werden, besonders gut lernen. Fertigkeiten, die in dieses Raster fallen, sind zum Beispiel die Feinmotorik, insbesondere eine scharfsinnige Fähigkeit für die Planung und Durchführung von exakten Handgriffen (beim Biegen der Drähte). Darüber hinaus ist auch ein zweidimensionales Vorstellungsvermögen bei diesem Testteil gefragt, zusammen mit der Fähigkeit, im inneren Auge gespiegelte Formen in genaue Handbewegungen umzusetzen. Wenn ihr über ein gutes räumliches Vorstellungsvermögen verfügt, könnt ihr euch schon vor dem Bearbeiten von Teil II probeweise an das Biegen von Drähten und Spiegeln von Formen machen. Falls ihr euch da aber nicht so sicher seid, empfehlen wir euch zunächst, das besagte Kapitel konzentriert und mit Bedacht durchzulesen.

Sozial-emotionale Kompetenzen (SEK)

Dieser Testteil ist wohl der kontroverseste des MedAT. Denn ob man soziale und emotionale Kompetenzen ohne jegliche menschliche Interaktion überhaupt testen kann, ist eine große Streitfrage zwischen Psychologen, Verhaltensphysiologen und anderen Wissenschaftlern, die sich mit dieser Thematik beschäftigen.
Deshalb empfehlen wir beim Thema SEK, im Gegensatz zu den anderen Testteilen, zuerst den Teil IV wirklich konzentriert und mit Bedacht durchzuarbeiten und euch erst dann zu fragen, ob dieser Testteil euren Stärken oder euren Schwächen entspricht.

Lernmaterialien heraussuchen

Es gibt sehr viele Unternehmen, die eine Menge Dienstleistungen für die Vorbereitung auf den MedAT anbieten. Von Kursen bis hin zu Büchern und E-Learning-Plattformen werden die verschiedensten Lernmaterialien unterschiedlichster Qualität verkauft. Euch an dieser Stelle aufzulisten, was gut ist und was nicht, würde den Rahmen dieser schon jetzt sehr ausführlichen Lektüre sprengen. Ihr entscheidet am besten selbst, welche Lernmaterialien für euch sinnvoll sind.

Lernplan organisieren (grob)

Wenn ihr nicht den Lernplan aus diesem Lehrbuch verwenden möchtet (➤ Kap. 3.1.5), könnt ihr euch einen eigenen Lernplan ausarbeiten. Dazu solltet ihr den Lernplan euren vorher entdeckten Stärken und Schwächen anpassen sowie drei sehr wichtigen Prinzipien folgen:

1. Sehr, sehr viele Testsimulationen durchführen
2. Vor der Lernzeit eure Freizeit planen
3. Tägliche Übungen zeitlich an die MedAT-Struktur anpassen

Was das bedeutet und warum diese drei Punkte derart wichtig sind, erläutern wir euch in ➤ Kap. 3.1.7.

Lerngruppen bzw. -partner suchen

Ihr wisst jetzt, wo eure Stärken und Schwächen liegen, und ihr habt eure Lernpläne auch grob an diese Stärken und Schwächen angepasst. Was beim Lernen ungemein hilfreich ist, sind Lernpartner bzw. Lerngruppen, mit denen ihr Themen effizient aufarbeiten und verstehen könnt. Sucht aktiv nach Leuten in eurer Heimatstadt bzw. in der Stadt, in der ihr derzeit wohnt, und lernt gemeinsam mit ihnen – aber nur, wenn ihr auch der Typ dafür seid.

Vorbereitungskurse – ja oder nein?

Wir stehen Vorbereitungskursen zunächst einmal skeptisch gegenüber. Man muss jedoch zugeben, dass einem ein Vorbereitungskurs **sehr viel Recherchearbeit erspart** und uninformierten Bewerbern eine relativ genaue Richtung angibt, die sie im Rahmen ihrer Prüfungsvorbereitung frühzeitig einschlagen sollten. In Anbetracht der Kosten von 350–1990 € relativiert sich jedoch dieser Nutzen, weil man sich den Inhalt eines Vorbereitungskurses durch zwei Wochen Recherchearbeit auch locker selbst aneignen kann. Solltet ihr euch also für einen Kurs entscheiden, empfehlen wir als Richtwert für ein angemessenes Kosten-Nutzen-Verhältnis ca. 50 € pro Tag und eine kleine Kursgruppe mit max. 24 Personen (bei einem 4-Tage-Kurs also bei ± 200 €).

Notizen

DEFINITIONEN & INFORMATIONEN Seit der Corona-Pandemie gibt es auch hierfür das Format der Webinare. Diese dauern meist 5–6 Wochen und begleiten euch die ganze Zeit über bei eurer Vorbereitung anhand eines Skripts (z. B. dieses) und eines erfahrenen Trainers, der den MedAT bereits absolviert hat. Einfach mal BMS-Webinar oder MedAT-Webinar googeln!

3.1.5 Ausführen der Vorbereitungspläne

EMPFOHLENER ZEITPUNKT

Ab Februar.

Es mag zwar redundant klingen, doch es ist wichtig, dass ihr die Dinge, die wir in ➤ Kap. 3.1.4 besprochen haben, auch wirklich in die Tat umsetzt. Schreibt eure Stärken und Schwächen nieder, besorgt euch eure Lernmaterialen, filtert die Kapitel und Seiten raus, mit denen ihr lernen möchtet, und arbeitet euren Lernplan aus. Meldet euch, falls euch das wichtig erscheint, gegebenenfalls für einen Vorbereitungskurs an.

3.1.6 Anmeldung zur Aufnahmeprüfung

EMPFOHLENER ZEITPUNKT

Ab März.

Die Anmeldung für den MedAT(-Z) startet traditionell am **1. März** jedes Jahres und läuft genau einen Monat. Ihr müsst über *medizinstudieren.at* jedes Jahr nachschauen, unter welcher URL die medizinischen Universitäten im März die Anmeldung zum MedAT anbieten. Für gewöhnlich findet man die Links zu den Anmeldungen für die verschiedenen Testorte unter folgender Adresse: http://www.medizinstudieren.at/allgemeine-informationen/internet-anmeldung/.

https://www.medizinstudieren.at/anmeldung-zum-medat/internet-anmeldung-zum-medat/

DEFINITIONEN & INFORMATIONEN Wer sich **nicht rechtzeitig** für den Test anmeldet, der verwirkt die Chance, den MedAT(-Z) mitschreiben zu dürfen!

3.1.7 Vorbereitung (Lernen)

EMPFOHLENER ZEITPUNKT

Ab April (spätestens).

Wir wollen die Details der Vorbereitung an dieser Stelle gar nicht vorwegnehmen, da wir euch ja einen genau ausgearbeiteten Lernplan zur Verfügung stellen, an dem ihr euch orientieren könnt. Wir wollen euch hier nur drei Prinzipien näherbringen, die euch als Grundgerüst für eure gesamte Vorbereitung dienen sollen:

https://www.elsevier.com/books-and-journals/book-companion/9783437413599

Zuerst: Freizeit planen

Wenn ihr euer Leben komplett mit Lernzeit überladet und euch keinerlei Freizeit gönnt, werdet ihr schon nach drei bis vier Tagen vom Lernen frustriert sein. Das kann dann ganz schnell dazu führen, dass man nicht mehr so diszipliniert ist, weil man einfach keine Lust mehr hat. Deshalb: Plant **mindestens** einmal wöchentlich einen Abend oder Nachmittag, den ihr mit Freunden, der Familie oder im Sportclub verbringt, damit ihr einen guten Ausgleich zum Lernen habt.

Viele Prüfungssimulationen machen

Dieser Punkt wird wohl leicht nachvollziehbar sein, denn wer viel Erfahrung in Prüfungssituationen hat, der hat es am Testtag mit Sicherheit auch bei der echten Prüfung einfacher. Außerdem wiederholt man bei den Prüfungssimulationen auch den gelernten Stoff und testet obendrein noch seinen derzeitigen Wissensstand. Wir empfehlen euch, ab Februar **mindestens einmal im Monat** eine Testsimulation zu machen – im Juni gerne auch öfter (Teil V).

Einen exzellenten Vortrag zu diesen beiden Themen mit dem Titel *TedxTalk: What do top students do differently?* findet ihr unter diesem Link: https://www.youtube.com/watch?v=Na8m4GPqA30

FUN FACT Eine Umfrage von get-to-med mit 157 MedAT-Teilnehmern zeigt außerdem, dass die Teilnehmer, die den MedAT bestanden hatten, durchschnittlich doppelt so viele Testsimulationen durchgeführt hatten wie die, die ihn nicht bestanden hatten.

Tägliche Übungen zeitlich an die MedAT-Struktur anpassen

Das bedeutet, dass ihr beim täglichen Üben die Testteile des MedAT, die morgens geprüft werden (das wären der BMS und das Textverständnis), als erstes und diejenigen, die am Ende des MedAT abgefragt werden, später am Tag trainieren sollt. Das hat den Sinn, dass ihr euch schon in der Vorbereitungsphase darauf konditioniert, dass ihr bei den letzten Testteilen des MedAT (wie Wortflüssigkeit oder Emotionen erkennen) erschöpft sein werdet. Dadurch bekommt ihr viel realistischere Übungsergebnisse und könnt, falls notwendig, an diesen Testteilen und an eurer Ausdauer arbeiten.

3.1.8 Prüfungstag

EMPFOHLENER ZEITPUNKT

Freitag der ersten Juliwoche.

So denn, nun ist es soweit – der Testtag ist gekommen und Aufregung ist vorprogrammiert. Damit bei diesem wichtigen Ereignis auch alles glatt läuft, haben wir euch ein paar Tipps und Tricks aufgelistet, mit deren Hilfe ihr den Ablauf des MedAT ein wenig angenehmer und erfolgreicher gestalten könnt:

Tipp 1 Bleibt ruhig und schlaft am Vortag aus – auch wenn es schwer erscheint. Zieht alle Register und versucht euch wirklich vor dem Test ein paar Stunden zu erholen. Entspannt lassen sich kognitive Leistungen nämlich viel besser erbringen.

Tipp 2 Trinkt bis mindestens drei Tage vor dem MedAT keinen Alkohol und nehmt auch sonst keine Drogen – damit ist auch Ritalin gemeint (immerhin ist das ein Amphetamin).

Tipp 3 Gönnt euch am Vortag ein wenig Spaß und zwar so viel wie möglich. Ihr könnt tanzen, spazieren oder Sport treiben, was euch eben gefällt. Das bringt euch auf andere Gedanken und ihr entspannt euch automatisch, was eventuellen Blackouts am Testtag vorbeugt.

Tipp 4 Frühstückt ausgiebig, am besten eine Stunde vor der Prüfung. Das ist wichtig für den Blutzucker während des MedAT, da es eine Weile dauert, bis die Nährstoffe im Gehirn ankommen. Auf keinen Fall mit leerem Magen zum Test antreten, da Menschen, wenn sie hungern, kognitiv weniger leistungsfähig sind, als wenn sie ausreichend gesättigt sind.

Tipp 5 Tipp 4 bedeutet aber nicht, sich vor dem MedAT ordentlich zu mästen. Ihr solltet auch darauf achten, *was* ihr esst. Vermeidet am besten Einfach- bzw. Zweifachzucker, wie sie in Schokolade, Obst oder dextrosehaltigen Lebensmitteln vorkommen – ja, ihr habt richtig gelesen. Diese Nahrungsmittel führen zwar zu einem schnellen und starken Anstieg des Blutzuckerspiegels, jedoch auch zu einer großen Insulinausschüttung. Das Insulin wirkt bekanntlich blutzuckersendend. Gleichzeitig erhöht es den Zuckergehalt der Körperzellen, indem es die Glukose (zu der sich die Einfach- bzw. Zweifachzucker der Schokolade, des Obstes oder der dextrosehaltigen Lebensmittel verwandeln) vom Blut in die Zellen befördert. Das kommt auch der Leistungsfähigkeiten der Nervenzellen im Gehirn zugute – denn Glukose ist ja bekanntlich der Treibstoff der Zelle. Das Problem ist aber, dass der Blutzuckerspiegel dabei so schnell wieder absinkt, dass man nach kürzester Zeit wieder Hunger bekommt – und ihr wollt doch nicht schon im Bio-Teil des BMS euren Bauch grummeln hören.

Deshalb nehmt ihr am besten sogenannte Komplexzucker, wie z. B. Nüsse oder Vollkornbrot, zu euch. Diese Art von Zucker ist nämlich für euren Magen-Darm-Trakt viel schwerer verdaulich und verweilt daher länger im GI-Trakt, was zu einer allmählichen, kontinuierlichen Zunahme des Blutzuckers mit sogenannter Plateau-Phase führt, also zu einem längeren, konstanten Blutzuckerspiegel und dadurch zu einer kontinuierlichen, zellulären Zuckerversorgung (auch im Gehirn).

Tipp 6 Trinkt genügend! Den Harndrang könnt ihr durch die Sympathikus-Aktivierung während des MedAT sicher unterdrücken, also keine Sorge!

Tipp 7 Last but not least: Verliert während des Testes niemals die Hoffnung, konzentriert euch so wie noch nie in eurem Leben und versucht wirklich alles zu geben!

Notizen

https://www.youtube.com/watch?v=Na8m4GPqA30

3.1.9 Plan B–ω

EMPFOHLENER ZEITPUNKT
Vor und nach dem Test.

Es kann passieren, dass ihr ein Blackout habt, euch nicht ausreichend vorbereitet habt (eher unwahrscheinlich, denn ihr habt ja dieses großartige Buch gekauft!) oder kurz vor dem Testtag irgendetwas passiert, was euch ablenkt – den MedAT nicht zu schaffen, ist keine Schande.
Trotzdem ist es sehr beruhigend, im Voraus einen Plan B zu haben, wenn das *worst case scenario* eintritt. Viele beginnen (Molekular-)Biologie bzw. molekulare Medizin (z. B. in Innsbruck) zu studieren, was eine hervorragende Vorbereitung zumindest für den BMS ist. Andere wiederum versuchen es mit Pharmazie – das ist dann später im Medizinstudium eine exzellente Basis für die Fächer Pharmakologie und Toxikologie. Wieder andere fangen eine Ausbildung im Gesundheitswesen an, die ihnen einen praktischen Einblick in die Tätigkeit für den späteren Beruf verschafft. Dabei steigen auch noch eure Chancen zur Zulassung zum Studium in Deutschland (leider nicht beim MedAT). Manch einer löst sich auch einfach ein Jahr aus dem ganzen Hamsterrad und nutzt die Zeit, um exzessiv Bücher zu lesen, seine sozialen Fähigkeiten zu verfeinern, zu reisen und einfach das Leben zu genießen (aus persönlicher Erfahrung empfehlen wir Letzteres).

3.1.10 Niemals aufgeben

EMPFOHLENER ZEITPUNKT
Immer.

It isn't the mountains ahead to climb that wear you out; it's the pebble in your shoe.

Muhammad Ali

Die größten Errungenschaften der Menschheit entstanden nicht von heute auf morgen. Sie sind auch keine Einzeltaten von hyperintelligenten Genies, die kurzerhand und ohne Vorarbeit Meisterwerke schufen, sondern Ergebnisse jahrelanger Arbeit und leidenschaftlicher Hingabe für die jeweilige Wissenschaft, Kunst oder Bewegung. Michelangelo hat das Fresko der Sixtinischen Kapelle nicht einfach kurz auf eine Decke gekritzelt, nein – es war ein Lebenswerk. Albert Einstein ist der photoelektrische Effekt nicht einfach beim Spazierengehen in den Geist geschossen, so wie Isaac Newton auch nicht wirklich ein Apfel auf den Kopf gefallen ist – diese Männer haben ihr Leben der Naturwissenschaft gewidmet und dadurch die Welt verändert.
Entscheidet euch daher hier und jetzt: Lasst ihr euch von euren Versagensängsten besiegen, gebt auf und macht weiter wie immer, oder habt ihr den Mut der Gefahr einer Absage ins Auge zu blicken, hart für euren Traum zu kämpfen und euch endlich Mediziner nennen zu dürfen?

II Testsimulationen

Im Folgenden findet ihr drei komplette Testsimulationen, mit denen ihr eure Fähigkeiten überprüfen und euch so intensiv wie möglich auf die „echte“ Testsituation vorbereiten könnt.

Für alle, die sich auf den MedAT-Z vorbereiten, gilt:
Anstelle des Testteils „Textverständnis“ müsst ihr den Testteil „Manuelle Fertigkeiten“ absolvieren; der Testteil „Implikationen erkennen“ entfällt für euch.

Daher gibt es für euch drei alternative Testsimulationen hier:
https://www.elsevier.com/books-and-journals/book-companion/9783437413599

oder hinter diesem QR-Code:

Vorbemerkungen

Die nachstehenden Testsimulationen halten sich strikt an den Ablauf des MedAT.
Behandelt sie deshalb so, als säßet ihr in der realen Prüfung: Haltet genau die im Zeitplan vorgegebenen Bearbeitungs- und Pausenzeiten ein, räumt euren Schreibtisch bis auf die zugelassenen Hilfsmittel – Stift und Getränke – komplett leer, schaltet das Handy aus oder lasst es gleich in einem anderen Raum und vermeidet jedes Gespräch. Im tatsächlichen MedAT kann schon ein kurzes Wort zu Mitschreibenden eine Verwarnung oder sogar den Ausschluss nach sich ziehen.
Achtet darüber hinaus darauf, beim Testteil *Gedächtnis & Merkfähigkeit* nichts ins Aufgabenheft zu notieren sowie auch während der dazwischen geschobenen Testteile zu Wortflüssigkeit und Zahlenfolgen keine Notizen zu den Allergieausweisen zu machen (das wird tatsächlich händisch geprüft!). Außerdem solltet ihr bei *Figuren zusammensetzen* keinerlei Markierungen einzeichnen; auch das ist im Originaltest untersagt.
Das richtige Ausfüllen des Antwortbogens kann Zeit sparen und Punkte retten. Daher solltet ihr es schon anhand der Testsimulationen so üben, dass es euch in Fleisch und Blut übergeht.

Der Antwortbogen

Beim MedAT gibt es für eine **korrekte Antwort einen Punkt** und für falsch oder **ausgelassene Antworten** gibt es **keinen Punkt**, aber auch keinen Abzug von Punkten.
Das bedeutet also, wenn ihr keine Ahnung habt, müsst ihr raten! Dadurch habt ihr nämlich eine 20-prozentige Wahrscheinlichkeit, die Aufgabe trotzdem korrekt zu lösen – wenn ihr keine Antwort gebt, bekommt ihr dagegen mit Sicherheit keinen Punkt. Beim Untertest *Emotionen regulieren* habt ihr sogar eine 25-prozentige Chance, richtig zu liegen, da es hier nur vier Antwortmöglichkeiten gibt!
Bei den Aufgaben im **Multiple-Choice-Format** in den Testteilen von BMS, TV und KFF gibt es immer **fünf Antwortmöglichkeiten**, von denen **eine korrekt** ist. Die Lösungen müsst ihr in einen extra Antwortbogen eintragen.
Die passenden Antwortbögen für die folgenden Testsimulationen könnt ihr hier herunterladen, ausdrucken, neben das Buch legen und auf diese Weise die Lösungen sofort dort eintragen – eben wie in der echten Prüfungssituation!
Ihr solltet euch angewöhnen, die Kreuzchen auf dem Antwortbogen wirklich sofort nach dem richtigen Bearbeiten einer Aufgabe zu machen. Denn nichts ist ärgerlicher, als die Aufgaben zwar korrekt gelöst, aber aufgrund von Aufregung oder Unachtsamkeit falsch auf dem Antwortbogen übertragen zu haben – denn nur dieser wird bewertet!

https://www.elsevier.com/books-and-journals/book-companion/9783437413599

Ankreuzen

Dabei gilt es, die Kästchen immer mit einem Kreuz zu markieren, etwa so:

(A)	(B)	(C)	(D)	(E)
☐	☐	☒	☐	☐

Lasst ihr Kästchen aus, etwa so:

(A)	(B)	(C)	(D)	(E)
☐	☐	☐	☐	☐

dann bekommt ihr keinen Punkt.

Habt ihr euch umentschieden und ihr möchtet eine Antwort löschen und eine neue eintragen, müsst ihr das zu korrigierende Kästchen folgendermaßen ausmalen:

(A)	(B)	(C)	(D)	(E)
☐	☐	☐	■	☐

Kreuzt ihr zwei Kästchen an, also etwa so:

(A)	(B)	(C)	(D)	(E)
☐	☒	☒	☐	☐

dann wird die Antwort nicht gewertet. Es darf wie gesagt immer nur **ein Kästchen** angekreuzt werden!

Notizen

Wenn ihr eine Aufgabe wie oben gezeigt korrigiert habt und euch danach einfällt, dass doch die ursprüngliche Antwort die richtige ist, dann dürft ihr diese nicht z. B. umkringeln, um anzuzeigen, dass sie doch stimmt, sondern ihr müsstet stattdessen einen völlig neuen Reserve-Antwortbogen beim Testleiter anfordern. Doch auf diesem müsstet ihr alle persönlichen Daten und alle Lösungsmarkierungen noch während der Bearbeitungszeit nachtragen – also überlegt es euch gut, ob euch dieser Punkt die Zeit wert ist!
Es gibt auch noch **andere Aufgabenarten** als die gerade genannten Standard-Multiple-Choice-Aufgaben, nämlich **im Testteil SEK.** Aber das Prinzip mit dem Antwortbogen ist das gleiche.

Notizen

KAPITEL

4 Testsimulation 1

Musterhafter Ablauf einer Testsimulation

Uhr	Testteil		Fragen	Zeit	%-Verteilung	
9:00–9:30	**BMS**	Biologie	40	30 min	17 %	40 %
9:30–9:48		Chemie	24	18 min	10 %	
9:48–10:04		Physik	18	16 min	8 %	
10:04–10:15		Mathe	12	11 min	5 %	
10:15–10:50	**Textverständnis (TV)**		12	35 min	10 %	10 %
10:50–12:00	*Mittagspause*					
12:00–12:20	**Kognitive Fähigkeiten und Fertigkeiten (KFF)**	Figuren zusammensetzen	15	20 min	8 %	40 %
12:20–12:28		GuM Lernphase	–	8 min	–	
12:28–12:43		Zahlenfolgen	10	15 min	5,3 %	
12:43–13:03		Wortflüssigkeit	15	20 min	8 %	
13:03–13:18		GuM Abrufphase	25	15 min	13,3 %	
13:18–13:28		Implikationen erkennen	10	10 min	5,3 %	
13:28–13:49	**Sozial-emotionale Kompetenzen (SEK)**	Emotionen regulieren	12	18 min	3 %	10 %
13:49–14:10		Emotionen erkennen	14	21 min	3,5 %	
14:10–14:28		Soziales Entscheiden	14	21 min	3,5 %	
9:00–14:28	**Gesamter MedAT**		221	258 min	100 %	

Nicht umblättern!
Warten Sie auf das
Zeichen des Testleiters.

STOP

Notizen

4.1 Basiskenntnistest für Medizinische Studien (BMS)

Der Basiskenntnistest für medizinische Studiengänge (BMS) prüft mit **94 Aufgaben** in **75 Minuten** euer Wissen in den Fachgebieten **Biologie**, **Chemie**, **Physik** und **Mathematik**.
Eine Aufgabe könnte wie folgt aussehen:

Wie viele Aufgaben sind beim Basiskenntnistest für medizinische Studiengänge (BMS) zu absolvieren?

(A) 94 Aufgaben
(B) 75 Aufgaben
(C) 60 Aufgaben
(D) 69 Aufgaben
(E) Keine der Antwortmöglichkeiten ist korrekt.

In diesem Fall ist die korrekte Antwort **a)**. Diese müsst ihr, wie bei den Hinweisen zur Bearbeitung gezeigt, im Antwortbogen ankreuzen. Für jede korrekte Antwort wird **1 Punkt** vergeben. Für jede falsche Antwort werden **0 Punkte** vergeben.

Die Aufteilung der Untertests des Testteils BMS gestaltet sich wie folgt:

- **Biologie:** 40 Aufgaben in 30 Minuten
- **Chemie:** 24 Aufgaben in 18 Minuten
- **Physik:** 18 Aufgaben in 16 Minuten
- **Mathematik:** 12 Aufgaben in 11 Minuten

Dieser Testteil ist in dieser Reihenfolge, nach den Fachgebieten gegliedert. Er wird wie oben gezeigt in dieser zeitlichen Abfolge abgeprüft.

Biologie

Bearbeitungszeit: 30 Minuten für 40 Aufgaben

1. Wie kann man Fettzellen noch nennen?

   (A) Merkel-Zellen
   (B) Adipozyten
   (C) Erythrozyten
   (D) Myozyten
   (E) Lidozyten

2. Zwei Pflanzen einer Art werden gekreuzt: eine hat rote Blüten, eine hat weiße Blüten. Alle Nachkommen haben rosa Blüten. Was trifft zu? Es handelt sich um einen …

   (A) intermediären Erbgang
   (B) Keine Antwort trifft zu
   (C) x-chromosomal-dominaten Erbgang
   (D) autosomal-dominanten Erbgang
   (E) x-chromosomal-rezessiven Erbgang

3. Welches Organ ist hauptsächlich für die Produktion von Gerinnungsfaktoren zuständig?

   (A) Lunge
   (B) Niere
   (C) Gehirn
   (D) Leber
   (E) Herz

4. Wenn zwei Töne (100 Hz und 1000 Hz) bei niedriger Lautstärke als gleich laut empfunden werden, gilt:

   1. der 100 Hz Ton hat den größeren Schalldruck
   2. der 100 Hz Ton hat so viel Phon wie der 1000 Hz Ton dB hat
   3. der 100 Hz Ton hat mehr dB
   4. der Schalldruck beider Töne ist gleich groß

   (A) Alle sind richtig.
   (B) Nur 4. ist richtig.
   (C) 1. und 3. sind richtig.
   (D) 1., 2. und 3. sind richtig.
   (E) 2. und 4. sind richtig.

5. Welches einzigartige Charakteristikum macht den Menschen im Vergleich zu allen anderen Organismen auf der Erde am ehesten aus?

   (A) Fehlen der Körperbehaarung
   (B) Kommunikation durch Laute
   (C) hochentwickelter Sehapparat
   (D) aufrechter Gang
   (E) hochentwickelter Verstand

Umblättern und weiterarbeiten!

Notizen

6. Welche der im Folgenden aufgelisteten Zellen des Körpers besitzen KEINEN Zellkern?

(A) Makrophagen
(B) Merkel-Zellen
(C) Megakaryozyten
(D) basophile Erythroblasten
(E) Blutplättchen

7. Welche Aussagen über RNA sind FALSCH?

1. Desoxyribose ist der Zucker der RNA.
2. RNA heißt ribonucleic acid.
3. Bei der Proteinbiosynthese wird die tRNA als Bauanleitung für ein Protein verwendet.
4. Die Basen der RNA sind Uracil, Guanin, Cytosin und Adenin.
5. Die komplementäre Base zu Uracil ist Thymin.

(A) 1. und 4. sind falsch.
(B) Alle sind falsch.
(C) 1. und 2. sind falsch.
(D) 2. und 4. sind falsch.
(E) 1., 3. und 5. sind falsch.

8. Welche Aussage über den Zellkern ist korrekt?

(A) Zellkerne sind in jeder Zelle gleich groß.
(B) Der Zellkern besitzt eine Membran.
(C) Der Zellkern besitzt zwei Membranen.
(D) Jede Zelle hat immer zwei oder mehrere Kerne.
(E) Der Zellkern stellt Lipide her.

9. Welcher der folgenden Begriffe bezeichnet KEINE Zellorganelle?

(A) Mikrovilli
(B) Golgi-Apparat
(C) Endoplasmatisches Retikulum
(D) Mitochondrium
(E) Zellkern

10. Ein Mädchen erkrankt, Vater (gesund) und Mutter (erkrankt) haben jedoch 46 völlig intakte Chromosomen. Woran könnte die Erbkrankheit liegen?

(A) An einem Gendefekt der Mitochondrien des Vaters.
(B) An einem fehlerhaft codierenden Gen der Gonosomen des Vaters.
(C) An einem fehlerhaft codierten Gen in den Mitochondrien der Mutter.
(D) Keine der Antworten ist richtig.
(E) An einem fehlerhaften Gen der Gonosomen des Vaters.

11. Welche Aussage zur menschlichen DNA ist richtig?

(A) Sie besteht aus einer Doppelhelix, deren antiparallel laufende Stränge jeweils ein 3'- und 5'-Ende besitzen.
(B) Die DNA wickelt sich in Form von Euchromatin um Histone herum.
(C) Jeweils 2 komplementäre Basen paaren sich durch Van-der-Waals-Kräfte.
(D) Adenin paart mit Uracil.
(E) Ein Nucleosid ist eine Verbindung von Desoxyribose, einer stickstoffhaltigen Base und einem Phosphatrest.

12. Die sogenannte Uratmosphäre beherbergte einige Stoffe, die in unserer heutigen Erde in unterschiedlichen Volumenprozenten und Mengen vorkommen. Welches der nachfolgenden Moleküle war während der ersten Entstehung von Organismen und ihren Vorgängern NICHT in der Atmosphäre vorzufinden?

(A) Wasserdampf H_2O
(B) Sauerstoff O_2
(C) Ammoniak NH_3
(D) Methan CH_4
(E) Kohlenstoffmonoxid CO

13. Welches Enzym spaltet die Wasserstoffbrückenbindungen in der DNA?

(A) Telomerase
(B) Helicase
(C) Keine der genannten Antworten ist richtig.
(D) Primase
(E) Polymerase

14. Ein handelsüblicher Schwangerschaftstest wird durch welches Hormon positiv?

(A) β-humanes Choriongonadotropin (β-hCG)
(B) Östrogen
(C) Prolaktin
(D) Plazentalaktogen
(E) Progesteron

15. Wie viele Chromosomen hat eine menschliche Zelle (diploider Chromosomensatz)?

(A) 23
(B) 24
(C) 22
(D) 64
(E) 46

16. Welche Bestandteile sind NICHT Teil der DNA bzw. RNA?

(A) Phosphat und Zucker
(B) Sulfat und Wasser
(C) Adenin und Thymin
(D) Guanin und Uracil
(E) Cytosin und Adenin

17. Welche Art von Epithel existiert NICHT?

(A) Urothel
(B) Zylinderepithel
(C) Plattenepithel
(D) Kubisches Epithel
(E) Gelagertes Epithel

Umblättern und weiterarbeiten!

18. Mitochondriale DNA…

(A) codiert alle Proteine, die das Mitochondrium für das eigenständige Überleben benötigt
(B) wird maternal vererbt
(C) wird maternal und paternal vererbt
(D) wird aus dem Zellkern ins Mitochondrium transportiert
(E) wird paternal vererbt

19. Die untere Hohlvene fließt in …

(A) den Sinus Cavernosus.
(B) die Vena Azygos.
(C) den linken Vorhof.
(D) den rechten Vorhof.
(E) den rechten Ventrikel.

20. Welches Hormon wird NICHT in der Niere produziert?

(A) Somatostatin
(B) Renin
(C) Calcitriol
(D) Kinin
(E) Erythropoetin

21. Welche der folgenden Aussagen bezüglich der Schwangerschaft ist richtig?

(A) Die Geburt wird durch Oxycodon ausgelöst.
(B) Zwischen der 3. und 5. Woche ist der Embryo besonders anfällig für schädigende Faktoren.
(C) Die Blastozyste beginnt sich zwischen dem 5. und 6. Tag nach der Befruchtung in der Gebärmutter einzunisten.
(D) Die Plazenta bildet ab dem 3. Schwangerschaftstag Östrogen und Progesteron.
(E) Die Bestimmung des Geschlechts ist erst ab dem 4. Monat möglich.

22. Welches durchschnittliche Gewicht weist dieses Organ typischerweise auf?

(A) ca. 50 g
(B) ca. 150 g
(C) ca. 300 g
(D) ca. 500 g
(E) ca. 1200 g

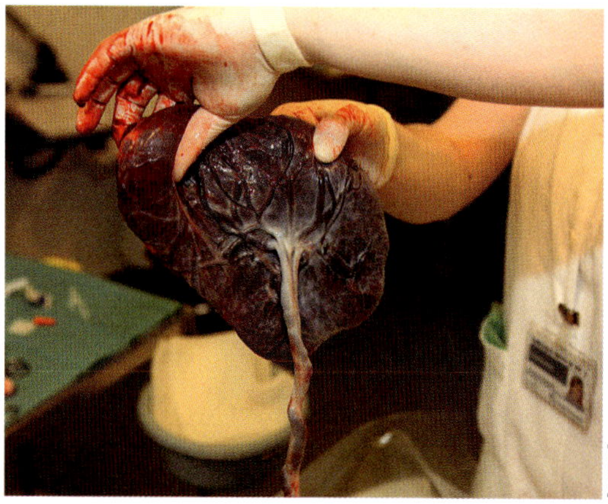
[J787]

23. Welche Antikörper gibt es NICHT?

(A) IgE
(B) IgA
(C) IgL
(D) IgM
(E) IgG

Notizen

24. Über wie viele Herzklappen verfügt das menschliche Herz?

(A) 3,5
(B) 4
(C) 2
(D) 5
(E) 6

25. Welche Organe, Eigenschaften der Organe und/oder Gewebe werden durch den Sympathikus und Parasympathikus NICHT beeinflusst?

(A) Stratum corneum der Epidermis
(B) Bronchienerweiterung und -verengung der Lunge
(C) Alpha-, Beta- und Delta-Zellen des Pankreas
(D) Das Gehirn im Allgemeinen
(E) Kontraktilität, Frequenz und Rhythmus des Herzens bzw. des Herzschlags

26. Was ist Bestandteil der DNA?

(A) Thryptophan
(B) Scopolamin
(C) Guanin
(D) Butylscopolamin
(E) Nicotinamidadeninnukleotid

27. Das glatte endoplasmatische Retikulum dient unter anderem als…?

(A) Zinkspeicher
(B) Calciumspeicher
(C) Kaliumspeicher
(D) Natriumspeicher
(E) Magnesiumspeicher

28. Was versteht man unter der Bezeichnung ökologische Nische?

(A) Ort an dem eine bestimmte Art lebt
(B) Kampf zwischen verschiedenen Arten
(C) Art und Weise wie eine Art die Umwelt für sich nutzt
(D) Ein Bereich, der noch unbewohnt ist
(E) Ökologisches Denken

29. Welche Zellen befinden sich in der Dermis?

(A) Merkel-Zellen
(B) Hepatozyten
(C) Vater-Pacini-Lamellenkörperchen
(D) Osteozyten
(E) Meissner-Körperchen

Umblättern und weiterarbeiten!

30. In welchem Jahrhundert entstand die Darwinsche Evolutionstheorie?

(A) Im 17. Jahrhundert
(B) Im 19. Jahrhundert
(C) Im 20. Jahrhundert
(D) Im 16. Jahrhundert
(E) Im 18. Jahrhundert

31. Wie lautet die deutsche Übersetzung von Peritoneum?

(A) Nebenniere
(B) Bauchfell
(C) Herzbeutel
(D) Eingeweide
(E) Rippenfell

32. Man nehme an, es gäbe zwei Gene auf homologen Chromosomen: Gen A, a und Gen B, b. In diesem Fall liegen die jeweils dominanten Gene auf demselben Chromosom. Welche Behauptungen zum Thema Weitergabe der Gene ist zutreffend?

(A) Die Gene B und b können jederzeit entkoppelt werden.
(B) Die dominanten Gene können lediglich gemeinsam vererbt werden.
(C) Die Wahrscheinlichkeit der Entkopplung der Gene steigt mit größerem Abstand zwischen den beiden Genen.
(D) Die Gene A und a können jederzeit entkoppelt werden.
(E) Die rezessiven Gene können lediglich gemeinsam vererbt werden.

33. Welche der folgenden Zellorganellen werden durch 2 Biomembranen vom Zytosol getrennt?

(A) Mitochondrien
(B) Peroxisomen
(C) Golgi-Apparat
(D) Ribosomen
(E) Dictyosomen

34. Gegeben ist die folgende DNA-Sequenz:
5' GTA CTG CCA ACG GGG TAC AAT CGT 3'
3' CAT GAC GGT TGC CCC ATG TTA GCA 5'
Wie lauten die entsprechenden Primer - Sequenzen für die DNA - Replikation?

(A) 3' CAT GAC und 5' TGC AAT
(B) Es ist egal, um welche DNA-Sequenz es sich handelt. Solange es Primer gibt, kann die DNA repliziert werden.
(C) 3' ACG ATT und 3' GTA CTG
(D) 5' ACG ATT und 5' GTA CTG
(E) 5' CAT GAC und 3' TGC AAT

35. Welche der folgenden Aussagen zum Thema Herz und Blutkreislauf stimmt?

(A) Alle Arterien enthalten sauerstoffreiches Blut.
(B) Das sauerstoffarme Blut aus dem Körperkreislauf kommt als erstes in den linken Vorhof.
(C) Die Lungenvene enthält sauerstoffreiches Blut.
(D) Während der Systole kommt es zur Dehnung des Herzmuskels.
(E) Bei einer Hypertonie liegt der Blutdruck unter dem Normbereich.

Notizen

36. Wie viel Liter Blut hat ein durchschnittlicher Mensch?

(A) 5 Liter
(B) 1 Liter
(C) 15 Liter
(D) 10 Liter
(E) 7 Liter

37. Was gehört zum kleinen Kreislauf?

(A) Aorta, untere und obere Hohlvene, rechter Vorhof, linke Kammer
(B) Lungenvene, Aorta, rechte Kammer, linker Vorhof
(C) untere und obere Hohlvene, Pfortader, rechte Kammer, linker Vorhof
(D) Lungenarterie, Lungenvene, rechter Vorhof, linke Kammer
(E) Lungenarterie, Lungenvene, rechte Kammer, linker Vorhof

38. Welche Aussage/n über das Auge ist/sind richtig?

1. Zum Brechungsapparat gehören Linse, Kammerwasser, Glaskörper und Hornhaut.
2. Der gelbe Fleck ist der Ort des schärfsten Sehens.
3. Am blinden Fleck befinden sich keine Stäbchen.
4. Am gelben Fleck tritt der Sehnerv aus.

(A) Nur 4 ist richtig.
(B) 2. und 4. sind richtig.
(C) 1., 2. und 3. sind richtig.
(D) 1. und 3. sind richtig.
(E) Alle sind richtig.

39. Als Golgi-Apparat bezeichnet man…

(A) … die Gesamtheit aller Ribosomen einer Zelle.
(B) … die Gesamtheit aller Dictyosomen einer Zelle.
(C) … die Gesamtheit aller Lysosomen einer Zelle.
(D) … die Gesamtheit aller Zentriolen einer Zelle.
(E) … die Gesamtheit aller Mikrokörper einer Zelle.

40. Welche dieser Funktionen zählt zu einer der wichtigsten des Mitochondriums?

(A) Stabilisierung der Zelle.
(B) Bildung von ADP.
(C) Abbau von körpereigenen und körperfremden Abfallstoffen.
(D) Bildung von ATP.
(E) Abschnürung von Transportvesikeln, die dann zum Golgi-Apparat gelangen.

Umblättern und weiterarbeiten!

Notizen

Chemie

Bearbeitungszeit: 18 Minuten für 24 Aufgaben

41. Welche Aussagen zum Periodensystem der Elemente (PSE) sind richtig:

1. die waagrechten Elementreihen heißen Perioden, die senkrechten Gruppen
2. Nichtmetalle stehen im PSE vorzugsweise rechts oben, Metalle eher links unten
3. Edelgase haben vollständig gefüllte s - und p – Orbitale der Valenzschale, aber nur ganz leere oder ganz gefüllte d – Orbitale
4. bei Übergangsmetallen werden die d – Orbitale der zweitäußersten Schale nur teilweise gefüllt

(A) 1. und 3. sind richtig.
(B) 1., 2. und 3. sind richtig.
(C) 2. und 4. sind richtig.
(D) Alle sind richtig.
(E) Nur 4. ist richtig.

42. Laut dem Boyle-Mariotte Gesetz führt die Erhöhung des Drucks zur …

(A) Verringerung der Temperatur
(B) Steigerung des Volumens
(C) Verringerung des Volumens
(D) Verringerung des Drucks
(E) Steigerung der Temperatur

43. Welche der folgenden Substanzgemische können zur Herstellung eines Puffers verwendet werden?

1. HNO_3 $NaNO_3$ und H_2SO_4
2. und $KHSO_4$
3. NaCl und HCl
4. NH_4C und NH_3

(A) 1., 2. und 3. sind richtig.
(B) Nur 4. ist richtig.
(C) Alle sind richtig.
(D) 2. und 4. sind richtig.
(E) 1. und 3. sind richtig.

44. Welche Elektronen eines Atoms haben die größte Energie?

(A) die in der äußersten Schale
(B) die mit der höchsten Ladungszahl
(C) die in der innersten Schale
(D) die Schwersten
(E) die Unförmigsten

Notizen

45. Für die Stoffmenge von 1 Mol gelten folgende Aussagen:

1. sie entspricht der relativen Molekülmasse in Gramm
2. sie enthält bei verschiedenen Stoffen die gleiche Masse
3. die Anzahl der in ihr enthaltenen Teilchen ist gleich der Avogadro'schen Zahl
4. die Teilchenzahl ist umso größer, je kleiner die relative Molekülmasse ist

(A) Nur 3. ist richtig.
(B) Alle sind richtig.
(C) Nur 4. ist richtig.
(D) 1., 2. und 3. sind richtig.
(E) 2. und 4. sind richtig.

46. Welche der folgenden Aussagen zur kovalenten Bindung sind richtig?

1. Kovalente Bindungen werden nur zwischen Atomen derselben Elemente ausgebildet.
2. Bei der Ausbildung einer kovalenten Bindung trägt jeder Bindungspartner ein Elektron zu einem gemeinsamen Elektronenpaar bei.
3. Kovalente Bindungen sind immer unpolar.
4. Es gibt kovalente Bindungen als Einfach- Doppel- und Dreifachbindungen.

(A) Alle sind richtig.
(B) 2. und 4. sind richtig.
(C) Nur 4. ist richtig.
(D) 1., 2. und 3. sind richtig.
(E) 1. und 3. sind richtig.

47. Was passiert beim Schmelzen?

(A) Zustandsänderung von fest zu flüssig.
(B) Zustandsänderung von gasförmig zu flüssig.
(C) Zustandsänderung von fest zu gasförmig.
(D) Zustandsänderung von gasförmig zu fest.
(E) Zustandsänderung von flüssig zu fest.

48. Wasserstoffbrückenbindungen:

1. sind schwächer als van der Waals – Wechselwirkungen
2. bilden sich zwischen Wasserstoff- und Kohlenstoffatomen aus
3. kommen nur im Wasser vor
4. sind schwächer als kovalente Bindungen

(A) 1., 2. und 3. sind richtig.
(B) 1. und 3. sind richtig.
(C) 2. und 4. sind richtig.
(D) Nur 4. ist richtig.
(E) Alle sind richtig.

49. Die funktionelle Gruppe -CO-…

(A) … kann zu einem primären Alkohol oxidiert werden.
(B) … bindet sich ans Ende eines Kohlenwasserstoffes.
(C) … führt zur Bildung eines Aldehyds.
(D) … führt zur Bildung eines Ketons.
(E) … gehört zu einem Amid.

Umblättern und weiterarbeiten!

50. Welche Aussagen zu Säuren und Basen sind richtig?

1. Ein 0.1 M Puffer besitzt einen niedrigeren pH-Wert als ein 0,01 M Puffer
2. Für jede wässrige Lösung gilt: pH + pOH = 7
3. Die Konzentration an H_3O^+ -Ionen im reinen Wasser ist 10^{-9} M
4. Ob eine Substanz als Säure oder Base wirkt, hängt auch vom Reaktionspartner ab

(A) Nur 4. ist richtig.
(B) 2. und 4. sind richtig.
(C) Alle sind richtig.
(D) 1. und 3. sind richtig.
(E) 1., 2. und 3. sind richtig.

51. Welchen pH-Wert besitzen neutrale wässrige Lösungen?

(A) 0
(B) 5
(C) 7
(D) 1
(E) 3

52. Welche Teilchen befinden sich im Atomkern?

(A) Neutronen und Elektronen
(B) Neutronen
(C) Elektronen
(D) Neutronen und Protonen
(E) Elektronen und Protonen

53. Welche Aussagen über Wasserstoff sind richtig?

1. Von Wasserstoff sind 2 Isotope bekannt
2. Tritium ist radioaktiv, es ist ein Beta-Strahler
3. Der Atomkern des häufigsten Wasserstoff-Isotops enthält ein Proton und ein Neutron
4. Das Wasserstoff-Ion ist einfach ein Proton

(A) 1., 2. und 3. sind richtig.
(B) 1. und 3. sind richtig.
(C) Nur 4. ist richtig.
(D) 2. und 4. sind richtig.
(E) Alle sind richtig.

54. Welche der unten aufgeführten Atome bilden <u>KEIN</u> zweiatomiges Gas?

(A) Sauerstoff
(B) Stickstoff
(C) Fluor
(D) Wasserstoff
(E) Xenon

55. Wie wird die Bindung zwischen 2 Aminosäuren bezeichnet?

(A) Peptidasebindung
(B) Aminosäurebindung
(C) Peptidbindung
(D) Kovalente Bindung
(E) Amitbindung

56. Welche Aussage zu CO ist korrekt?

(A) CO ist ein dunkles bräunliches Gas
(B) Entsteht bei unvollständiger Verbrennung
(C) CO entsteht bei jeder Verbrennung
(D) Ausgesprochen bedeutet CO: Kohlenstofftrioxid
(E) CO ist für den menschlichen Körper ungefährlich

57. Welche Aussage/Aussagen über Salze ist/sind FALSCH?

1. Salze sind Ionenverbindungen.
2. Salze bestehen aus Metallen und Nichtmetallen.
3. Salze sind Produkte der Neutralisationsreaktion.
4. Salze kommen nicht in flüssiger Form vor.
5. Salze können Kristallstrukturen bilden.

(A) Nur 5. ist falsch.
(B) 2., 3. und 4. sind falsch.
(C) 1., 2., 3. und 5. sind falsch.
(D) 2. und 4. sind falsch.
(E) Nur 4. ist falsch.

58. Welche Elemente stehen in der 2. Hauptgruppe?

1. Kalzium
2. Radon
3. Magnesium
4. Bor

(A) 2. und 4. sind richtig.
(B) 1. und 3. sind richtig.
(C) 1., 2. und 3. sind richtig.
(D) Nur 4. ist richtig.
(E) Alle sind richtig.

59. Welche der folgenden Aussagen über chemische Bindungen trifft/treffen zu?

1. Kovalente Bindungen werden zwischen Atomen stark unterschiedlicher Elektronegativität ausgebildet
2. Ionenbindungen sind nicht gerichtet
3. Kovalente Bindungen werden vor allem von Alkalimetallen ausgebildet
4. Durch kovalente Bindungen verbundene Atome haben ein gemeinsames Elektronenpaar

(A) 1., 2. und 3. sind richtig.
(B) 1. und 3. sind richtig.
(C) 2. und 4. sind richtig.
(D) Alle sind richtig.
(E) Nur 4. ist richtig.

Umblättern und weiterarbeiten!

60. Welche Größe(n) lässt (lassen) sich bei einer chemischen Reaktion durch einen Katalysator beeinflussen?

1. Reaktionsenthalpie ΔH
2. Freie Enthalpie der Reaktion ΔG
3. Maximale Ausbeute an Reaktionsprodukten
4. Aktivierungsenergie E_A

(A) Nur 4. ist richtig.
(B) 1., 2. und 3. sind richtig.
(C) 1. und 3. sind richtig.
(D) 2. und 4. sind richtig.
(E) Alle sind richtig.

61. Welche Aussage ist korrekt?

(A) Ethanol ist eine weiße, geruchslose Flüssigkeit.
(B) Alkohole haben niedrigere Siedepunkte als dementsprechende Alkane.
(C) Sekundäre Alkohole bilden bei der Reduktion Ketone.
(D) Methanol und Ethanol gehören zu den polaren Lösungsmitteln.
(E) Sekundärer Alkohol enthält 2 \(OH-\)-Gruppen.

62. Welches Molekül stellt KEIN Vitamin dar?

(A) Ascorbinsäure
(B) Folsäure
(C) Fructose
(D) Retinol
(E) Biotin

63. Welche Aussagen zum Periodensystem sind richtig?

1. Nichtmetalle stehen im Periodensystem vorzugsweise links oben, Metalle eher rechts unten.
2. Die waagrechten Elementreihen heißen Perioden, die senkrechten Reihen heißen Gruppen.
3. Bei Übergangsmetallen werden die d-Orbitale der äußersten Schale gefüllt.
4. Edelgase haben vollständig gefüllte p-Orbitale in der Valenzschale.

(A) 1. und 3. sind richtig.
(B) Alle sind richtig.
(C) Nur 4. ist richtig.
(D) 1., 2. und 3. sind richtig.
(E) 2. und 4. sind richtig.

64. Welche der folgenden Aussagen zu Halogenen lässt bzw. lassen sich aus diesen Informationen ableiten?

1. Fluor, Chlor und Brom gehören zu den Halogenen
2. Chlor wird durch Elektrolyse aus wässrigen Natrium-Chlorid-Lösungen gewonnen.
3. Halogene benötigen zwei Elektronen um die Oktettregel zu erfüllen.

(A) Nur Aussage II lässt sich ableiten.
(B) Nur Aussage I lässt sich ableiten.
(C) Nur die Aussagen I und II lassen sich ableiten.
(D) Nur Aussage III lässt sich ableiten.
(E) Keine dieser Aussagen lässt sich ableiten.

Notizen

Physik

Bearbeitungszeit: 16 Minuten für 18 Aufgaben

65. Welche der folgenden Beziehungen sind richtig?

1. $1 km = 10^{-9} m$
2. $0{,}01 MJ (Megajoule) = 10^4 J$
3. $1 nm = 10^{-5} cm$
4. $1 \mu s = 10^{-3} ms$

(A) 1. und 3. sind richtig.
(B) Alle sind richtig.
(C) 1., 2. und 3. sind richtig.
(D) Nur 4. ist richtig.
(E) 2. und 4. sind richtig.

66. An einem zweiarmigen Hebel herrscht Gleichgewicht, wenn:

(A) die Summe der Drehmomente Null ist
(B) die Summe der Kräfte Null ist
(C) die Summe der Massen Null ist
(D) Lastarm gleich Kraftarm ist
(E) die Summe der Gewichte Null ist

67. Bei freiem Fall im Vakuum:

1. fällt ein Körper umso schneller, je schwerer er ist
2. wächst der zurückgelegte Weg proportional mit der Zeit
3. fällt ein schwerer Körper schneller als ein leichter
4. wächst die Geschwindigkeit linear mit der Zeit

(A) 1., 2. und 3. sind richtig.
(B) 2. und 4. sind richtig.
(C) Alle sind richtig.
(D) 1. und 3. sind richtig.
(E) Nur 4. ist richtig.

68. Bei einem elastischen Stoß zweier Kugeln bleiben stets erhalten:

1. der Gesamtimpuls
2. der Impuls der stoßenden Kugel
3. die gesamte kinetische Energie
4. der Impuls der gestoßenen Kugel

(A) 2. und 4. sind richtig.
(B) Nur 4. ist richtig.
(C) Alle sind richtig.
(D) 1. und 3. sind richtig.
(E) 1., 2. und 3. sind richtig.

Umblättern und weiterarbeiten!

69. Von welchen Faktoren hängt die Gewichtskraft eines Körpers ab?

1. von der Masse
2. von der Auflagefläche
3. von der Schwerebeschleunigung
4. nur von der Dichte

(A) 2. und 4. sind richtig.
(B) 1. und 3. sind richtig.
(C) Alle sind richtig.
(D) 1., 2. und 3. sind richtig.
(E) Nur 4. ist richtig.

70. 37,5 Nanoampere sind zugleich:

1. 0,0375 µA
2. 3750 pA
3. $3{,}75 \cdot 10^{-8}$ A
4. 0,375 mA

(A) Nur 4. ist richtig.
(B) 2. und 4. sind richtig.
(C) 1. und 3. sind richtig.
(D) 1., 2. und 3. sind richtig.
(E) Alle sind richtig.

71. Wobei handelt es sich um <u>KEINE</u> Quantenzahl?

(A) magnetische Drehimpulsquantenzahl
(B) Teilquantenzahl
(C) Hauptquantenzahl
(D) magnetische Spinquantenzahl
(E) Nebenquantenzahl

72. Der Compton-Effekt, d. h. die Streuung eines Röntgenquants unter Änderung der Wellenlänge:

1. tritt als Beugung der Röntgenstrahlung an Kristallgittern in Erscheinung.
2. ist mitverantwortlich, dass Röntgenstrahlung beim Durchgang durch Materie geschwächt wird.
3. tritt nur auf, wenn die Energie des Röntgenquants größer ist als die Energie, die der doppelten Ruhemasse eines Elektrons entspricht.
4. spielt bei der Schwächung von Gammastrahlen eine Rolle.

(A) Alle sind richtig.
(B) 2. und 4. sind richtig.
(C) 1. und 3. sind richtig.
(D) Nur 4. ist richtig.
(E) 1., 2. und 3. sind richtig.

Notizen

73. Die Massenzahl eines Atomkerns:

1. ist gleich der Zahl der Nukleonen
2. Ist gleich der Ordnungszahl vermehrt um die Neutronenzahl
3. ist gleich der Protonenzahl plus Neutronenzahl
4. ist gleich der Masse des Atomkerns in Gramm

(A) Alle sind richtig.
(B) 1., 2. und 3. sind richtig.
(C) 1. und 3. sind richtig.
(D) 2. und 4. sind richtig.
(E) Nur 4. ist richtig.

74. Ein aufgeladener Kondensator mit einer Kapazität von 1 µF wird über einen Widerstand von 1 kΩ entladen. Nach einer bestimmten Zeit (Zeitkonstante Γ) liegen nur mehr 37 % der ursprünglichen Ladungsmenge am Kondensator. Wie groß ist diese Zeitkonstante?

(A) 1 ns
(B) 1 ms
(C) 1 µs
(D) 1 min
(E) 1 s

75. Was trifft auf die Paarbildung zu?

1. Sie tritt bei mittleren Energien (ca. 200kV – 500 kV) verstärkt auf
2. Es entsteht ein Elektron – Positron Paar
3. sie ist ein direkt ionisierender Wechselwirkungsprozess
4. Sie kann in biologischen Geweben auftreten

(A) Alle sind richtig.
(B) 1., 2. und 3. sind richtig.
(C) 1. und 3. sind richtig.
(D) Nur 4. ist richtig.
(E) 2. und 4. sind richtig.

76. Welche Aussagen zum Begriff Wärme sind richtig?

1. Wärme ist eine Energieform
2. Wärme ist identisch mit der Temperatur eines Stoffes
3. Wärme nimmt eine Sonderstellung unter den Energieformen ein, da es nicht möglich ist, Wärme vollständig in andere Energieformen umzuwandeln
4. Wärme ist Temperatur mal Zeit

(A) 1., 2. und 3. sind richtig.
(B) 2. und 4. sind richtig.
(C) Nur 4. ist richtig.
(D) 1. und 3. sind richtig.
(E) Alle sind richtig.

Umblättern und weiterarbeiten!

77. Welche Formulierung des 2. Hauptsatzes der Wärmelehre ist richtig?

(A) Die Entropie des Universums ist konstant.
(B) Das Gesetz der großen Zahl ist für die globale Erwärmung verantwortlich.
(C) Spontane Wärmeleitung erfolgt niemals nur von der niedrigeren zur höheren Temperatur.
(D) Die Entropie des Universums strebt nach einem Minimum.
(E) Die Energie des Universums fluktuiert

78. Beim medizinischen Einsatz von durchdringender Strahlung versteht man unter Dosis:

(A) wirksame Energie pro Masse
(B) die Strahlungsquantenzahl pro Fläche
(C) die auf der Körperoberfläche auffallende Strahlung
(D) die Differenz zwischen ein- und austretender Strahlung
(E) die Bestrahlungsdauer

79. Ein Patient erbringt an einem Fahrradergometer eine durchschnittliche Leistung von 100 Watt. Wie groß ist die von ihm verrichtete Arbeit nach 2 Minuten?

(A) 60000 Joule
(B) 6000 Joule
(C) 1200 Joule
(D) 600 Joule
(E) 12000 Joule

80. Ein Knochen wird auf Biegung beansprucht. Folgende Aussagen sind richtig:

1. Je größer der Abstand von der neutralen Faser, desto größer ist die Zugspannung.
2. Je größer der Abstand von der neutralen Faser, desto größer ist die Druckbelastung.
3. Die Biegebeanspruchung wird durch ein Drehmoment verursacht.
4. Beim Bruch wird zuerst die Festigkeitsgrenze der neutralen Faser überschritten.

(A) 2. und 4. sind richtig.
(B) 1., 2. und 3. sind richtig.
(C) Nur 4. ist richtig.
(D) Alle sind richtig.
(E) 1. und 3. sind richtig.

81. Welche der folgenden Einheiten lässt/lassen sich in Joule umrechnen?

(A) $\frac{N}{m}$
(B) $\frac{W}{s}$
(C) $N \cdot s$
(D) $kW \cdot h$
(E) $kg \cdot \frac{m^2}{s^{-2}}$

82. Welche der folgenden Aussagen über die Elektrizität ist <u>NICHT</u> richtig?

(A) Eine Wattsekunde entspricht 1 Joule.
(B) Eine Wattsekunde entspricht 1 Nm.
(C) Leistung ist definiert als Spannung pro Stromstärke.
(D) Die Einheit der Leistung ist Watt.
(E) Die Spannung ist die Stromstärke mal Widerstand.

Notizen

Mathe

Bearbeitungszeit: 11 Minuten für 12 Aufgaben

83. Ein Radlermischgetränk in einer 0,33 l-Flasche hat einen Alkoholgehalt von 2,9 %. Das ursprüngliche Radler hat 4 % Alkoholgehalt. Wie viel Limonade und wie viel Radler sind darin gemischt bzw. welche Aussage trifft zu?

(A) Um 0,33 l Radlermischgetränk mit 2,9 % Alkohol zu erhalten, sind 0,19 l Radler mit 4 % Alkohol und 0,14 l Limonade zu mischen.
(B) Um 0,33 l Radlermischgetränk mit 2,9 % Alkohol zu erhalten, sind 0,09 l Radler mit 4 % Alkohol und 0,24 l Limonade zu mischen.
(C) Um 0,33 l Radlermischgetränk mit 2,9 % Alkohol zu erhalten, sind 0,90 l Radler mit 4 % Alkohol und 0,02 l Limonade zu mischen.
(D) Um 0,33 l Radlermischgetränk mit 2,9 % Alkohol zu erhalten, sind 0,24 l Radler mit 4 % Alkohol und 0,09 l Limonade zu mischen.
(E) Um 0,33 l Radlermischgetränk mit 2,9 % Alkohol zu erhalten, sind 0,20 l Radler mit 4 % Alkohol und 0,13 l Limonade zu mischen.

84. Prüfen Sie bitte folgende Beziehungen:

1. 13 ml sind 0,013 L
2. 4,5 keV sind 4500 Elektronenvolt
3. 500 Mikrosekunden sind 0,5 Millisekunden
4. 1000 nm sind 1 mm

(A) 1., 2. und 3. sind richtig.
(B) 2. und 4. sind richtig.
(C) Alle sind richtig.
(D) 1. und 3. sind richtig.
(E) Nur 4. ist richtig.

85. Wie viel Prozent sind $\frac{7}{8}$?

(A) ca. 86 %
(B) ca. 77 %
(C) ca. 54 %
(D) ca. 66 %
(E) ca. 93 %

86. Welche osmotische Konzentration weist etwa eine Glucose – Lösung von 36 $\frac{g}{L}$ auf? (Molmasse von Glucose 180 $\frac{g}{mol}$)

(A) 100 $\frac{mosmol}{L}$
(B) 200 $\frac{mosmol}{L}$
(C) 1000 $\frac{mosmol}{L}$
(D) 2000 $\frac{mosmol}{L}$
(E) 10 $\frac{mosmol}{L}$

Umblättern und weiterarbeiten!

87. Für zwei verschieden große Kugeln mit den Radien R und r gilt:

1. Die Durchmesser verhalten sich wie $\frac{R}{r}$
2. die Oberflächen verhalten sich wie $\frac{R^2}{r^2}$
3. die Volumina verhalten sich wie $\frac{R^3}{r^3}$
4. die Verhältnisse $\frac{\text{Volumen}}{\text{Oberfläche}}$ sind $\frac{R}{r}$

(A) Nur 4. ist richtig.
(B) 2. und 4. sind richtig.
(C) Alle sind richtig.
(D) 1. und 3. sind richtig.
(E) 1., 2. und 3. sind richtig.

88. Bei einer bakteriellen Meningitis können die drei Kardinalsymptome Fieber, Kopfschmerzen und Nackensteifigkeit unabhängig voneinander auftreten. Kopfschmerzen erscheinen in 80 % der Fälle und Nackensteifigkeit in 70 % der Fälle.
Wie hoch ist die Wahrscheinlichkeit, dass ein Patient beide Symptome präsentiert?

(A) Mindestens 56 %
(B) Mindestens 50 %
(C) Mindestens 60 %
(D) Mindestens 70 %
(E) Mindestens 80 %

89. 0,02 s entsprechen = ?

(A) Keine der Antworten ist richtig
(B) $2 \cdot 10^0$ ms
(C) $2 \cdot 10^5$ ns
(D) $2 \cdot 10^6$ µs
(E) $2 \cdot 10$ ms

90. Der Präfix Zepto entspricht …

(A) 10^{21}
(B) 10^{-21}
(C) 10^{18}
(D) 10^{-15}
(E) 10^{-18}

91. Die Innenwinkelsumme eines Fünfecks ist immer…

(A) 270°
(B) 180°
(C) 360°
(D) Keine Antwort ist richtig.
(E) 540°

Notizen

92. Wenn ein Mensch um 10 % größer (höher und breiter) ist als ein vergleichbarer anderer Mensch (geometrisch ähnliche Körper) ist welche Aussage richtig?

1. Sein Blutvolumen ist etwa um 10 % größer
2. hat etwa 21 % mehr Körperoberfläche
3. Seine Körpermasse ist etwa 10 % größer
4. Er hat etwa 33 % mehr Gewicht

(A) 1. und 3. sind richtig.
(B) Alle sind richtig.
(C) 2. und 4. sind richtig.
(D) 1., 2. und 3. sind richtig.
(E) Nur 4. ist richtig.

93. Welcher Präfix steht für ein Millionstel?

(A) deca
(B) milli
(C) mikro
(D) nano
(E) femto

94. Welche der folgenden Beziehungen sind richtig?

1. $\log(10) \cdot x = x$
2. $\log(a) - \log\log(b) = \log\log\left(\frac{a}{b}\right)$
3. $\ln(e) \cdot x = x$
4. $\ln(a) + \ln(b) = \ln(a+b)$

(A) 1. und 3. sind richtig.
(B) Alle sind richtig.
(C) 2. und 4. sind richtig.
(D) Nur 4. ist richtig.
(E) 1., 2. und 3. sind richtig.

Nicht umblättern!
Warten Sie auf das
Zeichen des Testleiters.

STOP

Notizen

4.2 Textverständnis

Dieser Testteil umfasst **12 Aufgaben**, die ihr in **35 Minuten** bearbeiten müsst. Damit prüft der MedAT, wie gut ihr komplexe Texte zügig lesen, die wesentlichen Informationen herausfiltern und korrekt wiedergeben könnt. Die Texte stammen überwiegend aus natur- oder lebenswissenschaftlichen Bereichen; externes Vorwissen ist jedoch nicht nötig, denn alle Fragen lassen sich allein aus dem Inhalt beantworten. Eine typische Aufgabe könnte folgendermaßen aussehen:

Welche der folgenden Aussagen lassen sich aus dem Text ableiten?

1. Die Häm-Gruppe besteht aus vier Polypeptidketten mit je einer Farbstoffkomponente, die Sauerstoff transportiert.
2. Wird ein Erythrozyt in eine hypotonische Lösung gelegt, strömt Wasser aus der Zelle, weil die Lösung teilchenärmer ist als das Plasma.
3. Erythrozyten entstehen aus Retikulozyten und enthalten keine Mitochondrien.
4. Der Hämatokrit gibt den Anteil der Erythrozyten am Blutvolumen an.

(A) 3. und 4. sind richtig.
(B) 1., 3. und 4. sind richtig.
(C) 2., 3. und 4. sind richtig.
(D) Alle sind richtig.
(E) 4. ist richtig.

Angenommen, der Text bestätigt nur die Aussagen 3 und 4, dann wäre Antwort A korrekt. Diese Antwort kreuzt ihr – wie in den allgemeinen Bearbeitungshinweisen beschrieben – eindeutig im Antwortbogen an. Für jede richtige Lösung erhaltet ihr **1 Punkt**; falsche oder ausgelassene Antworten bringen **0 Punkte**.

Umblättern und weiterarbeiten!

Bearbeitungszeit: 35 Minuten für 12 Aufgaben

Text 1: Blutkreislauf und Strömungseigenschaften des Blutes

Der Blutkreislauf übernimmt den Transport von Gasen, Stoffen und Blutzellen im Blut. Dabei ist die vom Herzen ausgeworfene Blutmenge die treibende Kraft. Der Kreislauf wird in ein Hochdruck- und in ein Niederdrucksystem unterteilt. Hochdrucksystem: Arterien und Arteriolen, linker Ventrikel in der Systole, Kapillaren. Niederdrucksystem: Venen und Venolen, Lungenstrombahn, rechter Vorhof und rechter Ventrikel, linker Vorhof, linker Ventrikel in der Diastole, Kapillaren. Die Arterien dienen der Druckspeicherung, die Venen der Volumenspeicherung. Die Compliance C ist dabei ein Maß für die Dehnbarkeit, der Volumenelastizitätskoeffizient E hingegen für die Steifheit der Gefäßwände. Geringe Dehnbarkeit der Gefäße (niedrige Compliance) bedeutet hoher Elastizitätskoeffizient und umgekehrt. Im Normalfall herrscht im Gefäßsystemeine laminare Strömung. Dabei bewegen sich die Flüssigkeitsteilchen geradlinig, und die Geschwindigkeit nimmt von der Gefäßwand zur Mitte hin immer weiter zu, wohingegen die Reibung zur Mitte hin immer mehr abnimmt. Es gilt (mit Einschränkung) das Hagen-Poiseuille-Gesetz, das die Abhängigkeit der Strömungsgeschwindigkeit V vom Gefäßradius r, von der Gefäßlänge l, der Druckdifferenz ΔP und der Blutviskosität η widerspiegelt. Zu einer turbulenten Strömung kommt es vor allem in großen Gefäßen, bei großen Strömungsgeschwindigkeiten sowie niedriger Viskosität des Blutes. Mit Hilfe der Reynolds-Zahl lässt sich einschätzen, ob eine Strömung laminar oder turbulent ist. Dabei werden der Radius r, die Strömungsgeschwindigkeit v, die Massendichte des Blutes ρ und die Blutviskosität η berücksichtigt. Liegt die Reynolds-Zahl über 200, sind einzelne Turbulenzen vorhanden. Bei einem Wert über 2000 besteht eine vollständige turbulente Strömung. Der Strömungswiderstand ist bei turbulenter Strömung weitaus höher als bei laminarer Strömung. Sämtliche Flüssigkeiten besitzen einen festen Wert für ihre Viskosität η (Zähigkeit). Blut stellt eine Ausnahme dar, da es aus Plasma und verformbaren, korpuskulären Bestandteilen besteht. Man spricht daher von scheinbarer Viskosität. Im Gegensatz zu Wasser ($K = 1$ mPa $\times$ s) besitzt Blut eine Viskosität von 3–5 mPa $\times$ s. Bei kleinen Gefäßen mit einem Durchmesser von < 300 µm kommt es zu einer Strömung der Erythrozyten zur Gefäßmitte (axiale Migration). Die Erythrozyten gleiten quasi auf einem Plasmafilm, der die Reibung zur Gefäßwand hin minimiert, wodurch die Viskosität um etwa 50 % sinkt (Fåhraeus-Lindqvist-Effekt). Sinkt der Gefäßdurchmesser unter 10 µm, so bleibt für den Plasmafilm kein Platzübrig und die Erythrozyten sind gezwungen, sich reversibel wie Geldrollen aneinanderzulagern. Dies bedingt eine plötzlich stark ansteigende Viskosität (Rouleaux-Phänomen).

aus: Hamsch, BASICS Physiologie. Elsevier, München 2009, S. 34

Notizen

95. Welche der folgenden Aussagen lassen sich aus dem Inhalt dieses Textes ableiten?

1. Kapillaren können sowohl dem Hoch- als auch dem Niederdrucksystem zugerechnet werden.
2. Hohe Compliance bedeutet hoher Elastizitätskoeffizient, da die Gefäße dann eine hohe Dehnbarkeit besitzen, also eher elastisch sind.
3. Bei Betrachtung eines Gefäßlängsschnitts ist die Fließgeschwindigkeit bei laminarer Strömung des Blutes in der Mitte des Gefäßes am größten.
4. Die Reynolds-Zahl gibt an, wie viele Turbulenzen pro betrachtetem Abschnitt des Gefäßes auftreten.

(A) 1. und 3. sind richtig.
(B) 1., 2. und 3. sind richtig.
(C) Alle sind richtig.
(D) 1. und 2. sind richtig.
(E) 1., 2. und 4. sind richtig.

96. Welche der folgenden Aussagen lassen sich aus dem Inhalt dieses Textes ableiten?

1. Bei einer Reynolds-Zahl von 34 kann von einer laminaren Strömung ausgegangen werden.
2. Die Reibung ist bei laminarer Strömung in der Mitte eines Gefäßes am kleinsten.
3. Der Fåhraeus-Lindqvist-Effekt beschreibt eine Besonderheit des Blutes, keine feste Viskosität η zu besitzen, sondern eine scheinbare Viskosität, die dadurch zustande kommt, dass Erythrozyten auf einem Plasmafilm, der der Gefäßwand anliegt, gleiten.
4. Das Niederdrucksystem dient der Volumenspeicherung von Blut.

(A) 1., 2. und 4. sind richtig.
(B) 2., 3. und 4. sind richtig.
(C) 1., 2. und 3. sind richtig.
(D) Alle sind richtig.
(E) 1. und 4. sind richtig.

97. Welche der folgenden Aussagen lassen sich aus dem Inhalt dieses Textes ableiten?

1. Das Hagen-Poiseuille-Gesetz beschreibt die verschiedenen Faktoren, die zum Effekt der scheinbaren Viskosität des Blutes führen.
2. Bei turbulenter Strömung sinkt der Strömungswiderstand eines Gefäßes, da das Blut einen Gefäßabschnitt wesentlich schneller durchströmt.
3. Unter einem Gefäßdurchmesser von 10 µm lagern sich Erythrozyten wie Geldrollen aneinander, um den engen Gefäßabschnitt passieren zu können.

(A) Alle sind richtig.
(B) 2. und 3. sind richtig.
(C) 1. und 2. sind richtig.
(D) 2. ist richtig.
(E) 3. ist richtig.

Umblättern und weiterarbeiten!

Text 2: Das kleinste Element des Lebens

Eine Zelle ist die kleinste strukturelle Einheit eines Lebewesens, die sich selbst erhalten und reproduzieren kann. Sie besitzt einen eigenen Stoffwechsel und ist ein offenes biologisches System, da sie im ständigen Stoff-, Energie- und Informationsaustausch mit ihrer Umwelt steht. Die Organisationsstufe der Zellen eines Organismus erlaubt zwei Unterteilungen: Ein Prokaryot ist ein Einzeller und besteht aus einer Prokaryozyte (Prozyte) ohne Nukleus (Zellkern). Eukaryoten sind Organismen, die aus einer oder mehreren Eukaryozyten (Euzyten) aufgebaut sind, welche einen echten, von einer Doppelmembran umschlossenen Nukleus besitzen. Synonym zu den Begriffen Prokaryot und Eukaryot werden in der Literatur Prokaryont und Eukaryont verwendet. Prokaryoten sind insgesamt einfacher aufgebaut als Eukaryoten (griech. eu = echt; karyon = Kern). Jede Zelle ist von einer (Zyto-) Plasmamembran umgeben. Sie dient als Barriere und ist selektiv durchlässig für bestimmte Stoffe. Der gesamte innere Bereich zwischen Plasmamembran und Nukleus wird als Zytoplasma bezeichnet. Es enthält die Zellorganellen, und hier finden zahlreiche Stoffwechselvorgänge statt. Ähnlich den Organen des menschlichen Körpers übernehmen die Organellen verschiedene Aufgaben. Im Zellinneren grenzen Membransysteme Kompartimente voneinander ab, so dass verschiedene Reaktionsräume entstehen. So können in einer Zelle gleichzeitig unterschiedliche Stoffwechselvorgänge ablaufen. Die Vorgänge in einer Zelle werden durch den Nukleus gesteuert. In ihm befindet sich die Desoxyribonukleinsäure (DNA), die sämtliche Erbinformationen enthält. Abschriften der DNA, in Form von Ribonukleinsäure (RNA), gelangen zu den Ribosomen, wo die Information zur Proteinbiosynthese verwendet wird. Bestimmte Ribosomen schwimmen frei im Zytoplasma, andere sitzen auf der Oberfläche des endoplasmatischen Retikulums (ER), einem Netzsystem aus Membranen. Dieses wird raues ER genannt, während das ribosomenfreie als glattes ER bezeichnet wird. Das ER ist der Bildungsort von Organellmembranen und deren Bausteinen. Vom ER schnüren sich Blasen ab, sog. Vesikel, die zu ihren Bestimmungsorten transportiert und dort eingefügt werden. Sie können z. B. Proteine enthalten und zum Golgi-Apparat, einem weiteren Membransystem, wandern. Hierbei handelt es sich um Stapel aus flachen, membranumgrenzten Reaktionsräumen. Die eingehenden Proteine werden hier modifiziert und in Golgi-Vesikeln zum Bestimmungsort transportiert. Der hierbei entstehende Membranverlust wird durch ankommende Vesikel des ER ausgeglichen. Der Hauptteil der von der Zelle benötigten Energie wird in Mitochondrien gewonnen, die in fast jeder Zelle vorkommen. In diesen Organellen findet die Zellatmung statt. Zwei weitere von Membranen umgebene Organellen sind die Lysosomen, die Verdauungsenzyme enthalten, und die Peroxisomen (Microbodies), in denen bestimmte Stoffwechselprozesse, z. B. der Fettsäureabbau, ablaufen. Die hohe Formstabilität einer Zelle wird durch das Zytoskelett gewährleistet.

aus: Sonnleitner/Rojacher, BASICS Biologie. Elsevier, München 2009, S. 2

Notizen

98. Welche der folgenden Aussagen lassen sich aus dem Inhalt dieses Textes ableiten?

1. Proteinbiosynthese findet im Zytoplasma statt.
2. Prokaryonten sind Einzeller und besitzen einen Zellkern, Eukaryonten hingegen sind Organismen.
3. Membranen existieren um und in der Zelle.
4. Im glatten ER werden Proteine modifiziert.

(A) 1. und 3. sind richtig.
(B) 3. und 4. sind richtig.
(C) 1., 2. und 3. sind richtig.
(D) 2., 3. und 4. sind richtig.
(E) 2. und 3. sind richtig.

99. Welche der folgenden Aussagen lassen sich aus dem Inhalt dieses Textes ableiten?

1. Prokaryoten sind einfacher aufgebaut als Eukaryoten und besitzen daher keine Zytoplasmamembran.
2. Vesikel, die sich am Golgi-Apparat abschnüren, verursachen einen Membranverlust, der durch ankommende Vesikel ausgeglichen wird.
3. An den Ribosomen wird die DNA benutzt, um die darin enthaltenen Informationen zur Proteinbiosynthese zu benutzen.

(A) 1. ist richtig.
(B) 1. und 2. sind richtig.
(C) Alle sind richtig.
(D) 2. und 3. sind richtig.
(E) 2. ist richtig.

100. Welche der folgenden Aussagen lassen sich aus dem Inhalt dieses Textes ableiten?

1. In einer Zelle können gleichzeitig unterschiedliche Stoffwechselvorgänge ablaufen, da durch Membranen getrennte Kompartimente voneinander abgegrenzt sind.
2. Das endoplasmatische Retikulum ist ein Netzsystem aus Membranen, auf dem auch Ribosomen sitzen können.
3. Membranumgrenzte Räume können sich in Zellen aneinanderlagern.
4. Die Aufgaben von Organellen innerhalb der Zelle lassen sich mit den Aufgaben der Organe im menschlichen Körper unterscheiden.

(A) 1., 2. und 3. sind richtig.
(B) 1., 2. und 4. sind richtig.
(C) Alle sind richtig.
(D) 1. und 2. sind richtig.
(E) 2. und 3. sind richtig.

Umblättern und weiterarbeiten!

Text 3: Membransysteme und deren Aufbau

Alle Zellen sind von einer Plasmamembran (Zellmembran) umgeben. Sie besteht größtenteils aus Phospholipiden und Proteinen. Die Phospholipide besitzen ein hydrophiles (Wasser anziehendes) und ein hydrophobes (Wasser abstoßendes) Ende und werden deshalb als amphipatisch bezeichnet. Sie bilden eine 6–10 nm dicke Doppelschicht, wobei die hydrophoben Schwänze zueinander und die hydrophilen Köpfe nach außen zeigen. Die Plasmamembran umschließt das Zytoplasma und trennt es damit vom extrazellulären Raum. Sie dient als selektive Barriere und zum Schutz der Zelle. Zum einen ist sie eine passive Schranke, die Stoffe je nach ihrem Konzentrationsgradienten passieren lässt, zum anderen kann sie aktiv bestimmte Stoffe nach innen oder außen transportieren. Sie erhält also ein intrazelluläres Milieu aufrecht, das sich vom umgebenden Medium unterscheidet. Prinzipiell sind alle Plasmamembranen nach dem gleichen Konzept aufgebaut. In die Phospholipid-Doppelschicht sind Transmembranproteine eingelagert, die beispielsweise Transport- oder Rezeptorfunktionen besitzen. Betrachtet man die Membran, entsteht der Eindruck eines Mosaiks. Weil sie kein starres Gebilde darstellt, sondern die Doppelschicht aus Phospholipiden flüssig ist, spricht man von einem Flüssig-Mosaik-Modell (engl. Fluid-mosaic-model). Um die richtige Fluidität der Plasmamembran bei unterschiedlichen Temperaturen zu gewährleisten, sind Cholesterinmoleküle in die Membran eingelagert. Bei niedrigen Temperaturen erhöht das Cholesterin die Membranfluidität, bei hohen Temperaturen senkt es diese. In eukaryotischen Zellen kann der Anteil von Cholesterin in der Plasmamembran relativ hoch sein, z. B. bis zu 30 % bei Erythrozyten. Ebenfalls in die Plasmamembran integriert sind Glykolipide. Sie bestehen aus hydrophoben Fettsäuren und hydrophilen Zuckerketten. Glykolipide sind nur in die äußere Membranschicht eingelagert, und ihre Zuckerketten ragen in den extrazellulären Raum. Zusammen mit den Zuckerstrukturen der Glykoproteine bilden sie die Glykokalix. Die Lipide und Proteine der Plasmamembran werden im ER gebildet und im Golgi-Apparat modifiziert. Epithelzellen, z. B. im Darm, besitzen häufig Membranausstülpungen, um ihre Oberfläche zu vergrößern und somit die Resorption zu verbessern. Diese sog. Mikrovilli werden durch Aktinfilamente des Zytoskeletts gestützt und bedecken als Bürstensaum die Zelloberfläche.

aus: Sonnleitner/Rojacher, BASICS Biologie. Elsevier, München 2009, S. 4

Notizen

101. Welche der folgenden Aussagen lassen sich aus dem Inhalt dieses Textes ableiten?

1. Phospholipide bilden eine 6–10 mm dicke Doppelschicht, wobei die hydrophoben Schwänze zueinander und die hydrophilen Köpfe nach außen zeigen.
2. Damit Membranen bei unterschiedlichen Temperaturen eine adäquate Fluidität aufweisen, sind sie von Glykolipiden durchsetzt.
3. Mikrovilli sind Ausstülpungen des Golgi-Apparats, werden von Aktinfilamenten des Zytoskeletts gestützt und vergrößern als Bürstensaum die Oberfläche von Zellen.

(A) Alle sind richtig.
(B) Keine ist richtig.
(C) 1. ist richtig.
(D) 1. und 2. sind richtig.
(E) 1. und 3. sind richtig.

102. Welche der folgenden Aussagen lassen sich aus dem Inhalt dieses Textes ableiten?

1. Phospholipide besitzen ein hydrophiles, also Wasser abstoßendes, und ein hydrophobes, also Wasser anziehendes Ende und sind daher amphipatisch.
2. Bei niedrigen Temperaturen senkt Cholesterin die Membranfluidität, bei hohen Temperaturen erhöht es diese.
3. Glykolipide sind Teil der Glykokalix.
4. Plasmamembranen sind von Zelle zu Zelle und je nach Aufgabe immer nach unterschiedlichen Konzepten aufgebaut.

(A) 1. und 3. sind richtig.
(B) Alle sind richtig.
(C) 3. ist richtig.
(D) 1., 2. und 3. sind richtig.
(E) 1. ist richtig.

103. Welche der folgenden Aussagen lassen sich aus dem Inhalt dieses Textes ableiten?

1. Membranen sind keine starren Gebilde, da die Doppelschicht aus Glykolipiden flüssig ist. Deshalb spricht man auch vom Flüssig-Mosaik-Modell.
2. Die Bausteine, aus denen Membranen aufgebaut sind, werden im ER gebildet.
3. Die Plasmamembran umschließt die Zelle und ist damit in der Lage, ein intrazelluläres Milieu aufrecht zu erhalten, das sich vom extrazellulären unterscheidet.

(A) 2. und 3. sind richtig
(B) Alle sind richtig.
(C) 1. und 2. sind richtig.
(D) 1. und 3. sind richtig.
(E) 2. ist richtig.

Umblättern und weiterarbeiten!

Text 4: Ökologische Systeme

Die Ökologie beschäftigt sich mit den Wechselwirkungen zwischen Organismen und deren Umgebung. Die Umwelt umfasst Faktoren, welche die Lebewesen beeinflussen. Man unterteilt diese in zwei Bereiche: Abiotische Faktoren wie Temperatur, Nährstoffe, Wasser oder Licht und biotische Faktoren wie andere Organismen in der Umgebung eines Individuums. Ein Ökosystem besteht demnach aus einer Lebensgemeinschaft, der Biozönose, die durch abiotische Faktoren beeinflusst wird. Innerhalb eines Ökosystems existieren Energie- und Stoffkreisläufe. Je nachdem, welche Energie- und Kohlenstoffquelle Organismen nutzen, werden sie in unterschiedliche Gruppen eingeteilt: Produzenten sind autotrophe Organismen, die energiereiche organische Stoffe aufbauen, welche von heterotrophen Organismen verwertet werden können. Produzenten nutzen meist die Sonnenenergie, um durch Fotosynthese aus anorganischem Kohlenstoffdioxid organischen Traubenzucker und dessen Folgeprodukte zu synthetisieren. In seltenen Fällen können Mikroorganismen aber auch chemische Energiequellen (Nitrobacter spp., Energiequelle: Nitrit) zur Synthese von organischen Stoffen verwenden. Fast sämtliche für Organismen nutzbare Energie stammt jedoch direkt oder indirekt von der Sonne. Zu den Produzenten zählen Pflanzen, Algen, Cyanobakterien (Blaualgen) sowie einige weitere autotrophe Bakterienarten. Konsumenten sind heterotrophe Organismen. Sie müssen organische Substanzen aufnehmen, um daraus Energie und Kohlenstoff zu gewinnen, und sind somit stets auf Produzenten angewiesen. Man unterteilt sie in folgende Kategorien: Primärkonsumenten (Konsumenten 1. Ordnung) sind herbivor, d. h., sie ernähren sich von Pflanzen (also von Produzenten). Sekundärkonsumenten (Konsumenten 2. Ordnung) sind karnivore Organismen. Sie ernähren sich als Fleischfresser von den Primärkonsumenten. Teilweise wird eine weitergehende Hierarchisierung in Tertiärkonsumenten (fressen Karnivoren) etc. vorgenommen. Destruenten sind ebenfalls heterotrophe Organismen. Sie leben im Boden, Schlamm oder auf dem Meeresgrund und ernähren sich von abgestorbenem Material (sog. Detritus = zerfallene organische Substanz). Dieses enthält immer noch energiereiche organische Substanzen, die je nach Destruentenart zu anorganischen Stoffen wie Kohlenstoffdioxid, Methan oder anderen energieärmeren Verbindungen abgebaut werden. Zu den Destruenten werden Pilze, bestimmte Wirbellose und viele Bakterienarten gezählt. Die chemischen Grundstoffe bleiben innerhalb eines Stoffkreislaufs größtenteils erhalten. Bei der Umwandlung von energiereichen zu energiearmen Stoffen geht aber ein Großteil der Energie in Form von Wärme verloren. Nur ein geringer Prozentsatz der in Organismen chemisch gebundenen Energie kann so durch einen Konsumenten oder Destruenten verwertet werden.

aus: Sonnleitner/Rojacher, BASICS Biologie. Elsevier, München 2009, S. 98

Notizen

104. Welche der folgenden Aussagen lassen sich aus dem Inhalt dieses Textes ableiten?

1. Produzenten sind in Ökosystemen heterotrophe Organismen, die energiereiche organische Stoffe aufbauen.
2. Autotrophe Organismen nutzen meist die Sonnenenergie, um damit Fotosynthese betreiben zu können.
3. Fast die gesamte für Organismen nutzbare Energie stammt direkt oder indirekt von der Sonne.
4. Heterotrophe und herbivore Konsumenten werden in der Ökologie als Konsumenten 2. Ordnung klassifiziert.

(A) Alle sind richtig.
(B) 1., 2. und 3. sind richtig.
(C) 1., 2. und 4. sind richtig.
(D) 2., 3. und 4. sind richtig.
(E) 2. und 3. sind richtig.

105. Welche der folgenden Aussagen lassen sich aus dem Inhalt dieses Textes ableiten?

1. Autotrophe Produzenten müssen organische Stoffe (z. B. Traubenzucker) aufnehmen, um damit Fotosynthese betreiben zu können.
2. Die Temperatur gehört zu den abiotischen Faktoren eines Ökosystems.
3. Destruenten sind Tertiärkonsumenten, da sie heterotroph und zur Nahrungsaufnahme auf die gestorbenen Konsumenten 2. Ordnung, also die karnivoren Sekundärkonsumenten, angewiesen sind.
4. Bei der Umwandlung von energiereichen zu energiearmen Stoffen kann nur ein geringer Teil der Energie durch Konsumenten oder Destruenten verwertet werden.

(A) 1., 2. und 4. sind richtig.
(B) Alle sind richtig.
(C) 2., 3. und 4. sind richtig.
(D) 2. und 4. sind richtig.
(E) 1. und 4. sind richtig.

106. Welche der folgenden Aussagen lassen sich aus dem Inhalt dieses Textes ableiten?

1. Die Biozönose umschließt die biotischen Faktoren eines Ökosystems.
2. Organismen innerhalb eines Ökosystems benutzen verschiedene Energie- und Stoffkreisläufe. Diese Tatsache wird auch zur Einteilung der Organismen herangezogen.
3. Die autotrophen Blaualgen werden in einem Ökosystem zu den Produzenten gezählt.

(A) 1. und 2. sind richtig.
(B) 2. und 3. sind richtig.
(C) Alle sind richtig.
(D) 3. ist richtig.
(E) 1. und 3. sind richtig.

Nicht umblättern!
Warten Sie auf das Zeichen des Testleiters.

STOP

Notizen

Notizen

4.3 Kognitive Fähigkeiten und Fertigkeiten

Der Testteil Kognitive Fähigkeiten und Fertigkeiten (KFF) prüft mit **75 Aufgaben** in **88 Minuten** bestimmte für das erfolgreiche Absolvieren eines Medizinstudiums relevante mentale Kompetenzen.
Die Aufgaben jedes Untertests sehen unterschiedlich aus. Die Anweisungen für die Bearbeitung sind den jeweiligen Informationstexten der Untertests zu entnehmen.
Für jede korrekte Antwort im Antwortbogen wird **1 Punkt** vergeben. Für jede falsche Antwort werden **0 Punkte** vergeben.
Die Aufteilung der Untertests des Testteils KFF gestaltet sich wie folgt:

- **Figuren zusammensetzen:** 15 Aufgaben in 20 Minuten
- **Gedächtnis und Merkfähigkeit – Lernphase:** 8 Allergieausweise in 8 Minuten
- **Zahlenfolgen:** 10 Aufgaben in 15 Minuten
- **Wortflüssigkeit:** 15 Aufgaben in 20 Minuten
- **Gedächtnis und Merkfähigkeit – Reproduktionsphase:** 25 Aufgaben in 15 Minuten
- **Implikationen erkennen:** 10 Aufgaben in 10 Minuten

Dieser Testteil ist in dieser Reihenfolge nach den Fachgebieten gegliedert. Er wird in der oben genannten zeitlichen Abfolge abgeprüft.

Figuren zusammensetzen

Der Untertest **Figuren zusammensetzen** umfasst **15 Aufgaben**, für die euch insgesamt **20 Minuten** zur Verfügung stehen. Geprüft wird vor allem euer **räumliches Vorstellungsvermögen**.
Ihr bekommt jeweils mehrere Teilausschnitte einer geometrischen Figur präsentiert. Eure Aufgabe ist, diese Puzzleteile geistig so zu kombinieren, dass ihr erkennt, welche vollständige Form sich daraus ergeben würde. Dabei treten zwei Grundformen auf:
Vielecke (Polygone): klassisch Dreiecke, Vierecke, Fünf- bis Achtecke; seit 2018 zusätzlich das gleichschenklige Trapez und seit 2025 auch Parallelogramme, rechtwinklige Dreiecke sowie weitere, von den Testerstellern nicht näher benannte Polygonformen.
Kreise bzw. Kreissektoren: stets ein Viertelkreis oder ein ganzzahliges Vielfaches davon, also Viertel-, Halb-, Dreiviertel- und Vollkreis.
Zu jeder Aufgabe werden euch fünf Optionen (A– E) angeboten. Vier Optionen zeigen konkrete Figuren, Option E lautet immer: „Keine der Antwortmöglichkeiten ist richtig“. Ihr kreuzt jene Antwort an, deren Figur sich lückenlos aus den gegebenen Ausschnitten konstruieren ließe. Es gibt **1 Punkt** für eine richtige, **0 Punkte** für eine falsche oder ausgelassene Antwort – und gewertet wird ausschließlich, was ihr im Antwortbogen markiert.

Gedächtnis und Merkfähigkeit – Lernphase

Der Untertest **Gedächtnis und Merkfähigkeit** besteht aus zwei klar getrennten Phasen. Zuerst erhaltet ihr in der **Lernphase** genau **acht Allergieausweise**, für die insgesamt **acht Minuten** vorgesehen sind – also **eine Minute pro Ausweis**. Nach einer Pause von etwa 25 – 40 Minuten folgt die **Abrufphase**: Hier beantwortet ihr **25 Multiple-Choice-Fragen in 15 Minuten** (rund **36 Sekunden pro Frage**), die exakt auf den zuvor gemerkten Angaben basieren.

Lernphase:
Ihr seht acht Ausweise (zwei pro Seite), die jeweils folgende Felder enthalten:

1. Name
2. Geburtsdatum
3. Medikamenteneinnahme
4. Blutgruppe
5. bekannte Allergien
6. Ausweisnummer
7. Ausstellungsland
8. Passfoto

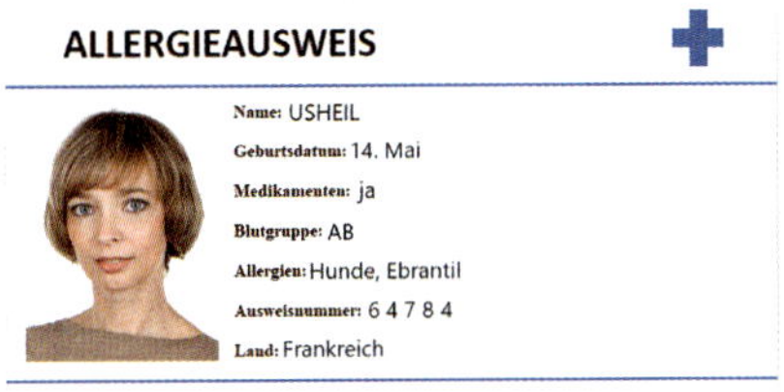

[P605, J787]

Abrufphase
Die Fragen tauchen in zwei Varianten auf:

- **Einzelausweis-Fragen** prüfen ein Detail eines spezifischen Ausweises.
- **Kombinations-Fragen** verbinden Angaben mehrerer Ausweise.

Notizen

Beispiele:
Einzelausweis

Welches Geburtsdatum hat die Person mit der Ausweisnummer 78654?
(A) 20. April
(B) 18. Dezember
(C) 1. April
(D) 29. Juni
(E) 26. Dezember

Kombination

Personen aus welchem Land nehmen Medikamente ein?
(A) Island | Lettland | Litauen
(B) Russland | Weißrussland | Barbados
(C) Deutschland | Österreich | Schweiz
(D) Russland | Deutschland | Barbados
(E) Island | Deutschland | Lettland

Für jede korrekte Markierung im Antwortbogen gibt es **1 Punkt**, falsche oder leere Antworten bringen **0 Punkte**. Es zählt ausschließlich das eindeutige Kreuz im Antwortbogen – Notizen im Aufgabenheft werden nicht gewertet.

Zahlenfolgen

Der Untertest Zahlenfolgen umfasst **10 Aufgaben in 15 Minuten**. Ihr seht jeweils sieben aufeinanderfolgende Zahlen, die einem Rechensystem gehorchen. Eure Aufgabe ist, dieses Muster zu erkennen und die **zwei nächsten Zahlen** korrekt vorherzusagen.
Zu jeder Aufgabe sind fünf Optionen (A–E) gegeben, wobei (E) immer „Keine der Antwortmöglichkeiten ist korrekt" heißt.
Ein Beispiel könnte sein:

3 5 7 9 11 13 15 ? ?
(A) 15/18
(B) 11/13
(C) 16/18
(D) 17/19
(E) Keine der Antwortmöglichkeiten ist korrekt.

Hier lautet die richtige Antwort **D (17 / 19)**, denn es wird konstant **+2** addiert.
Für jede korrekte Antwort gibt es **1 Punkt**, falsche oder keine Antworten geben **0 Punkte**.

Wortflüssigkeit

Dieser Untertest prüft **15 Aufgaben** in **20 Minuten**.
Aus einem Buchstabensalat sollt ihr den Anfangsbuchstaben des zugrunde liegenden Hauptworts finden und ankreuzen.
Eine Beispielaufgabe sieht wie folgt aus:

E I L Z

(A) E
(B) I
(C) Z
(D) L
(E) Keine der Antwortmöglichkeiten ist korrekt.

Gesucht ist das Hauptwort ZIEL, daher ist (C) richtig. Jede korrekte Markierung bringt **1 Punkt**, falsche oder ausgelassene Antworten **0 Punkte**.

Implikationen erkennen

In diesem Untertest müsst ihr **10 Aufgaben in 10 Minuten** beantworten. Ihr erhaltet zwei Aussagen (Prämissen) mit drei Begriffen und müsst die einzig logisch zwingende Folgerung bestimmen.
Zu jeder Aufgabe gibt es fünf Optionen (A–E), wobei (E) immer „Keine der Antwortmöglichkeiten ist korrekt“ heißt.
Ein Beispiel seht ihr hier:

„Alle Säugetiere sind keine Reptilien.“
„Alle Säugetiere sind Wirbeltiere.“

(A) Alle Säugetiere sind Reptilien.
(B) Alle Wirbeltiere sind Säugetiere.
(C) Alle Wirbeltiere sind Reptilien.
(D) Einige Wirbeltiere sind Säugetiere.
(E) Keine der Antwortmöglichkeiten ist korrekt.

Die einzig gültige Ableitung lautet **D**. Wie immer zählt nur das eindeutige Kreuz im Antwortbogen: **1 Punkt** für eine richtige Antwort, **0 Punkte** für falsche oder leer gelassene Antworten.

Nicht umblättern!
Warten Sie auf das Zeichen des Testleiters.

STOP

Figuren zusammensetzen

Bearbeitungszeit: 20 Minuten für 15 Aufgaben

107.

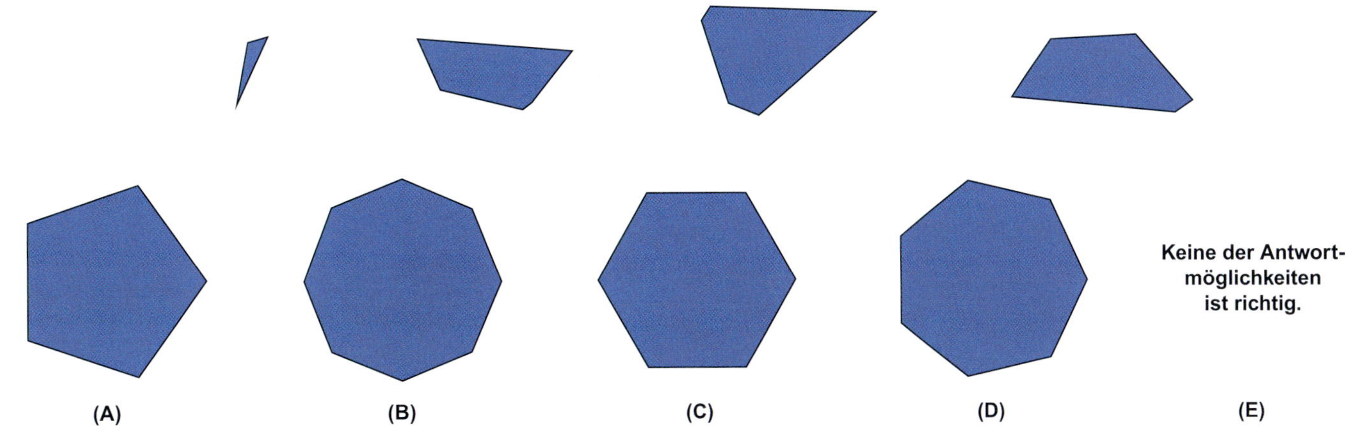

108.

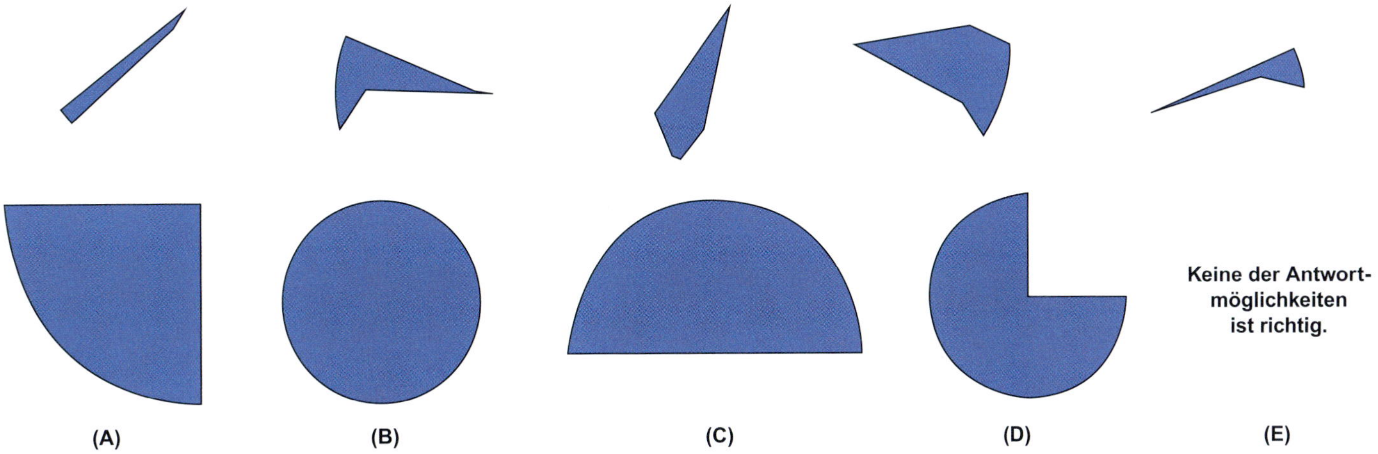

109.

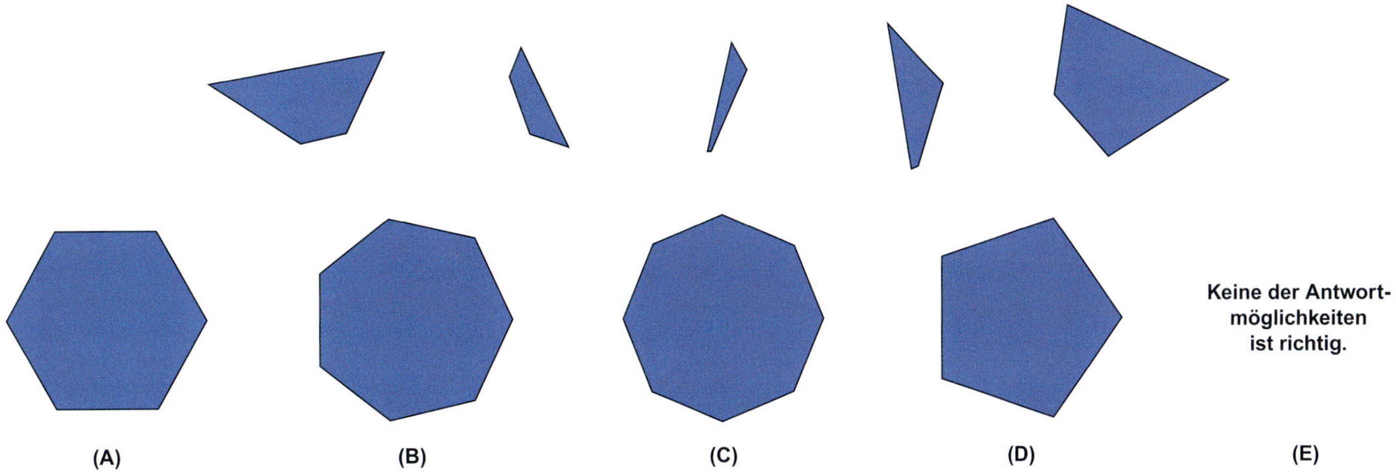

Umblättern und weiterarbeiten!

[Abb.: Deniz Tafrali, St. Gallen (CH)]

110.

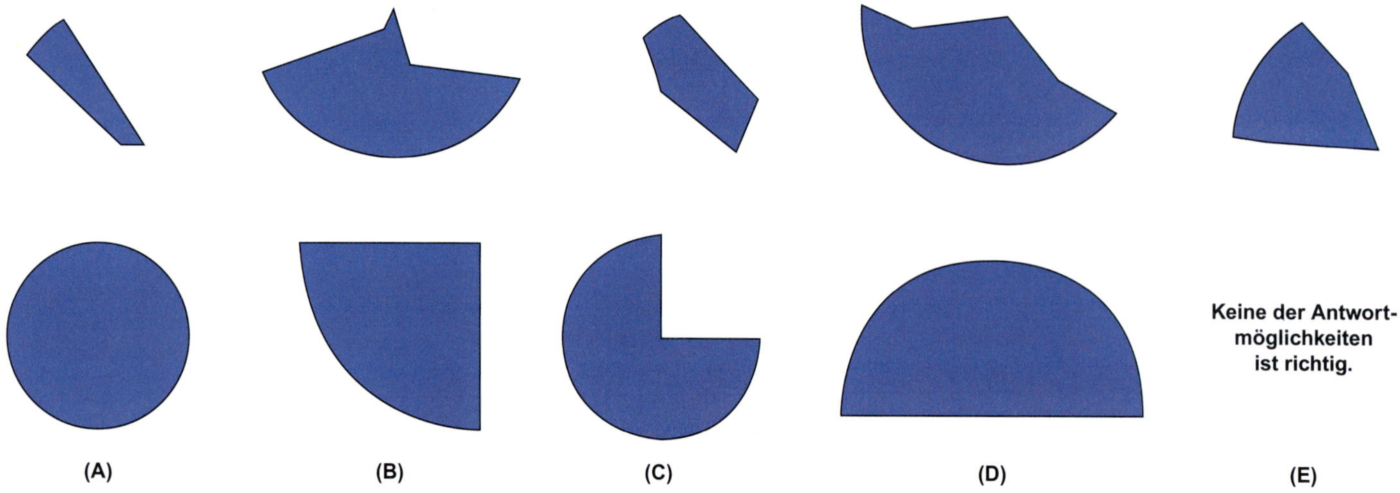

111.

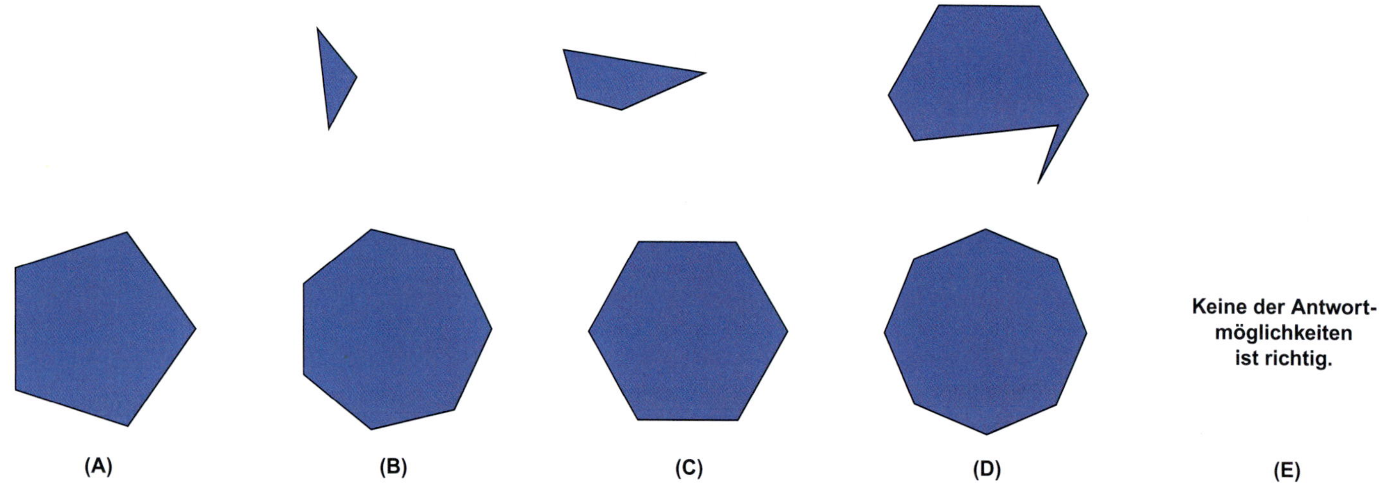

112.

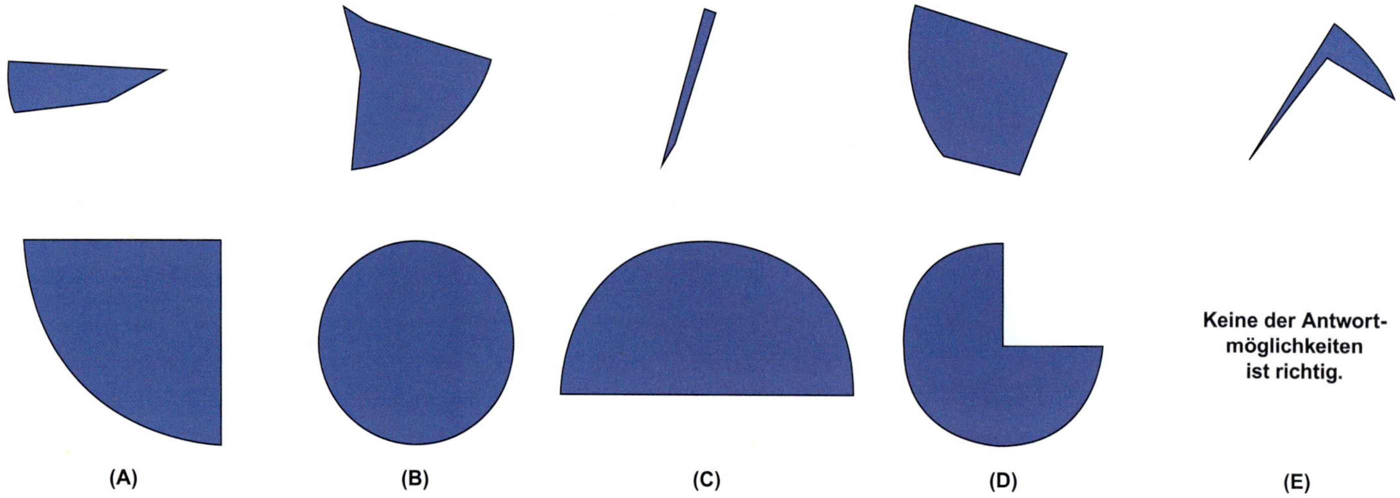

[Abb.: Deniz Tafrali, St. Gallen (CH)]

113.

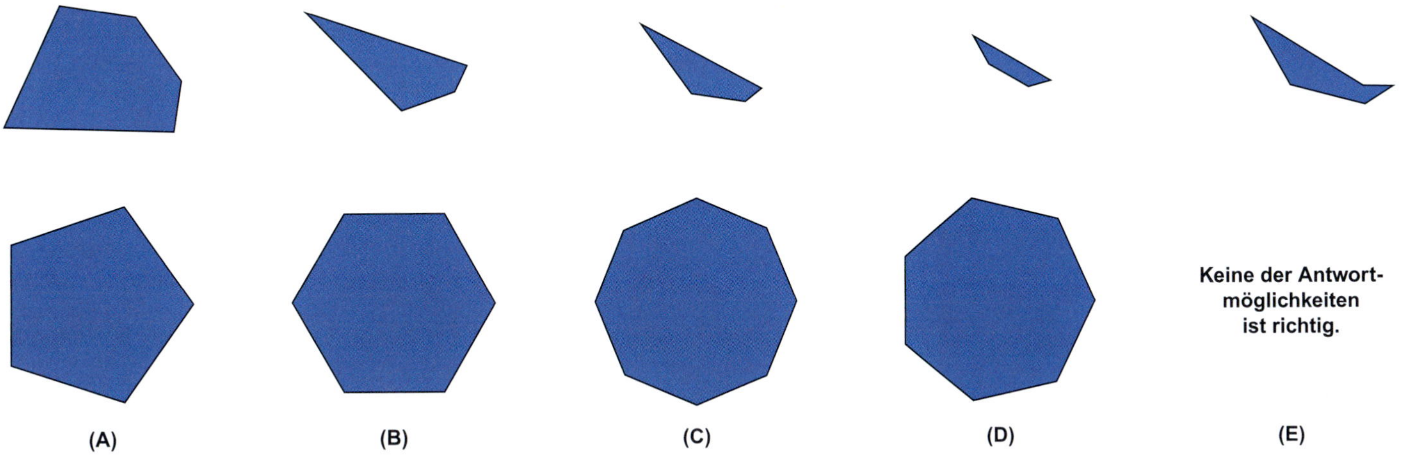

114.

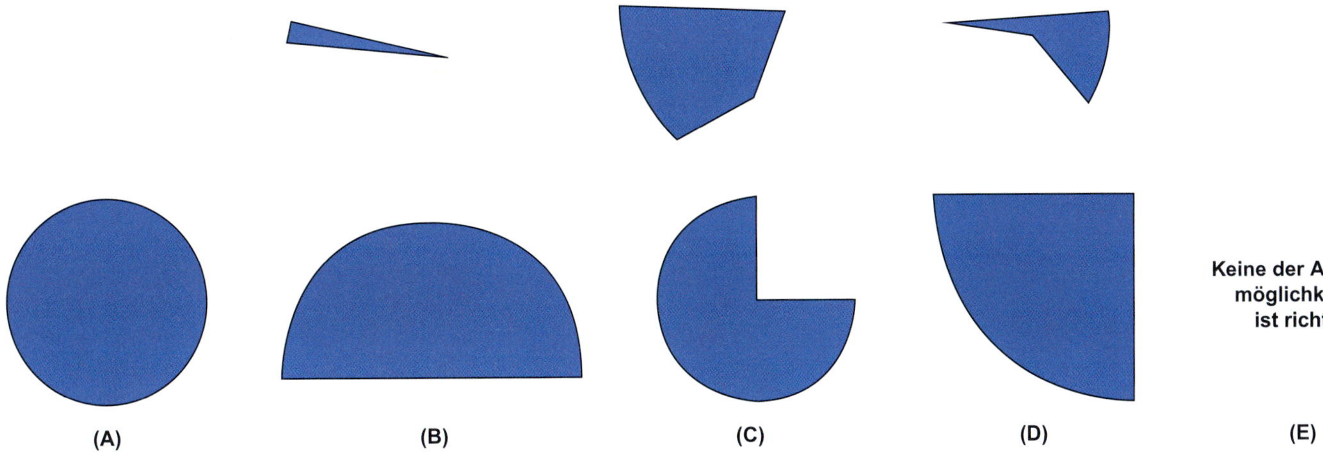

115.

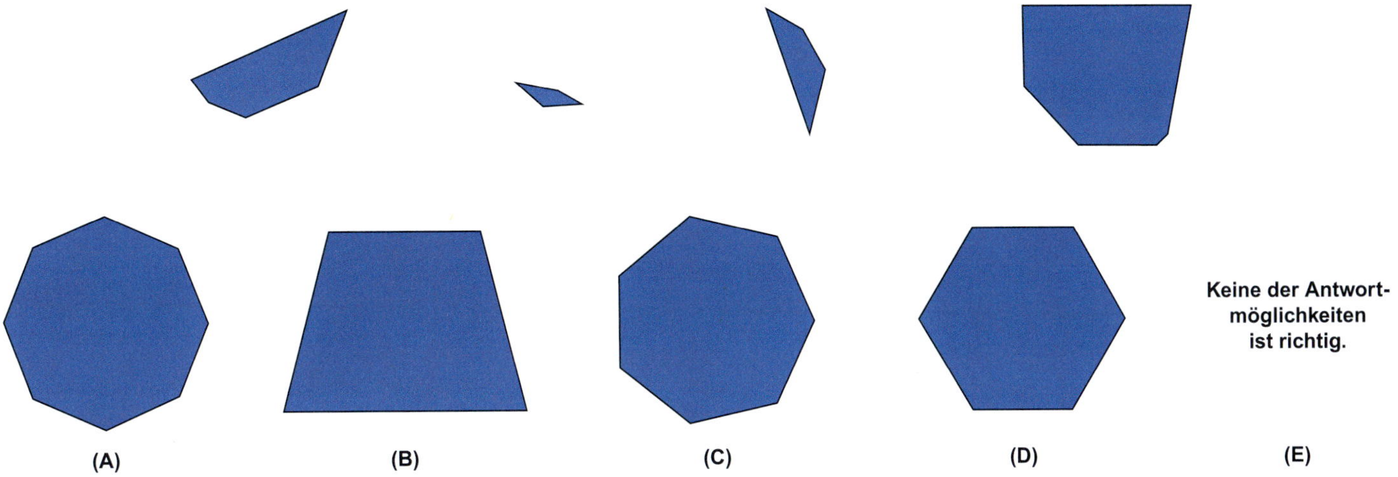

Umblättern und weiterarbeiten!

[Abb.: Deniz Tafrali, St. Gallen (CH)]

116.

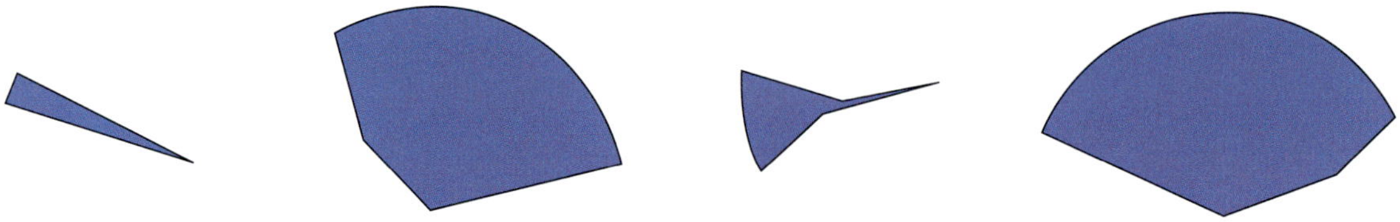

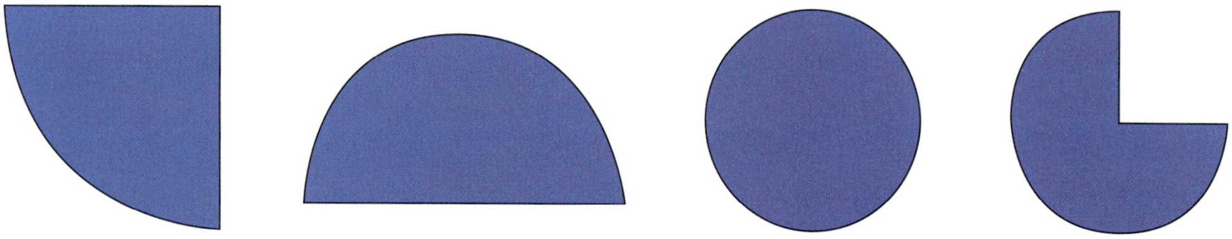

(A) (B) (C) (D) (E)

Keine der Antwortmöglichkeiten ist richtig.

117.

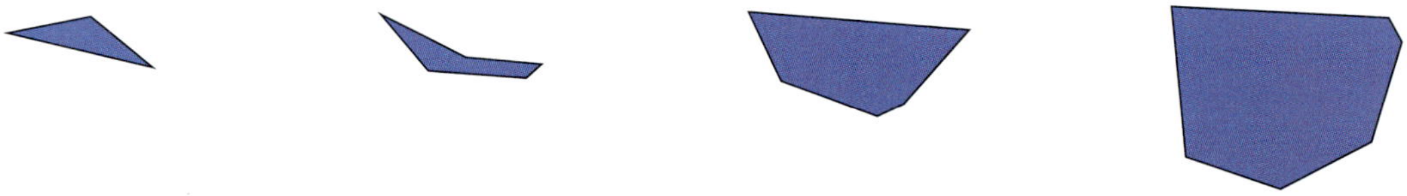

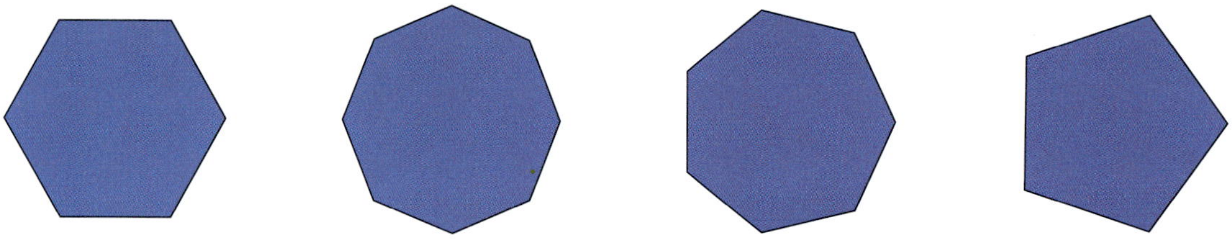

(A) (B) (C) (D) (E)

Keine der Antwortmöglichkeiten ist richtig.

118.

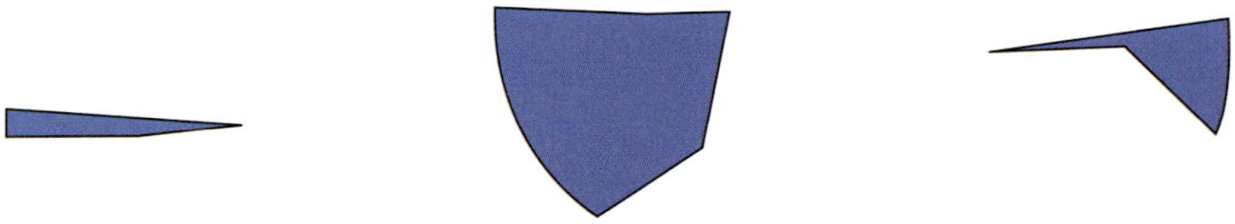

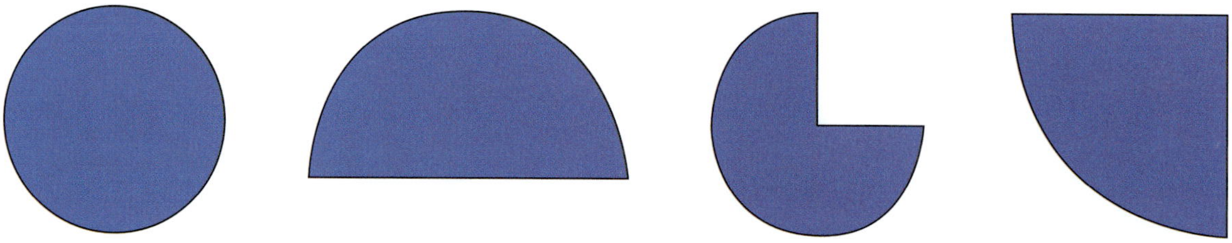

(A) (B) (C) (D) (E)

Keine der Antwortmöglichkeiten ist richtig.

[Abb.: Deniz Tafrali, St. Gallen (CH)]

119.

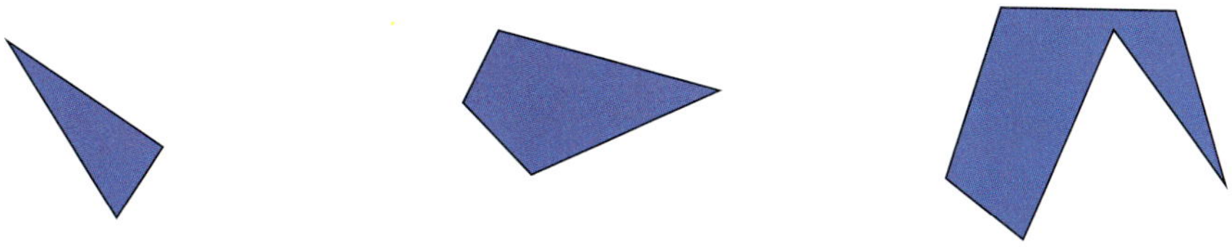

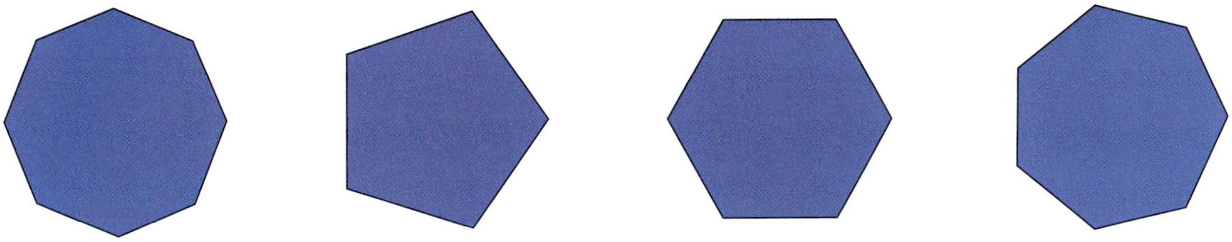

Keine der Antwortmöglichkeiten ist richtig.

(A) (B) (C) (D) (E)

120.

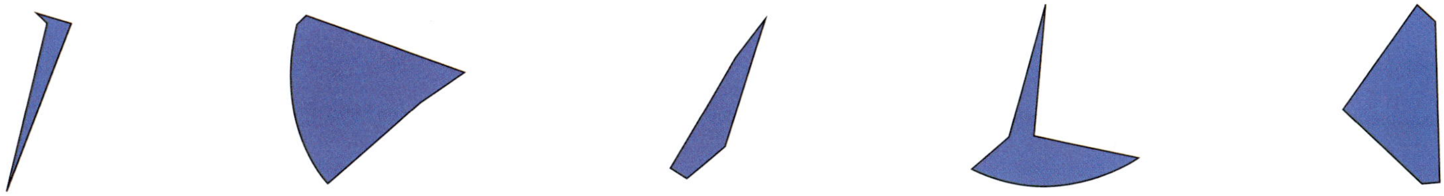

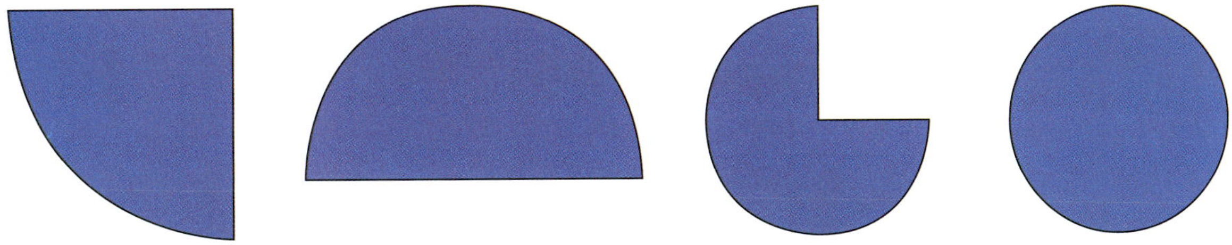

Keine der Antwortmöglichkeiten ist richtig.

(A) (B) (C) (D) (E)

121.

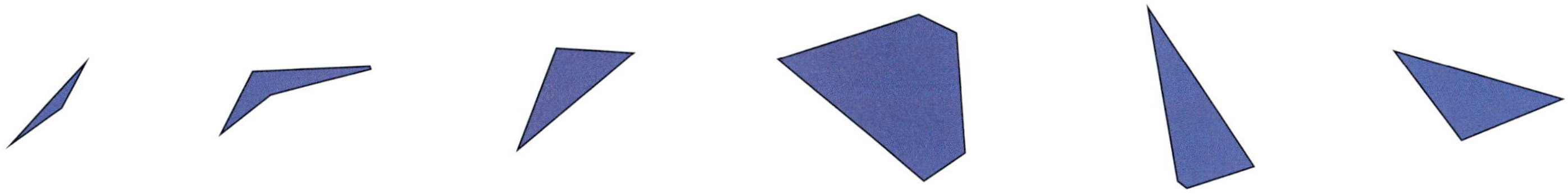

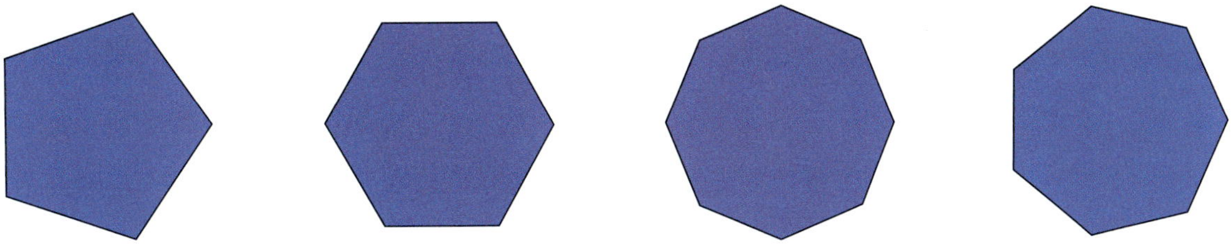

Keine der Antwortmöglichkeiten ist richtig.

(A) (B) (C) (D) (E)

[Abb.: Deniz Tafrali, St. Gallen (CH)]

Nicht umblättern! Warten Sie auf das Zeichen des Testleiters.

STOP

Gedächtnis und Merkfähigkeit – Lernphase

Bearbeitungszeit: 8 Minuten für 8 Allergieausweise

ALLERGIEAUSWEIS

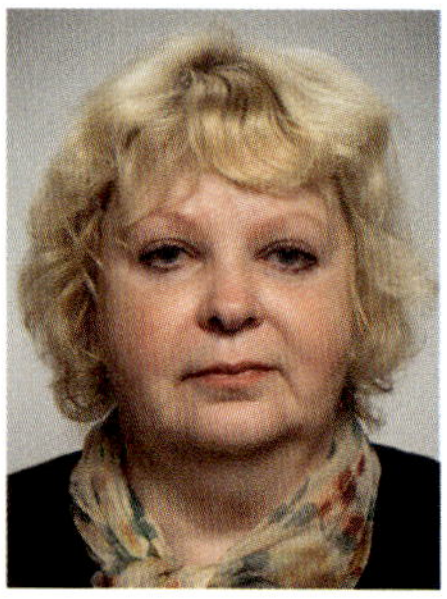

Name: SDALIH
Geburtsdatum: 07. Februar
Medikamenten: ja
Blutgruppe: 0
Allergien: Blütenpollen, Katzenhaar
Ausweisnummer: 54689
Land: Schweden

ALLERGIEAUSWEIS

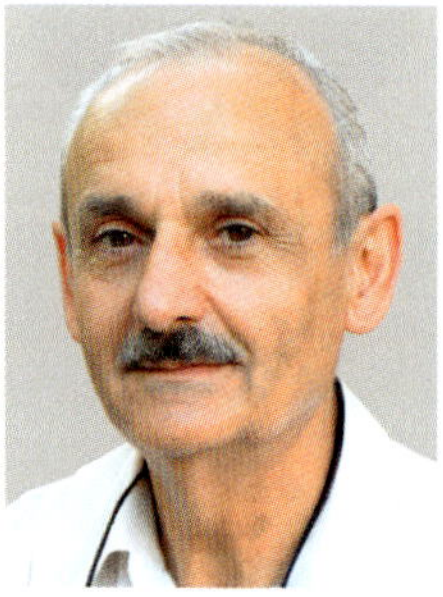

Name: ASJKÖD
Geburtsdatum: 14. November
Medikamenten: nein
Blutgruppe: AB
Allergien: Zolpidem, Hausstaub
Ausweisnummer: 45672
Land: Sri Lanka

[Abb.: Deniz Tafrali, St. Gallen (CH); Fotos: Colourbox.com]

ALLERGIEAUSWEIS

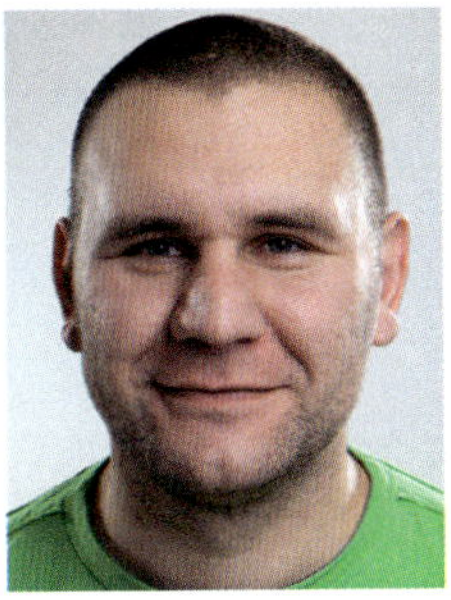

Name: LPOSHG

Geburtsdatum: 18. August

Medikamenten: nein

Blutgruppe: A

Allergien: Seide, Calciumsulfat

Ausweisnummer: 45769

Land: Kroatien

ALLERGIEAUSWEIS

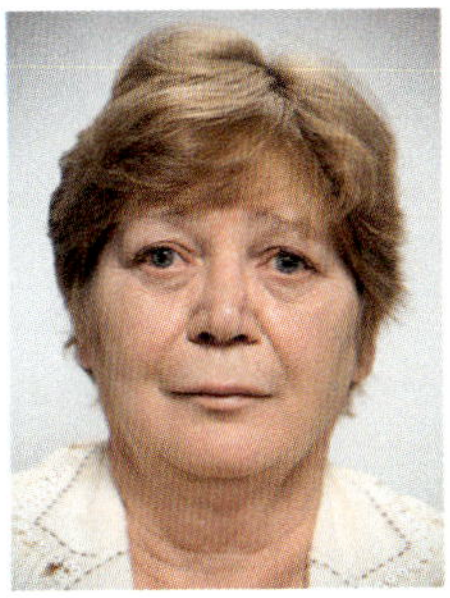

Name: ASHILK

Geburtsdatum: 22. August

Medikamenten: nein

Blutgruppe: AB

Allergien: Lidocain

Ausweisnummer: 14789

Land: Slowenien

Umblättern und weiterarbeiten!

[Abb.: Deniz Tafrali, St. Gallen (CH); Fotos: Colourbox.com]

ALLERGIEAUSWEIS

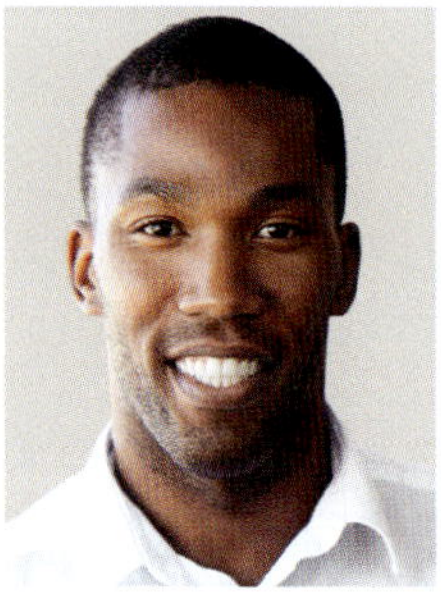

Name: DHERGO
Geburtsdatum: 30. Oktober
Medikamenten: nein
Blutgruppe: AB
Allergien: Aspirin
Ausweisnummer: 64359
Land: Vereinigtes Königreich

ALLERGIEAUSWEIS

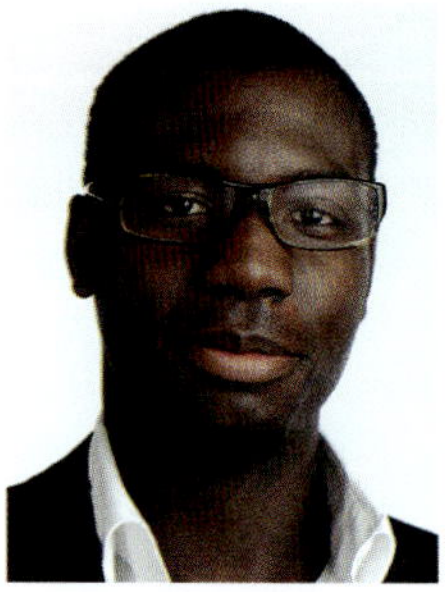

Name: KLIPOJ
Geburtsdatum: 28. März
Medikamenten: ja
Blutgruppe: B
Allergien: Flamingofedern
Ausweisnummer: 45123
Land: Kanada

[Abb.: Deniz Tafrali, St. Gallen (CH); Fotos: Colourbox.com]

ALLERGIEAUSWEIS

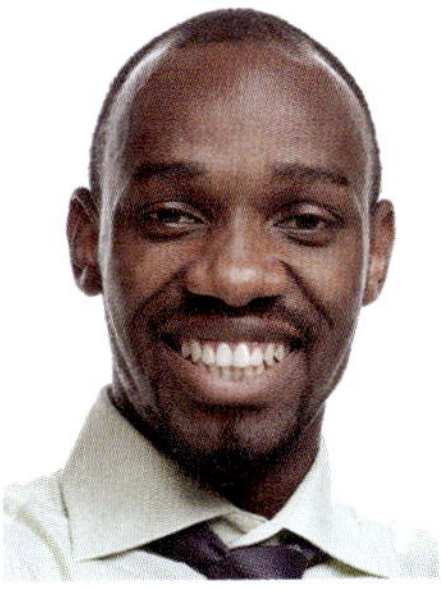

Name: GUWLIH
Geburtsdatum: 04. Juli
Medikamenten: ja
Blutgruppe: A
Allergien: Hausstaub, Hunde
Ausweisnummer: 98576
Land: Thailand

ALLERGIEAUSWEIS

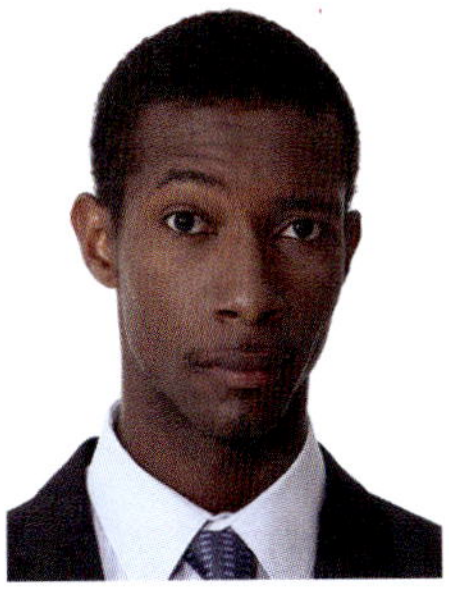

Name: KLOJNI
Geburtsdatum: 20. Oktober
Medikamenten: ja
Blutgruppe: B
Allergien: Eiche
Ausweisnummer: 12546
Land: Trinidad und Tobago

Nicht umblättern!
Warten Sie auf das Zeichen des Testleiters.

STOP

[Abb.: Deniz Tafrali, St. Gallen (CH); Fotos: Colourbox.com]

Notizen

Zahlenfolgen

Bearbeitungszeit: 15 Minuten für 10 Aufgaben

122. –3 9 5 –15 –19 57 53

(A) –159, –163
(B) 636, 652
(C) –159, 163
(D) –163, –163
(E) Keine der Antwortmöglichkeiten ist korrekt.

123. –1708 852 –428 212 –108 52 –28

(A) 12, 8
(B) –3, 2
(C) –24, 16
(D) 12, –8
(E) Keine der Antwortmöglichkeiten ist korrekt.

124. –3 7 –23 67 –203 607 –1823

(A) –16401, 49209
(B) 5464, –16403
(C) 5467, –16403
(D) 5467, 16403
(E) Keine der Antwortmöglichkeiten ist korrekt.

125. –92 –89 –86 –83 –80 –77 –74

(A) –71, –71
(B) –74, –68
(C) –77, –74
(D) –71, –68
(E) Keine der Antwortmöglichkeiten ist korrekt.

126. 331776 –82944 27648 –6912 1728 –432 144

(A) 4.5, –1.5
(B) –36, –12
(C) –36, 12
(D) 144, –48
(E) Keine der Antwortmöglichkeiten ist korrekt.

127. −2 −6 −8 −12 −14 −18 −20

(A) −28, −30
(B) −26, −26
(C) −24, −28
(D) −24, −26
(E) Keine der Antwortmöglichkeiten ist korrekt.

128. 4 16 20 23 27 108 111

(A) 444, 448
(B) 450, 454
(C) 447, 448
(D) 444, 451
(E) Keine der Antwortmöglichkeiten ist korrekt.

129. 2 4 8 5 9 18 15

(A) 27, 34
(B) 30, 31
(C) 30, 34
(D) 24, 28
(E) Keine der Antwortmöglichkeiten ist korrekt.

130. 129 132 −66 33 36 −18 9

(A) 12, −6
(B) 12, −3
(C) 15, −6
(D) 36, −18
(E) Keine der Antwortmöglichkeiten ist korrekt.

131. −3 6 4 6 4 −8 −6

(A) 16, 14
(B) 12, 12
(C) 12, 10
(D) 14, 10
(E) Keine der Antwortmöglichkeiten ist korrekt.

Notizen

Nicht umblättern!
Warten Sie auf das
Zeichen des Testleiters.

STOP

Notizen

Wortflüssigkeit

Bearbeitungszeit: 20 Minuten für 15 Aufgaben

132. R T E L R U I K E S

(A) Anfangsbuchstabe: E
(B) Anfangsbuchstabe: T
(C) Anfangsbuchstabe: U
(D) Anfangsbuchstabe: K
(E) Keine der Antwortmöglichkeiten ist korrekt.

133. K S A T A T N I R

(A) Anfangsbuchstabe: T
(B) Anfangsbuchstabe: R
(C) Anfangsbuchstabe: I
(D) Anfangsbuchstabe: A
(E) Keine der Antwortmöglichkeiten ist korrekt.

134. U B M G D N I M A

(A) Anfangsbuchstabe: I
(B) Anfangsbuchstabe: G
(C) Anfangsbuchstabe: D
(D) Anfangsbuchstabe: U
(E) Keine der Antwortmöglichkeiten ist korrekt.

135. B S E U T W L H

(A) Anfangsbuchstabe: U
(B) Anfangsbuchstabe: W
(C) Anfangsbuchstabe: H
(D) Anfangsbuchstabe: S
(E) Keine der Antwortmöglichkeiten ist korrekt.

136. O I I A S Z T S L

(A) Anfangsbuchstabe: S
(B) Anfangsbuchstabe: O
(C) Anfangsbuchstabe: I
(D) Anfangsbuchstabe: A
(E) Keine der Antwortmöglichkeiten ist korrekt.

137. H E I C N A R A

(A) Anfangsbuchstabe: N
(B) Anfangsbuchstabe: E
(C) Anfangsbuchstabe: H
(D) Anfangsbuchstabe: A
(E) Keine der Antwortmöglichkeiten ist korrekt.

Notizen

138. A A T B B S

(A) Anfangsbuchstabe: A
(B) Anfangsbuchstabe: S
(C) Anfangsbuchstabe: B
(D) Anfangsbuchstabe: T
(E) Keine der Antwortmöglichkeiten ist korrekt.

139. E Z E L L

(A) Anfangsbuchstabe: E
(B) Anfangsbuchstabe: Z
(C) Anfangsbuchstabe: L
(D) Anfangsbuchstabe:
(E) Keine der Antwortmöglichkeiten ist korrekt.

140. G E I D U N H E T S

(A) Anfangsbuchstabe: G
(B) Anfangsbuchstabe: T
(C) Anfangsbuchstabe: E
(D) Anfangsbuchstabe: H
(E) Keine der Antwortmöglichkeiten ist korrekt.

141. O F A E T F K L R

(A) Anfangsbuchstabe: E
(B) Anfangsbuchstabe: T
(C) Anfangsbuchstabe: K
(D) Anfangsbuchstabe: F
(E) Keine der Antwortmöglichkeiten ist korrekt.

142. N A E D A T N B Z

(A) Anfangsbuchstabe: E
(B) Anfangsbuchstabe: Z
(C) Anfangsbuchstabe: T
(D) Anfangsbuchstabe: D
(E) Keine der Antwortmöglichkeiten ist korrekt.

143. E T T X L I D E

(A) Anfangsbuchstabe: L
(B) Anfangsbuchstabe: X
(C) Anfangsbuchstabe: E
(D) Anfangsbuchstabe: T
(E) Keine der Antwortmöglichkeiten ist korrekt.

Umblättern und weiterarbeiten!

144. Z R A U G A E T N

(A) Anfangsbuchstabe: U
(B) Anfangsbuchstabe: A
(C) Anfangsbuchstabe: R
(D) Anfangsbuchstabe: G
(E) Keine der Antwortmöglichkeiten ist korrekt.

145. N M F P A K A H

(A) Anfangsbuchstabe: H
(B) Anfangsbuchstabe: M
(C) Anfangsbuchstabe: K
(D) Anfangsbuchstabe: N
(E) Keine der Antwortmöglichkeiten ist korrekt.

146. N A C A S A V O

(A) Anfangsbuchstabe: O
(B) Anfangsbuchstabe: C
(C) Anfangsbuchstabe: A
(D) Anfangsbuchstabe: S
(E) Keine der Antwortmöglichkeiten ist korrekt.

Notizen

**Nicht umblättern!
Warten Sie auf das
Zeichen des Testleiters.**

STOP

Notizen

Gedächtnis und Merkfähigkeit – Reproduktionsphase

Bearbeitungszeit: 15 Minuten für 25 Aufgaben

147. Wann hat die Person mit der Aspirin-Allergie Geburtstag?

(A) 07. Februar
(B) 30. Oktober
(C) 14. November
(D) 04. Juli
(E) Keine der Antwortmöglichkeiten ist korrekt.

148. Woher kommt SDALIH?

(A) Schweden
(B) Vereinigtes Königreich
(C) Slowenien
(D) Trinidad und Tobago
(E) Keine der Antwortmöglichkeiten ist korrekt.

149. Welche Allergie/n hat die folgende Person?

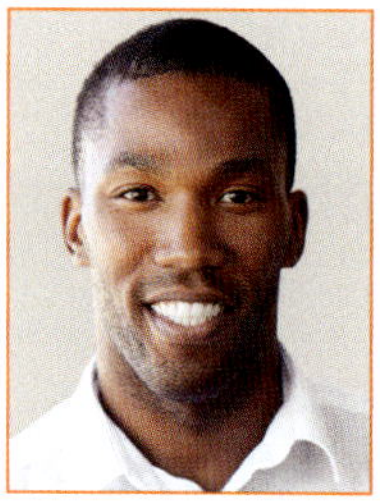

[Foto: Colourbox.com]

(A) Lidocain
(B) Aspirin
(C) Seide, Calciumsulfat
(D) Eiche
(E) Keine der Antwortmöglichkeiten ist korrekt.

150. Welche Blutgruppe hat folgende Person?

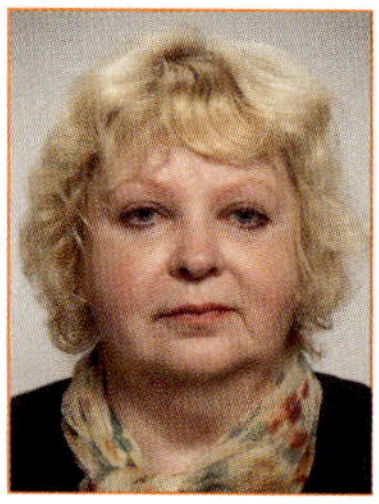

[Foto: Colourbox.com]

(A) B
(B) A
(C) AB
(D) 0
(E) Keine der Antwortmöglichkeiten ist korrekt.

151. Wann hat die Person mit der Eiche-Allergie Geburtstag?

(A) 28. März
(B) 22. August
(C) 18. August
(D) 30. Oktober
(E) Keine der Antwortmöglichkeiten ist korrekt.

152. Woher kommt KLIPOJ?

(A) Trinidad und Tobago
(B) Vereinigtes Königreich
(C) Kanada
(D) Kroatien
(E) Keine der Antwortmöglichkeiten ist korrekt.

Notizen

153. Welche Ausweisnummer hat die Person aus Thailand?

(A) 98576
(B) 64359
(C) 54689
(D) 14789
(E) Keine der Antwortmöglichkeiten ist korrekt.

154. Welche Person nimmt keine Medikamente ein?

(A) SDALIH
(B) KLIPOJ
(C) GUWLIH
(D) DHERGO
(E) Keine der Antwortmöglichkeiten ist korrekt.

155. Welche Person mit der unten aufgeführten Ausweisnummer hat eine Hunde-Allergie?

(A) 98576
(B) 45769
(C) 45672
(D) 12546
(E) Keine der Antwortmöglichkeiten ist korrekt.

156. Wann hat die Person aus Sri Lanka Geburtstag?

(A) 30. Oktober
(B) 14. November
(C) 18. August
(D) 20. Oktober
(E) Keine der Antwortmöglichkeiten ist korrekt.

157. Welche Ausweisnummer hat die Person aus dem Vereinten Königreich?

(A) 64359
(B) 54689
(C) 45672
(D) 98576
(E) Keine der Antwortmöglichkeiten ist korrekt.

158. Woher kommt LPOSHG?

(A) Slowenien
(B) Schweden
(C) Sri Lanka
(D) Kanada
(E) Keine der Antwortmöglichkeiten ist korrekt.

159. Welche Ausweisnummer hat die Person aus Kanada?

(A) 98576
(B) 45769
(C) 45672
(D) 45123
(E) Keine der Antwortmöglichkeiten ist korrekt.

Umblättern und weiterarbeiten!

Notizen

160. Welche Person nimmt Medikamente ein?

(A) LPOSHIG
(B) ASHILK
(C) DHERGO
(D) ASJKÖD
(E) Keine der Antwortmöglichkeiten ist korrekt.

161. Wie heißt die Person, die am 18. August Geburtstag feiert?

(A) LPOSCHIG
(B) LPOSHG
(C) LPOSHIG
(D) LOSHIG
(E) Keine der Antwortmöglichkeiten ist korrekt.

162. Wann hat die in Trinidad und Tobago geborene Person Geburtstag?

(A) Oktober
(B) 10. Oktober
(C) 20. Oktober
(D) 30. Oktober
(E) Keine der Antwortmöglichkeiten ist korrekt.

163. Wie heißt die Person mit der Ausweisnummer 45672?

(A) ASJKÖD
(B) DHERGO
(C) ASHILK
(D) SDALIH
(E) Keine der Antwortmöglichkeiten ist korrekt.

164. Wann hat die folgende Person Geburtstag?

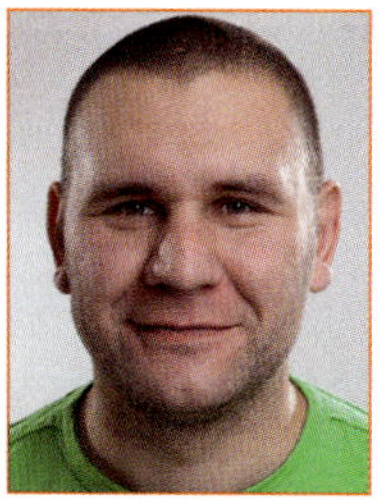
[Foto: Colourbox.com]

(A) 28. März
(B) 04. Juli
(C) 30. Oktober
(D) 20. Oktober
(E) Keine der Antwortmöglichkeiten ist korrekt.

165. Welche Person mit der unten aufgeführten Ausweisnummer hat eine Zolpidem-Allergie?

(A) 12546
(B) 45672
(C) 54689
(D) 98576
(E) Keine der Antwortmöglichkeiten ist korrekt.

Notizen

166. Wann hat die Person mit der Hausstaub- und Hunde-Allergie Geburtstag?

(A) 28. März
(B) 04. Juli
(C) 30. Oktober
(D) 20. Oktober
(E) Keine der Antwortmöglichkeiten ist korrekt.

167. Woher kommt ASJKÖD?

(A) Slowenien
(B) Schweden
(C) Sri Lanka
(D) Kanada
(E) Keine der Antwortmöglichkeiten ist korrekt.

168. Welche Ausweisnummer hat die Person aus Schweden?

(A) 12546
(B) 45672
(C) 54689
(D) 98576
(E) Keine der Antwortmöglichkeiten ist korrekt.

169. Welche Blutgruppe hat folgende Person?

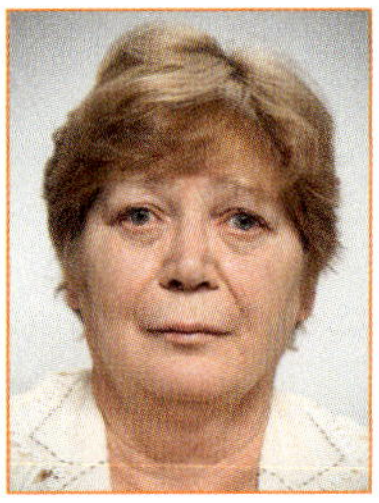
[Foto: Colourbox.com]

(A) B
(B) A
(C) AB
(D) 0
(E) Keine der Antwortmöglichkeiten ist korrekt.

170. Wann hat die Person mit der Flamingofeder-Allergie Geburtstag?

(A) 28. März
(B) 20. Oktober
(C) 07. Februar
(D) 14. November
(E) Keine der Antwortmöglichkeiten ist korrekt.

171. Wie heißt die Person mit der Ausweisnummer 64359?

(A) ASHILK
(B) DHERGO
(C) KLIPOJ
(D) SDALIH
(E) Keine der Antworten ist korrekt.

Nicht umblättern!
Warten Sie auf das Zeichen des Testleiters.

STOP

Notizen

Implikationen erkennen

Bearbeitungszeit: 10 Minuten für 10 Aufgaben

172. Alle Unterkiefer sind Schränke.
Alle Schränke sind Hinterwäldler.

(A) Einige Hinterwäldler sind Unterkiefer.
(B) Einige Hinterwäldler sind keine Unterkiefer.
(C) Einige Unterkiefer sind keine Hinterwäldler.
(D) Keine Hinterwäldler sind Unterkiefer.
(E) Keine der Antwortmöglichkeiten ist korrekt.

173. Alle Stiere sind Weltverbesserer.
Einige Weltverbesserer sind Tastaturen.

(A) Einige Stiere sind keine Tastaturen.
(B) Einige Tastaturen sind Stiere.
(C) Alle Stiere sind Tastaturen.
(D) Alle Tastaturen sind Stiere.
(E) Keine der Antwortmöglichkeiten ist korrekt.

174. Keine Rasenmäher sind Säfte.
Alle Säfte sind Türsteher.

(A) Keine Rasenmäher sind Türsteher.
(B) Einige Rasenmäher sind Türsteher.
(C) Einige Türsteher sind keine Rasenmäher.
(D) Alle Rasenmäher sind Türsteher.
(E) Keine der Antwortmöglichkeiten ist korrekt

175. Keine Streber sind Nägel.
Alle Nägel sind Tiere.

(A) Einige Tiere sind keine Streber.
(B) Einige Streber sind Tiere.
(C) Einige Tiere sind Streber.
(D) Alle Streber sind Tiere.
(E) Keine der Antwortmöglichkeiten ist korrekt

176. Einige Jungen sind Säcke.
Keine Säcke sind Hüte.

(A) Alle Hüte sind Jungen.
(B) Einige Hüte sind Jungen.
(C) Einige Jungen sind Hüte.
(D) Einige Jungen sind keine Hüte.
(E) Keine der Antwortmöglichkeiten ist korrekt

Notizen

177. Alle Zähne sind Nieren.
Einige Nieren sind Skripten.

(A) Einige Zähne sind keine Skripten.
(B) Einige Skripten sind Zähne.
(C) Alle Zähne sind Skripten.
(D) Alle Skripten sind Zähne.
(E) Keine der Antwortmöglichkeiten ist korrekt.

178. Alle Zugführer sind Bauarbeiter.
Einige Bauarbeiter sind Vagabunden.

(A) Einige Zugführer sind keine Vagabunden.
(B) Einige Vagabunden sind Zugführer.
(C) Alle Zugführer sind Vagabunden.
(D) Alle Vagabunden sind Zugführer.
(E) Keine der Antwortmöglichkeiten ist korrekt.

179. Keine Deutsche sind Österreicher.
Alle Österreicher sind Finger.

(A) Einige Deutsche sind Finger.
(B) Einige Finger sind keine Deutsche.
(C) Einige Finger sind Deutsche.
(D) Alle Deutsche sind Finger.
(E) Keine der Antwortmöglichkeiten ist korrekt

180. Keine Manschettenknöpfe sind Tasten.
Einige Tasten sind Lumpen.

(A) Einige Manschettenknöpfe sind Lumpen.
(B) Einige Lumpen sind Manschettenknöpfe.
(C) Alle Manschettenknöpfe sind Lumpen.
(D) Einige Lumpen sind keine Manschettenknöpfe.
(E) Keine der Antwortmöglichkeiten ist korrekt

181. Einige Bettkanten sind keine Südländer.
Alle Südländer sind Türken.

(A) Einige Türken sind Bettkanten.
(B) Alle Türken sind Bettkanten.
(C) Alle Bettkanten sind Türken.
(D) Einige Türken sind keine Bettkanten.
(E) Keine der Antwortmöglichkeiten ist korrekt.

Nicht umblättern!
Warten Sie auf das
Zeichen des Testleiters.

STOP

Notizen

Notizen

4.4 Sozial-emotionale Kompetenzen

Der Testteil Sozial-emotionale Kompetenzen (SEK) prüft mit **40 Aufgaben** in **60 Minuten** bestimmte für das erfolgreiche Absolvieren eines Medizinstudiums relevante zwischenmenschliche und emotionale Fähigkeiten.
Die Aufgaben der Untertests sehen unterschiedlich aus. Die Anweisungen sowie die Punktvergabe für die Bearbeitung sind den jeweiligen Informationstexten der Untertests zu entnehmen.
Die Aufteilung der Untertests des Testteils KFF gestaltet sich wie folgt:

- **Emotionen erkennen:** 14 Aufgaben in 21 Minuten
- **Soziales Entscheiden:** 14 Aufgaben in 21 Minuten
- **Emotionen regulieren:** 12 Aufgaben in 18 Minuten

Dieser Testteil ist in dieser Reihenfolge nach den Fachgebieten gegliedert. Er wird in der oben genannten zeitlichen Abfolge abgeprüft.

Emotionen regulieren

Beim Untertest **Emotionen regulieren** wird eine Situation geschildert, in der eine Person ein Ziel hat und dabei negative Emotionen empfindet. In den Antwortmöglichkeiten gibt es vier Möglichkeiten, von denen diejenige auszuwählen ist, mit der die Person ihr Ziel am besten erreichen kann.

Emotionen erkennen

Beim Untertest **Emotionen erkennen** sollen fünf Gefühle bzw. Emotionen, die nach einer zuvor gegebene Situationsbeschreibung aufgezeigt sind, entweder als „eher wahrscheinlich" oder „eher unwahrscheinlich" kategorisiert werden. Die Antworten sollen dabei in eine Antwortmatrix auf dem Antwortbogen eingetragen werden.

Soziales Entscheiden

Beim Untertest **Soziales Entscheiden** sollen die in den Antwortmöglichkeiten gezeigten Überlegungen anhand ihrer moralischen Wichtigkeit in einer Antwortmatrix auf dem Antwortbogen gereiht werden.

Emotionen regulieren

Bearbeitungszeit: 18 Minuten für 12 Aufgaben

182. John ist Sportler. Er hat gerade einen wichtigen Wettkampf verloren, für den er ein Jahr lang trainiert hatte. Er ist am Boden zerstört und beginnt, an seinen Fähigkeiten als Sportler zu zweifeln. Er ist von seinen Teammitgliedern und Fans umgeben, die ihm ihr Beileid aussprechen und versuchen, ihn zu trösten. John möchte allein sein und im Moment mit niemandem sprechen. Was soll John Ihrer Meinung nach in dieser Situation machen?

(A) Ich sollte die Unterstützung und den Trost, den mir meine Teammitglieder und Fans anbieten, annehmen, da ich mich dadurch besser fühlen kann.
(B) Ich verlasse den Ort und gehe irgendwo allein hin, um über den Wettbewerb und meine Gefühle nachzudenken und mich einen Moment zu sammeln.
(C) Ich bin sauer auf meine Teammitglieder und Fans, weil sie versuchen, mich zu trösten, da ich mich dadurch nur noch schlechter fühle.
(D) Ich sollte meine Gefühle in mich hineinfressen und sie niemandem gegenüber zum Ausdruck bringen, da ich sonst schwach wirke.

183. Sarah arbeitet schon seit einigen Monaten an einem großen Projekt. Sie hat viel Zeit und Mühe in das Projekt investiert und fühlt sich für das Projekt verantwortlich. Bei einer Besprechung mit ihrem Team und dem Projektleiter werden ihre Ideen jedoch abgeschmettert und ihre Beiträge nicht berücksichtigt. Sarah ist frustriert und wütend, weil sie das Gefühl hat, dass ihre harte Arbeit unterbewertet wird. Was soll Sarah Ihrer Meinung nach in dieser Situation machen?

(A) Ich ergreife das Wort und vertrete meine Argumente in der Besprechung, auch wenn ich damit einen Konflikt mit meinem Team und dem Projektleiter riskiere.
(B) Ich bleibe während der Besprechung ruhig, spreche aber später mit dem Projektleiter unter vier Augen, um meine Beiträge und Gefühle zu erläutern.
(C) Ich lasse meinen Ärger und meine Frustration hinter mir und beschließe, mich darauf zu konzentrieren, das Projekt als Teamleistung voranzubringen.
(D) Ich ziehe mich aus dem Projekt zurück und beschließe, stattdessen an etwas anderem zu arbeiten.

184. Lena hat ein Vorstellungsgespräch für ihre Traumstelle. Sie hat sich gründlich auf das Gespräch vorbereitet und ist von ihren Fähigkeiten und Erfahrungen überzeugt. Als sie jedoch am Ort des Geschehens ankommt, muss sie feststellen, dass sie das Vorstellungsgespräch irrtümlich für die falsche Zeit angesetzt hat. Ihr wird klar, dass sie nur fünf Minuten Zeit hat, um zum richtigen Ort zu gelangen, der sich auf der anderen Seite der Stadt befindet. Lena gerät in Panik und fühlt sich mit der Situation überfordert. Was soll Lena Ihrer Meinung nach in dieser Situation machen?

(A) Ich rufe sofort an und informiere den Verantwortlichen, dass ich mich verspäten werde.
(B) Ich atme tief durch, beruhige mich und konzentriere mich darauf, meine Handlungsmöglichkeiten zu prüfen und wohlüberlegt zu handeln.
(C) Ich gebe das Vorstellungsgespräch auf, da es bereits zu spät ist.
(D) Ich beeile mich und versuche, so schnell wie möglich zum richtigen Ort zu kommen.

Notizen

185. Nach einem langen und stressigen Arbeitstag kommt Markus nach Hause und muss feststellen, dass sein Mitbewohner die Wohnung in einem völligen Chaos hinterlassen hat. In der Spüle stapelt sich schmutziges Geschirr, im Wohnzimmer liegen Klamotten verstreut, und der Mülleimer quillt über. Markus ist frustriert und wütend, denn es ist nicht das erste Mal, dass sein Mitbewohner die Wohnung in diesem Zustand zurücklässt. Er weiß jedoch aus Erfahrung, dass Anschreien und eine Konfrontation mit seinem Mitbewohner das Problem nicht lösen wird. Was soll Markus Ihrer Meinung nach in dieser Situation machen?

(A) Ich stelle meinen Mitbewohner zur Rede und verlange, dass er die Unordnung sofort beseitigt.
(B) Ich beseitige die Unordnung selbst, spreche aber später in aller Ruhe mit meinem Mitbewohner darüber, wie wichtig es ist, die Wohnung sauber zu halten.
(C) Ich ignoriere die Unordnung und gehe in mein Zimmer, um mich zu entspannen, da ich weiß, dass mein Mitbewohner die Unordnung schließlich aufräumen wird.
(D) Ich schreibe einen passiv-aggressiven Zettel und hinterlasse ihn sichtbar auf der Küchentheke für meinen Mitbewohner.

186. Lisa ist Lehrerin. Es fällt ihr schwer, mit einem störenden Schüler in ihrer Klasse umzugehen. Der Schüler unterbricht häufig ihren Unterricht, widerspricht ihr und stört die anderen Schüler. Lisa fühlt sich frustriert und wütend und möchte einen Weg finden, mit der Situation umzugehen, ohne die Fassung zu verlieren. Was soll Lisa Ihrer Meinung nach in dieser Situation machen?

(A) Ich konfrontiere den Schüler vor der Klasse und verlange, dass er sein Verhalten ändert.
(B) Ich ignoriere den Schüler und hoffe, dass er irgendwann von selbst aufhört.
(C) Ich spreche nach dem Unterricht unter vier Augen mit dem Schüler und versuche zu verstehen, warum er sich so verhält.
(D) Ich beschwere mich bei der Schulleitung über den Schüler und bitte um disziplinarische Maßnahmen.

187. Alex arbeitet seit über fünf Jahren für das gleiche Unternehmen. Er genießt einen guten Ruf und ist bei seinen Kollegen sehr beliebt. Vor kurzem wurde er bei einer Beförderung, die er sich erhofft hatte, übergangen. Die Beförderung ging stattdessen an einen Kollegen, der nach Alex‘ Meinung weniger qualifiziert für die Stelle ist. Alex ist frustriert und wütend über diese Situation. Er möchte sicherstellen, dass seine harte Arbeit anerkannt wird, aber er möchte die Beziehungen zu seinen Kollegen oder seinem Chef nicht beschädigen. Was soll Alex Ihrer Meinung nach in dieser Situation machen?

(A) Ich gewinne etwas Abstand und bitte um ein Gespräch mit meinem Chef, um zu erfragen, was ich in Zukunft besser machen kann, um bei Beförderungen nicht übergangen zu werden.
(B) Ich sehe mich nach einer neuen Stelle in einem anderen Unternehmen um.
(C) Ich arbeite weiter hart und hoffe darauf, dass ich in Zukunft für meine Bemühungen belohnt werde.
(D) Ich sollte anfangen, vor meinen Kollegen negativ über den Kollegen zu sprechen, der befördert wurde.

188. Sarah ist Krankenschwester und arbeitet in der Notaufnahme eines Krankenhauses. Sie hat gerade eine 12-Stunden-Schicht hinter sich und fühlt sich sehr müde. Während sie ein Krankenblatt ausfüllt, wird die Mutter eines Patienten sehr aufgeregt und beginnt, sie anzuschreien. Sarah ist von dem plötzlichen Ausbruch überrascht und spürt, wie ihre Frustration und Wut in ihr aufsteigen. Sie weiß jedoch, dass es wichtig ist, sich professionell zu verhalten und die Situation nicht eskalieren zu lassen. Was soll Sarah Ihrer Meinung nach in dieser Situation machen?

(A) Ich atme tief durch und zähle bis 10, bevor ich auf das Familienmitglied eingehe.
(B) Ich sage der Mutter, sie solle sich beruhigen und aufhören zu schreien.
(C) Ich entschuldige mich bei der Mutter und erkläre ihr, dass ich einen langen Tag hatte.
(D) Ich fordere die Mutter auf, die Klinik sofort zu verlassen.

Umblättern und weiterarbeiten!

189. Pia ist Studentin. Sie ist nervös, weil sie ihr Forschungsprojekt in einer Vorlesung präsentieren soll. Sie hat sich gut vorbereitet, aber sie neigt dazu, vor einer großen Gruppe von Menschen ängstlich zu werden. Sie spürt, wie ihr Herz rast und ihre Hände zittern. Was soll Pia Ihrer Meinung nach in dieser Situation machen?

(A) Ich atme tief durch und erinnere mich daran, dass ich mich gut vorbereitet habe.
(B) Ich bitte den Dozenten, die Präsentation zu verschieben, bis ich mich weniger aufgeregt fühle.
(C) Ich entschuldige mich und verlasse den Hörsaal.
(D) Ich stelle mir vor, wie ich die Präsentation erfolgreich vortrage.

190. Dennis ist Software-Ingenieur und arbeitet seit mehreren Monaten an einem Projekt. Sein Team stand vor mehreren technischen Herausforderungen, und Dennis hat viele Stunden gearbeitet, um den Projekttermin einzuhalten. In seinem Code wurde jedoch ein Fehler entdeckt, der zu Verzögerungen im Projekt führt. Dennis ist frustriert und hat das Gefühl, dass er sein Team im Stich lässt. Was soll Dennis Ihrer Meinung nach in dieser Situation machen?

(A) Ich lege eine Pause ein und komme später mit einer neuen Perspektive auf das Problem zurück.
(B) Ich gebe meinen Kollegen die Schuld dafür, dass ich den Fehler nicht früher bemerkt habe.
(C) Ich arbeite härter und länger, bis ich das Problem gelöst habe.
(D) Ich spreche mit meinem Teamleiter und bitte ihn bei der Suche nach einer Lösung um Hilfe.

191. Maria ist Handelsvertreterin und hat gerade eine wütende E-Mail von einem Kunden erhalten, der mit dem von ihr verkauften Produkt unzufrieden ist. Der Kunde fordert eine Rückerstattung und droht, eine negative Bewertung über das Unternehmen in den sozialen Medien zu schreiben. Maria ist frustriert und macht sich Sorgen über die Auswirkungen, die dies auf ihre Verkaufszahlen haben wird. Was soll Maria Ihrer Meinung nach in dieser Situation machen?

(A) Ich sollte tief durchatmen und ruhig und professionell auf die E-Mail antworten.
(B) Ich sollte die E-Mail ignorieren und hoffen, dass der Kunde die Angelegenheit vergisst.
(C) Ich sollte den Produkthersteller für das fehlerhafte Produkt verantwortlich machen.
(D) Ich sollte dem Kunden eine Rückerstattung anbieten, ohne meinen Vorgesetzten zu fragen.

192. Josephine ist Studentin und hat in zwei Tagen eine Abschlussprüfung vor sich. Sie lernt seit Wochen, fühlt sich aber ängstlich und überfordert, obwohl sie gut vorbereitet ist. Sie macht sich Sorgen, dass sie bei der Prüfung nicht gut abschneiden wird, was sich auf ihre Gesamtnote im Kurs auswirken könnte. Was soll Josephine Ihrer Meinung nach in dieser Situation machen?

(A) Ich lege eine Pause ein und tue etwas, was mir Spaß macht, um meinen Stresspegel zu senken und mich auf meine gute Vorbereitung besinnen zu können.
(B) Ich pauke in der verbleibenden Zeit so viele Informationen wie möglich, um meine Erfolgschancen zu erhöhen.
(C) Ich gebe auf und akzeptiere, dass ich in der Prüfung nicht gut abschneiden werde.
(D) Ich bitte einen Tutor oder Lehrer um Hilfe, um Unklarheiten über den Stoff zu klären.

193. Mark ist ein Manager, der gerade eine Beschwerde von einem Mitarbeiter über das Verhalten eines Kollegen erhalten hat. Der Mitarbeiter behauptet, dass der Kollege am Arbeitsplatz unangemessene Kommentare und Witze macht, die beleidigend sind und ein feindliches Arbeitsumfeld schaffen. Mark weiß, dass der Mitarbeiter im Allgemeinen sehr beliebt und schon seit Langem im Unternehmen tätig ist. Was soll Mark Ihrer Meinung nach in dieser Situation machen?

(A) Ich ignoriere die Beschwerde und hoffe, dass sich die Situation von selbst löst.
(B) Ich kündige dem Mitarbeiter sofort, um eine klare Botschaft an den Rest des Teams zu senden.
(C) Ich gehe der Beschwerde weiter nach und ergreife geeignete Maßnahmen, um gegen das Verhalten vorzugehen.
(D) Ich fordere den Mitarbeiter auf, die Kommentare und Witze des Kollegen zu ignorieren, um weitere Konflikte zu vermeiden.

Notizen

Nicht umblättern!
Warten Sie auf das
Zeichen des Testleiters.

STOP

Emotionen erkennen

Bearbeitungszeit: 21 Minuten für 14 Aufgaben

194. Markus trifft bei einem gemütlichen Beisammensein mit seinen Freunden einen alten Schulfreund wieder, den er seit langer Zeit nicht mehr gesehen hat. Dieser hatte sein Kommen ursprünglich abgesagt. Wie fühlt Markus sich in dieser Situation?

	eher wahrscheinlich	eher unwahrscheinlich
Er ist überrascht.	□	□
Er ist dankbar.	□	□
Er freut sich.	□	□
Er ist hoffnungsvoll.	□	□
Er ist erleichtert.	□	□

195. Die kleine Maria hat sich schon lange eine neue Puppe zu Weihnachten gewünscht. Als am Weihnachtsabend die Geschenke ausgepackt werden, findet Maria unter ihren Geschenken nicht die gewünscht Puppe, stattdessen hat ihre ältere Schwester die besagte Puppe geschenkt bekommen. Wie fühlt sich Maria in dieser Situation?

	eher wahrscheinlich	eher unwahrscheinlich
Sie ist erleichtert.	□	□
Sie ist überrascht.	□	□
Sie ist hoffnungsvoll.	□	□
Sie ist glücklich.	□	□
Sie ist traurig.	□	□

196. Fabian musste eine Prüfung im Studium nun schon zum dritten Mal widerholen. Dies war sein letzter Versuch; besteht er diese Prüfung nicht, wird er exmatrikuliert. Seinem Gefühl nach lief die Prüfung nicht sehr gut und er erwartet, die Prüfung nicht bestanden zu haben und somit sein Studium beenden zu müssen. Ein paar Tage nach der Prüfung werden ihm die Prüfungsergebnisse übermittelt, aus denen er erfährt, dass er die Prüfung bestanden habe. Wie fühlt sich Fabian in dieser Situation?

	eher wahrscheinlich	eher unwahrscheinlich
Er fühlt sich angespannt.	□	□
Er ist erleichtert.	□	□
Er ist hoffnungsvoll.	□	□
Er ist frustriert.	□	□
Er fühlt sich motiviert.	□	□

197. Julia ist eine sehr ehrgeizige Medizinstudentin, die sehr stolz auf ihre guten Leistungen an der Universität ist. Sie ist der Meinung, dass sie sich all ihre Fähigkeiten alleine angeeignet habe und sieht sich als Einzelkämpferin, die immer in direkter Konkurrenz zu ihren Kommilitonen steht. Während einer Prüfung bemerkt sie, wie ihre Sitznachbarin versucht, bei ihr abzuschreiben. Wie fühlt sich Julia in dieser Situation?

	eher wahrscheinlich	eher unwahrscheinlich
Sie ist verärgert.	□	□
Sie fühlt Verachtung.	□	□
Sie ist eifersüchtig.	□	□
Sie ist frustriert.	□	□
Sie ist überrascht.	□	□

Notizen

198. Luisa hat sich bei einem Sportunfall das Bein gebrochen und musste operiert werden. Nach der Operation muss sie noch einige Tage in der Klinik bleiben und soll in dieser Zeit Gehhilfen verwenden, wenn sie aufstehen und sich bewegen möchte. Als sie in der Nacht aufstehen möchte, um zur Toilette zu gehen, stolpert sie in der Dunkelheit mit ihren Gehhilfen und stürzt zu Boden. Nach einer weiteren Untersuchung wird ihr mitgeteilt, dass das kürzlich operierte Bein erneut gebrochen sei und sie noch einmal operiert werden müsse. Wie fühlt sich Luisa in dieser Situation?

	eher wahrscheinlich	**eher unwahrscheinlich**
Sie fühlt sich schuldig.	☐	☐
Sie bereut etwas.	☐	☐
Sie ist zuversichtlich.	☐	☐
Sie ist besorgt.	☐	☐
Sie ist frustriert.	☐	☐

199. Lukas hat am MedAT teilgenommen und erfährt bei Bekanntgabe der Testergebnisse, dass er den Test beim ersten Versuch bestanden hat und nun sein Traumstudium beginnen kann. Ein paar Tage später wird ihm mitgeteilt, dass es ein Problem beim Versenden der Ergebnisse gab und er fälschlicherweise ein falsches Ergebnis zugesendet bekam. Das richtige Ergebnis würde lauten, dass er den MedAT nicht bestanden habe und somit das Medizinstudium nicht beginnen könne. Wie fühlt sich Lukas in dieser Situation?

	eher wahrscheinlich	**eher unwahrscheinlich**
Er fühlt sich motiviert und herausgefordert.	☐	☐
Er ist frustriert.	☐	☐
Er ist überrascht.	☐	☐
Er ist hoffnungsvoll.	☐	☐
Er ist neidisch.	☐	☐

200. Anna hat einen Hund, den sie über alles liebt. Als sie aus einem zweiwöchigen Urlaub wieder nach Hause zurückkehrt, freut sie sich riesig, ihren Hund wieder zu sehen. Allerdings wird ihr dann von ihren Eltern mitgeteilt, dass ihr Hund während ihrer Abwesenheit angefahren wurde und eingeschläfert werden musste. Wie fühlt sich Anna in dieser Situation?

	eher wahrscheinlich	**eher unwahrscheinlich**
Sie ist frustriert.	☐	☐
Sie ist wütend.	☐	☐
Sie ist traurig.	☐	☐
Sie fühlt sich schuldig.	☐	☐
Sie ist besorgt.	☐	☐

201. Hanna und Sophie sind die ganze Schulzeit hindurch beste Freundinnen gewesen. Als Hanna nach der Schule ihren Heimatort zum Studieren verlässt, bleibt Sophie dort wohnen. Sophie bemüht sich sehr darum, den Kontakt zu Hanna zu halten, was allerdings von Hanna nicht erwidert wird. Bald verlieren sich die beiden aus den Augen und haben kaum noch Kontakt. Wie fühlt sich Sophie in dieser Situation?

	eher wahrscheinlich	**eher unwahrscheinlich**
Sie ist traurig.	☐	☐
Sie ist eifersüchtig.	☐	☐
Sie ist neidisch.	☐	☐
Sie ist enttäuscht.	☐	☐
Sie empfindet Mitleid.	☐	☐

Umblättern und weiterarbeiten!

202. Christine hat ihrer besten Freundin Janina ein Geschenk von ihrer letzten Auslandsreise mitgebracht und möchte ihr dies nun an ihrem Geburtstag überreichen. Sie hat sich mit dem Geschenk sehr viel Mühe gegeben und hat etwas besorgt, von dem sie sich sicher ist, dass es Janina sicher sehr gut gefallen wird. Janina bedankt sich, öffnet das Geschenk aber nicht. Auf Christines Bitte hin, sie möge es doch gleich öffnen, sagt Janina ihr, dass sie erst noch die Wohnung von den Spuren der nächtlichen Geburtstagsfeier säubern müsse, das sei gerade wichtiger. Wie fühlt sich Christine in dieser Situation?

	eher wahrscheinlich	**eher unwahrscheinlich**
Sie fühlt sich hoffnungsvoll.	☐	☐
Sie ist enttäuscht.	☐	☐
Sie bereut etwas.	☐	☐
Sie ist verärgert.	☐	☐
Sie ist traurig.	☐	☐

203. Karina trifft nach sehr langer Zeit erstmals wieder auf ihre ehemals beste Freundin Iris, nachdem die Freundschaft nach Streitereien zu Ende gegangen war. Iris hatte damals eine Affäre mit dem Freund von Karina begonnen und lebt noch heute mit ihm in einer Beziehung. Nun haben sie sich zufällig in der Stadt getroffen. Wie fühlt sich Karina in dieser Situation?

	eher wahrscheinlich	**eher unwahrscheinlich**
Sie ist eifersüchtig.	☐	☐
Sie ist besorgt.	☐	☐
Sie schämt sich.	☐	☐
Sie fühlt sich abgeneigt.	☐	☐
Sie bereut etwas.	☐	☐

204. Jenny hat sich im letzten Jahr auf einen Marathon vorbereitet. Sie hat hart trainiert und ist fest entschlossen, das Rennen zu beenden. Am Tag des Marathons ist Jenny sehr nervös, aber auch aufgeregt. Als das Rennen beginnt, fühlt sie sich stark und zuversichtlich. Doch bei Kilometer 20 fühlt sie sich erschöpft und muss ihr Tempo verringern. Sie schafft es, das Rennen zu beenden, aber ihre Zeit ist langsamer, als sie gehofft hatte. Wie fühlt sich Jenny in dieser Situation?

	eher wahrscheinlich	**eher unwahrscheinlich**
Sie ist stolz.	☐	☐
Sie ist enttäuscht.	☐	☐
Sie ist erleichtert.	☐	☐
Sie ist ängstlich.	☐	☐
Sie ist frustriert.	☐	☐

205. Max ist Schüler und hat mit seinen Noten in Mathe zu kämpfen. Er hat versucht, sich zu verbessern, aber er findet das Fach sehr schwierig. Max' Eltern setzen ihn stark unter Druck, damit er bessere Noten bekommt, was ihn unter Stress setzt und ängstlich macht. Trotz seiner Bemühungen fällt Max in der Matheprüfung durch. Wie fühlt sich Max in dieser Situation?

	eher wahrscheinlich	**eher unwahrscheinlich**
Er ist zuversichtlich.	☐	☐
Er fühlt sich hoffnungslos.	☐	☐
Er ist wütend.	☐	☐
Er schämt sich.	☐	☐
Er ist im Zwiespalt.	☐	☐

Notizen

206. Tanja hat gerade ihren Hochschulabschluss in Finanzwesen gemacht. Sie ist seit zwei Monaten aktiv auf Stellensuche, hat aber noch kein Stellenangebot erhalten, obwohl sie sehr gerne bald eine Stelle antreten möchte. Trotz ihrer Bemühungen hat sie mehrere Absagen erhalten. Wie fühlt sich Tanja in dieser Situation?

	eher wahrscheinlich	**eher unwahrscheinlich**
Sie ist wütend.	☐	☐
Sie ist frustriert.	☐	☐
Sie fühlt sich entmutigt.	☐	☐
Sie ist erfreut.	☐	☐
Sie ist besorgt.	☐	☐

207. Alex ist seit zwei Jahren mit seiner Partnerin zusammen. In letzter Zeit streiten sie sich immer häufiger und haben Schwierigkeiten, effektiv zu kommunizieren. Alex fühlt sich zunehmend frustriert und ist mit der Beziehung unzufrieden. Wie fühlt sich Alex in dieser Situation?

	eher wahrscheinlich	**eher unwahrscheinlich**
Er ist glücklich.	☐	☐
Er ist zufrieden.	☐	☐
Er ist frustriert.	☐	☐
Er hat Hoffnung.	☐	☐
Er liebt seine Freundin.	☐	☐

Nicht umblättern! Warten Sie auf das Zeichen des Testleiters.

STOP

Soziales Entscheiden

Bearbeitungszeit: 21 Minuten für 14 Aufgaben

208. Timo sitzt in einer Vorlesung seiner Universität, die heute von einem Gastdozenten gelesen wird. Im Laufe der Vorlesung wird er durch Nachdenken über das Gesagte darauf aufmerksam, dass vieles von dem, was der Gastdozent sagt, falsch ist. Er blättert in seinem Skript und den mitgebrachten Büchern und hat die berichtigten Informationen schnell ermittelt. Timo sitzt mitten im Hörsaal, umgeben von seinen Kommilitonen. Er ist unsicher, wie er reagieren soll. Wie relevant sollten ihrer Meinung nach die folgenden Überlegungen, die Timo bei seiner Entscheidung angestellt haben könnte, sein?
Überlegungen:
(A) „Würde der Dozent mich zurechtweisen, wenn ich ihn auf seine Fehler aufmerksam machen würde?"
(B) „Wäre ich nicht immer dazu verpflichtet, auf Irrtümer und Falschaussagen hinzuweisen?"
(C) „Könnte ich nicht auch von anderen erwarten, dass sie mich informieren, wenn uns eine falsche Information gegeben wird?"
(D) „Könnte ich die Tatsache, dass nur ich von den falschen Informationen weiß, dazu benutzen, dass ich in der Klausur besser bin als meine Kommilitonen?"
(E) „Würde ich meine Kommilitonen durch mein Schweigen einer fairen Möglichkeit, die Klausur zu bestehen, berauben?"

	1	2	3	4	5
A					
B					
C					
D					
E					

209. Anna sitzt mit ihrer kleinen Tochter im Wartebereich der Ambulanz des Krankenhauses in der Stadt, da ihre Tochter einen Sportunfall hatte. Vor den zweien sind zunächst noch viele Patienten an der Reihe, weshalb sie sich auf eine lange Wartezeit einstellen müssen. Da erblickt Anna plötzlich einen Bekannten, mit dem sie sich sehr gut versteht und der als Arzt in der Ambulanz tätig ist. Sie könnte sicherlich ein Gespräch mit ihm beginnen und so eine Verkürzung der Wartezeit herbeiführen. Anna ist unsicher, wie sie reagieren soll. Wie relevant sollten ihrer Meinung nach die folgenden Überlegungen, die Anna bei ihrer Entscheidung angestellt haben könnte, sein?
Überlegungen:
(A) „Würde einer der anderen Patienten vielleicht dringlicher als meine Tochter eine Untersuchung und Behandlung benötigen?"
(B) „Würde mich die Leitung der Ambulanz für mein Verhalten zurechtweisen?"
(C) „Könnte ich durch das Initiieren eines Gesprächs schneller an die Reihe kommen und bei der Behandlung bevorzugt werden?"
(D) „Sollte man sich nicht den gültigen Regeln und somit der Reihenfolge der Patienten fügen, auch wenn dies lange Wartezeiten bedeutet?"
(E) „Was hätte mein Vater früher in dieser Situation getan, wenn ich verletzt gewesen wäre?"

	1	2	3	4	5
A					
B					
C					
D					
E					

Notizen

210. Günther ist Buchkenner und auf der Suche nach einer sehr seltenen Erstauflage eines Buchs. Er begibt sich auf seiner Suche dabei in ein Antiquariat seiner Stadt, das von einem alten, ärmlichen und mittlerweile etwas verwirrten Mann geleitet wird, dessen einzige Liebe den Dingen aus der Vergangenheit, die in seinem Antiquariat stehen, gilt. Günther entdeckt tatsächlich das gesuchte Buch und schätzt seinen Preis auf realistische 850 €, um eine Verhandlungsbasis zu haben. An der Kasse angekommen, sagt ihm der alte Mann, das Buch koste 130€. Günther weiß sicher, dass das Buch mehr wert ist. Günther ist unsicher, wie er reagieren soll. Wie relevant sollten ihrer Meinung nach die folgenden Überlegungen, die Günther bei seiner Entscheidung angestellt haben könnte, sein?
Überlegungen:
(A) „Könnte ich mir von dem gesparten Geld noch ein anderes Buch kaufen?"
(B) „Wäre es nicht meine Pflicht, die Wahrheit zu sagen?"
(C) „Was würde meine Frau an meiner Stelle tun?"
(D) „Hätte der alte Mann das Geld, das ich mir sparen würde, nicht nötiger als ich?"
(E) „Würde jemand dahinterkommen, dass ich den alten Mann um den wahren Wert des Buches betrogen habe?"

	1	2	3	4	5
A					
B					
C					
D					
E					

211. Katharina ist Studentin und wie immer knapp bei Kasse. Abends findet sie auf dem Weg von der Bibliothek nach Hause einen 50€-Schein auf dem Boden. Sie ist unsicher, wie sie reagieren soll. Wie relevant sollten ihrer Meinung nach die folgenden Überlegungen, die Katharina bei ihrer Entscheidung angestellt haben könnte, sein?
Überlegungen:
(A) „Was würde meinen Mitbewohner in dieser Situation tun?"
(B) „Hat man nicht die Pflicht, Fundsachen von diesem Wert abzugeben?"
(C) „Hätte ein Obdachloser, der den Schein finden würde, wenn ich ihn nicht nehme, das Geld vielleicht nötiger als ich?"
(D) „Könnte ich mir davon morgen ein Mittagessen kaufen?"
(E) „Mache ich mich strafbar, wenn ich das Geld nehme?"

	1	2	3	4	5
A					
B					
C					
D					
E					

Umblättern und weiterarbeiten!

212. Stefan schlendert an einem Samstag durch die Stadt, als er sieht, wie ein junger Mann um die Ecke gerannt kommt und versucht, einer alten Dame ihre Handtasche zu entreißen. Er ist unsicher, wie er reagieren soll. Wie relevant sollten ihrer Meinung nach die folgenden Überlegungen, die Stefan bei seiner Entscheidung angestellt haben könnte, sein?

Überlegungen:

(A) „Würden mich meine Freunde als Held sehen, wenn ich der alten Dame helfen würde?"
(B) „Würde mich ein Polizist, der den Vorfall später untersuchen könnte, zurechtweisen?"
(C) „Wäre es nicht meine bürgerliche Pflicht, der alten Dame zu helfen?"
(D) „Würden mich die anderen Passanten vor einem solchen Überfall schützen?"
(E) „Wäre ich nicht verpflichtet, der alten Dame zu helfen, um als gutes Beispiel für Zivilcourage zu stehen und so der Gesellschaft förderlich zu sein?"

	1	2	3	4	5
A					
B					
C					
D					
E					

213. Holger ist Fußballspieler und für ein wichtiges Spiel aufgestellt. Im Laufe des Spiels, das für Holgers Mannschaft sehr gut läuft, erläuft sich ein Gegenspieler eine gute Chance. Holger kann ihn nur noch dadurch stoppen, indem er ihn foult. Der Schiedsrichter entscheidet nach dem Foul auf Schwalbe des Gegenspielers. Holger hat seinen Gegenspieler sicher gefoult. Er ist unsicher, wie er reagieren soll. Wie relevant sollten ihrer Meinung nach die folgenden Überlegungen, die Holger bei seiner Entscheidung angestellt haben könnte, sein?

Überlegungen:

(A) „Wie würden sich meine Mitspieler in dieser Situation verhalten?"
(B) „Wäre es nicht meine Pflicht, als gutes Beispiel für Fairness im Sport voranzugehen?"
(C) „Würde mein Respekt bei den Spielern und Zuschauern steigen, wenn ich den Schiedsrichter auf seine Fehlentscheidung aufmerksam machen würde?
(D) „Würde ich nicht generell die Verpflichtung haben, die Wahrheit zu sagen?"
(E) „Würde ich eine Strafe bekommen, wenn der Schiedsrichter seine Fehlentscheidung erkennen würde?"

	1	2	3	4	5
A					
B					
C					
D					
E					

Notizen

214. Ann-Kathrin ist auf dem Weg zu einer wichtigen Prüfung und hat es daher ziemlich eilig. An einer Kreuzung sieht sie, dass ein alter Mann mit Gehwagen Schwierigkeiten hat, die Straße zu überqueren. Ann-Kathrin ist unsicher, wie sie reagieren soll. Wie relevant sollten ihrer Meinung nach die folgenden Überlegungen, die Ann-Kathrin bei ihrer Entscheidung angestellt haben könnte, sein?
Überlegungen:
(A) „Ist das Wohl des alten Mannes nicht viel wichtiger als eine Prüfung?"
(B) „Würde ich von der Prüfung ausgeschlossen, wenn ich zu spät käme?"
(C) „Würde ich nicht generell die Verpflichtung haben, Hilfsbedürftigen zu helfen?"
(D) „Würden meine Kommilitonen dem alten Mann an meiner Stelle helfen?"
(E) „Würde ich meine Prüfungszeit vielleicht über das Maß der Verspätung hinaus verlängern können, wenn ich meine gute Tat erwähnte?"

	1	2	3	4	5
A					
B					
C					
D					
E					

215. Sven ist Neurologe an einer großen Universitätsklinik und klärt einen älteren, schwerhörigen Patienten über die Risiken einer Lumbalpunktion, also die Entnahme von Nervenwasser durch einen Stich in den Rücken, auf. Der Patient willigt ein, stellt jedoch kurz vor Durchführung der Prozedur Fragen, die Sven darauf schließen lassen, dass der Patient nicht verstanden hat, wie die Lumbalpunktion ablaufen soll und sich der Risiken nicht bewusst ist. Sven ist unsicher, wie er reagieren soll. Wie relevant sollten ihrer Meinung nach die folgenden Überlegungen, die Sven bei seiner Entscheidung angestellt haben könnte, sein?
Überlegungen:
(A) „Würde ich durch eine schnelle Durchführung der Prozedur einen weiteren Patienten abrechnen können, ohne mich wegen seiner Unwissenheit länger mit ihm beschäftigen zu müssen?"
(B) „Würden meine Kollegen die Prozedur an meiner Stelle fortsetzen?"
(C) „Würde es nicht meine ärztliche Pflicht sein, den Patienten vollständig aufzuklären, bevor ich einen Eingriff vornehme?"
(D) „Würde sich der Patient nicht viel wohler fühlen, wenn er wüsste, was auf ihn zukommt?"
(E) „Könnte ich verklagt werden, wenn ich die Prozedur trotz fehlender vollständiger Aufklärung des Patienten vornehme?"

	1	2	3	4	5
A					
B					
C					
D					
E					

Umblättern und weiterarbeiten!

216. Christoph und Sina sind 15 Jahre alte Zwillinge und sind beide am Abend auf einer Party im Nachbardorf. Christoph sieht seine Schwester an diesem Abend dabei, wie sie mit ihren Freundinnen Alkohol trinkt, obwohl ihnen das von ihren Eltern strengstens verboten wurde und der Verzicht auf Alkohol eine der Bedingungen für die Erlaubnis, zur Party gehen zu dürfen, war. Christoph ist unsicher, wie er reagieren soll. Wie relevant sollten ihrer Meinung nach die folgenden Überlegungen, die Christoph bei seiner Entscheidung angestellt haben könnte, sein?
Überlegungen:
(A) „Würde ich nicht generell die Verpflichtung haben, die Wahrheit zu sagen?"
(B) „Würde ich langfristig nicht dazu beitragen, dass meine Schwester sich schadet, wenn ich zulassen würde, dass sie weiter heimlich Alkohol trinkt?"
(C) „Würde ich mir die Gunst meiner Eltern sichern können, wenn ich ihnen erzähle, dass Sina gegen die Regeln verstoßen hat?"
(D) „Würde meine Schwester es meinen Eltern erzählen, wenn sie mich erwischen würde?"
(E) „Würde ich dafür bestraft werden, wenn ich es meinen Eltern nicht erzähle und sie doch von Sinas Vergehen erfahren?"

	1	2	3	4	5
A					
B					
C					
D					
E					

217. Anita ist bei einer großen Unternehmensberatung angestellt und arbeitet viel und hart. Von ihrem Chef bekommt sie nach einem besonders erfolgreichen eine Beförderung, die allerdings, falls sie sich entscheidet, diese anzunehmen, mit einem Ortswechsel verbunden wäre. Sie und ihr Mann haben eine Familie gegründet und fühlen sich in der Region sehr wohl. Anita ist unsicher, wie sie reagieren soll. Wie relevant sollten ihrer Meinung nach die folgenden Überlegungen, die Anita bei ihrer Entscheidung angestellt haben könnte, sein?
Überlegungen:
(A) „Würde mein Mann die Stelle annehmen, wenn er von seinem Arbeitgeber ein solches Angebot bekäme?"
(B) „Würde ich durch die Beförderung mehr Geld verdienen?"
(C) „Wäre ich nicht dazu verpflichtet, das Wohl meiner Familie an erster Stelle zu berücksichtigen?"
(D) „Würde ich meiner Familie mit meiner Entscheidung schaden?"
(E) „Würde meine Familie es mir übelnehmen, wenn ich über ihren Kopf hinweg eine Entscheidung treffen würde?"

	1	2	3	4	5
A					
B					
C					
D					
E					

Notizen

218. Markus sieht, wie sein Kollege Büromaterial von seinem Arbeitsplatz mitnimmt, um es zu Hause zu verwenden. Er hält das für falsch, will es aber nicht melden. Wie wichtig sind Ihrer Meinung nach die folgenden Überlegungen, die Tom bei seiner Entscheidung angestellt haben könnte? Wie relevant sollten ihrer Meinung nach die folgenden Überlegungen, die Markus bei seiner Entscheidung angestellt haben könnte, sein?
Überlegungen:
(A) „Würde die Meldung meines Kollegen ihn in Schwierigkeiten bringen?“
(B) „Ist es meine Pflicht, dieses Verhalten an meine Vorgesetzten zu melden?“
(C) „Was würden meine Kollegen von mir denken, wenn ich dieses Verhalten melde?“
(D) „Könnte das Verhalten meines Kollegen zu negativen Konsequenzen für unseren Arbeitsplatz führen?“
(E) „Würde mein Verhalten das Vertrauen und den Respekt zwischen mir und meinem Kollegen beeinträchtigen?“

	1	2	3	4	5
A					
B					
C					
D					
E					

219. Felix arbeitet in einem Unternehmen, in dem private Telefongespräche während der Arbeitszeit strengstens untersagt sind. Eines Tages ruft Felix‘ Frau ihn bei der Arbeit an, um ihm mitzuteilen, dass sein Kind krank ist und von der Schule abgeholt werden muss. Wie relevant sollten ihrer Meinung nach die folgenden Überlegungen, die Felix bei seiner Entscheidung angestellt haben könnte, sein?
Überlegungen:
(A) „Wenn ich den Anruf annehme, könnte ich Ärger mit meinem Chef bekommen.“
(B) „Die Gesundheit meines Kindes ist wichtiger als mein Job.“
(C) „Ich habe die Pflicht, die Unternehmensrichtlinien zu befolgen.“
(D) „Wenn ich den Anruf nicht entgegennehme, weiß meine Frau vielleicht nicht, was sie tun soll.“
(E) „Wenn ich den Anruf annehme, könnten meine Kollegen denken, dass ich mich nicht für meine Arbeit engagiere.“

	1	2	3	4	5
A					
B					
C					
D					
E					

Umblättern und weiterarbeiten!

Notizen

220. Fabian ist ein Wissenschaftler, der ein potenziell lebensrettendes Medikament entdeckt hat. Er arbeitet jedoch für ein großes Pharmaunternehmen, das einen hohen Preis für das Medikament verlangen will. Fabian erwägt, die Formel des Medikaments preiszugeben, um es der Öffentlichkeit zu einem niedrigeren Preis zugänglich zu machen. Wie relevant sollten ihrer Meinung nach die folgenden Überlegungen, die Fabian bei seiner Entscheidung angestellt haben könnte, sein?

Überlegungen:

(A) „Wäre es illegal, die Formel weiterzugeben, und würde ich dadurch meinen Arbeitsplatz verlieren?"

(B) „Ist es meine Pflicht, im besten Interesse der Öffentlichkeit zu handeln?"

(C) „Würde die Weitergabe der Formel dem Pharmaunternehmen schaden?"

(D) „Würde das Durchsickern der Formel den Patienten schaden, wenn das Medikament nicht ordnungsgemäß getestet und zugelassen ist?"

(E) „Würde die Weitergabe der Formel zu positiven Ergebnissen führen, z. B. zu einer besseren Verfügbarkeit und Erschwinglichkeit des Arzneimittels?"

	1	2	3	4	5
A					
B					
C					
D					
E					

221. Manuel ist Lehrer und hat den Verdacht, dass einer seiner Schüler bei einer Prüfung geschummelt hat. Er hat keine konkreten Beweise und ist sich nicht sicher, wie er vorgehen soll. Wie relevant sollten ihrer Meinung nach die folgenden Überlegungen, die Manuel bei seiner Entscheidung angestellt haben könnte, sein?

Überlegungen:

(A) „Welche Folgen hat es, wenn ich den Schüler ohne ausreichende Beweise beschuldige?"

(B) „Welche Verpflichtung habe ich, einen Betrugsverdacht zu melden?"

(C) „Könnte mein Verdacht auf Voreingenommenheit oder Vermutungen beruhen?"

(D) „Würde die Zukunft des Schülers durch eine falsche Anschuldigung negativ beeinflusst werden?"

(E) „Würde meine Beziehung zu dem Schüler beschädigt werden, wenn ich ihn beschuldige?"

	1	2	3	4	5
A					
B					
C					
D					
E					

KAPITEL

5 Testsimulation 2

Musterhafter Ablauf einer Testsimulation

Uhr	Testteil		Fragen	Zeit	%-Verteilung	
9:00–9:30	**BMS**	Biologie	40	30 min	17 %	40 %
9:30–9:48		Chemie	24	18 min	10 %	
9:48–10:04		Physik	18	16 min	8 %	
10:04–10:15		Mathe	12	11 min	5 %	
10:15–10:50	**Textverständnis (TV)**		12	35 min	10 %	10 %
10:50–12:00	*Mittagspause*					
12:00–12:20	**Kognitive Fähigkeiten und Fertigkeiten (KFF)**	Figuren zusammensetzen	15	20 min	8 %	40 %
12:20–12:28		GuM Lernphase	–	8 min	–	
12:28–12:43		Zahlenfolgen	10	15 min	5,3 %	
12:43–13:03		Wortflüssigkeit	15	20 min	8 %	
13:03–13:18		GuM Abrufphase	25	15 min	13,3 %	
13:18–13:28		Implikationen erkennen	10	10 min	5,3 %	
13:28–13:49	**Sozial-emotionale Kompetenzen (SEK)**	Emotionen regulieren	12	18 min	3 %	10 %
13:49–14:10		Emotionen erkennen	14	21 min	3,5 %	
14:10–14:28		Soziales Entscheiden	14	21 min	3,5 %	
9:00–14:28	**Gesamter MedAT**		221	258 min	100 %	

Notizen

Nicht umblättern!
Warten Sie auf das
Zeichen des Testleiters.

STOP

Notizen

5.1 Basiskenntnistest für Medizinische Studien (BMS)

Der Basiskenntnistest für medizinische Studiengänge (BMS) prüft mit **94 Aufgaben** in **75 Minuten** euer Wissen in den Fachgebieten **Biologie**, **Chemie**, **Physik** und **Mathematik**.
Eine Aufgabe könnte wie folgt aussehen:

Wie viele Aufgaben sind beim Basiskenntnistest für medizinische Studiengänge (BMS) zu absolvieren?

(A) 94 Aufgaben
(B) 75 Aufgaben
(C) 60 Aufgaben
(D) 69 Aufgaben
(E) Keine der Antwortmöglichkeiten ist korrekt.

In diesem Fall ist die korrekte Antwort **a)**. Diese müsst ihr, wie bei den Hinweisen zur Bearbeitung gezeigt, im Antwortbogen ankreuzen. Für jede korrekte Antwort wird **1 Punkt** vergeben. Für jede falsche Antwort werden **0 Punkte** vergeben.

Die Aufteilung der Untertests des Testteils BMS gestaltet sich wie folgt:

- **Biologie:** 40 Aufgaben in 30 Minuten
- **Chemie:** 24 Aufgaben in 18 Minuten
- **Physik:** 18 Aufgaben in 16 Minuten
- **Mathematik:** 12 Aufgaben in 11 Minuten

Dieser Testteil ist in dieser Reihenfolge, nach den Fachgebieten gegliedert. Er wird wie oben gezeigt in dieser zeitlichen Abfolge abgeprüft.

Notizen

Biologie

Bearbeitungszeit: 30 Minuten für 40 Aufgaben

1. Welcher der unten aufgeführten Begriffe bezeichnet die äußerste Schicht, die auf den Organen des Brustkorbs liegt?

(A) Herz- bzw. Lungenbeutel
(B) Bauchfell
(C) Eingeweidehaut
(D) Lungenfell
(E) Fettkapsel

2. Wie wird die erste Mendel'sche Regel genannt?

(A) Spaltungsregel
(B) Regressregel
(C) Kombinationsregel
(D) Mischregel
(E) Uniformitätsregel

3. Welche Aussage zur Galle ist korrekt?

(A) Wirkt nicht bakterizid.
(B) Die Galle ist leicht alkalisch.
(C) Sie wird in der Gallenblase hergestellt.
(D) Thrombozyten-Abbauprodukte sind der Grund für die gelbliche Farbe der Gallensäure.
(E) Täglich werden ca. 1,5 Liter hergestellt.

4. Welches Organell hat <u>KEINE</u> Membran?

(A) Raues ER
(B) Glattes ER
(C) Ribosom
(D) Vesikel
(E) Lysosom

5. Wie heißt das mittlere Keimblatt?

(A) Masoderm
(B) Ektoderm
(C) Mesoderm
(D) Mittelderm
(E) Entoderm

Umblättern und weiterarbeiten!

6. Was bedeutet der Begriff *dominant* in Bezug auf die Genetik?

(A) Ein Merkmal, welches nur dann ausgebildet wird, wenn es in beiden Allelen eines Gens vorliegt.
(B) Ein Gen, von dem beide Allele nebeneinander ausgeprägt werden.
(C) Ein Gen, von dem eine Mischform beider Allele ausgeprägt wird.
(D) Ein Merkmal, welches in jedem Fall ausgebildet wird, sobald es in einem Allel eines Gens vorliegt..
(E) Ein Gen, welches nur in einem haploiden Chromosomensatz ausgeprägt wird.

7. Welche Gewebeart ist dem eigenen Willen unterworfen?

(A) Sehnengewebe
(B) Sinnesepithel
(C) Glatte Muskulatur
(D) Straffes Bindegewebe
(E) Quergestreifte Muskulatur

8. Zum Mittelohr gehören:

1. Hammer, Amboss, Steigbügel
2. Bogengänge
3. Trommelfell
4. Labyrinth

(A) 1., 2., 3. sind richtig.
(B) Nur 4. ist richtig.
(C) Alle sind richtig.
(D) 1. und 3. sind richtig.
(E) 2. und 4. sind richtig.

9. Wie viel Liter Blut hat ein durchschnittlicher Mensch?

(A) 15 Liter
(B) 10 Liter
(C) 7 Liter
(D) 1 Liter
(E) 5 Liter

10. Wie wird die Gesamtheit der Zellen und Strukturen, die sich zum Fetus entwickeln, in KEINEM Entwicklungsstadium so je genannt?

(A) Blastozyste
(B) Zygote
(C) Keimblatt
(D) Maulbeere
(E) Morula

11. Welcher Antikörper kommt als Dimer vor?

(A) IgM
(B) IgG
(C) IgE
(D) IgD
(E) IgA

Notizen

12. Welche Funktion kann die Plasmamembran NICHT haben?

(A) Rezeptorfunktionen
(B) DNA-Synthese
(C) Enzymatische Funktionen
(D) Adhäsionsfunktion
(E) Transportfunktionen

13. Wie bezeichnet man die befruchtete Eizelle?

(A) Fetus
(B) Plazenta
(C) Nephron
(D) Dermium
(E) Zygote

14. In welchem Frequenzbereich ist die Empfindlichkeit des Ohres im Bereich niedriger Lautstärke am größten:

(A) 200–500 Hz
(B) 500–5000 Hz
(C) Im gesamten Hörbereich nahezu gleich (nahezu frequenzunabhängig)
(D) 20 Hz–200 Hz
(E) 10000 Hz–20000 Hz

15. Was ist ein biotischer Faktor?

(A) Konkurrenz
(B) Meer
(C) Sonne
(D) Licht
(E) Boden

16. Welches der folgenden Strukturen befindet sich in der Nierenrinde?

(A) Nierenkörperchen
(B) Nierenpapille
(C) Harnleiter
(D) Henle-Schleife
(E) Nierensinus

17. Wodurch entsteht der erste Herzton?

(A) Durch den Schluss der Taschenklappen
(B) Durch die Kontraktion des Herzmuskels bei gefüllter Kammer
(C) Durch das Erschlaffen des Herzmuskels
(D) Durch den Schluss der Segelklappen
(E) Durch die Erregungsbildung im AV-Knoten

Umblättern und weiterarbeiten!

18. Welche Aussage über die Morula ist richtig?

(A) Keine Aussage ist richtig.
(B) Sie besteht aus ca. 32 Zellen.
(C) Ihre Zellen sind pluripotent.
(D) Ihre Zellen sind totipotent.
(E) Sie besteht aus Trophoblast und Embryoblast.

19. Wo befinden sich die Gehörknöchelchen (Hammer, Amboss und Steigbügel)?

(A) Im Innenohr
(B) In der Ohrmuschel
(C) Im Schneckengang
(D) Im Mittelohr
(E) Im äußeren Gehörgang

20. Welche Basen sind komplementär zueinander?

(A) Adenin und Cytosin
(B) Adenin und Thymin
(C) Adenin und Guanin
(D) Keine der genannten Antworten ist richtig.
(E) Thymin und Cytosin

21. Verwandtschaftsehen (z. B. Cousin mit Cousine) sind häufig Anlass zur genetischen Beratung. Am ehesten zu bedenken ist bei Kindern aus solchen Ehen ein erhöhtes Risiko für …

(A) X-chromosomal-dominant vererbte Krankheiten
(B) Genomisches Imprinting
(C) Autosomal-dominant vererbte Krankheiten
(D) Das Auftreten von Trinukleotid-Repeat-Expansion
(E) Autosomal-rezessiv vererbte Krankheiten

22. Wie hoch ist der pH-Wert im Inneren von Lysosomen?

(A) 4–5
(B) 6–8
(C) 9–10
(D) 1–3
(E) 11–12

23. In welche Kategorie der Nahrungskette fallen blattfressende Raupen?

(A) Sekundärproduzenten
(B) Sekundärkonsumenten
(C) Primärproduzenten
(D) Primärkonsumenten
(E) Detritus

Notizen

24. Welcher Darmabschnitt gehört zum Intestinum crassum (Dickdarm)?

(A) Ileum
(B) Canalis analis
(C) Jejunum
(D) Colon
(E) Anus

25. Welcher Teil des Herzens wirft das Blut in den Körperkreislauf aus?

(A) Rechter Vorhof
(B) Rechte Kammer
(C) Linke Kammer
(D) Aorta
(E) Linker Vorhof

26. Welcher der folgenden Prozesse findet <u>NICHT</u> im Mitochondrium statt?

(A) Atmungskette
(B) Harnstoffzyklus
(C) Oxidative Decarboxylierung
(D) Zitronensäurezyklus
(E) Glycolyse

27. Elektrische Stimulation bildet in Zellen ein sogenanntes Aktionspotenzial (AP) aus, welches als ein charakteristisches Spannungssignal an der Zellmembran anliegt. Durch elektromechanische Kopplung entsteht Kontraktion. Welche der untenstehenden Behauptungen sind richtig?

1. Der zeitliche Verlauf des AP ist für alle Zellen gleich.
2. Skelettmuskelzellen zeigen längere AP-Dauern als Herzmuskelzellen.
3. Herzmuskelzellen zeigen nach der Depolarisation eine sehr lange dauernde Plateauphase im AP.
4. Die mechanische Antwort auf eine Aktivierung (Kontraktionskraft) setzt wesentlich langsamer und später ein, als die elektrische (Depolarisation des AP).

(A) 3. und 4. sind richtig.
(B) 1. und 3. sind richtig.
(C) 1. und 4. sind richtig.
(D) 1. und 2. sind richtig.
(E) 2. und 4. sind richtig.

28. Welche Zellen besitzen <u>KEINEN</u> Zellkern?

(A) Erythrozyten
(B) Nervenzellen
(C) Becherzellen
(D) Muskelzellen
(E) Gliazellen

29. Welche der folgenden Aussagen zum Thema Herz und Blutkreislauf stimmt?

(A) Alle Arterien enthalten sauerstoffreiches Blut.
(B) Während der Systole kommt es zur Dehnung des Herzmuskels.
(C) Das sauerstoffarme Blut aus dem Körperkreislauf kommt als erstes in den linken Vorhof.
(D) Die Lungenvene enthält sauerstoffreiches Blut.
(E) Bei einer Hypertonie liegt der Blutdruck unter dem Normbereich.

Umblättern und weiterarbeiten!

30. In welcher der hier nummerierten Zelllagen tritt die höchste mitotische Aktivität auf?

(A) Äußerste, kernlose Zelllage (Schicht 1)
(B) Zweitäußerste Zelllage mit stark granuliertem Zytoplasma (Schicht 2)
(C) Mittlere Zelllage aus polygonalen Zellen mit ausgeprägten Desmosomen (Schicht 3)
(D) Unterste, basale Zelllage aus hochprismatischen Zellen auf der Basalmembran (Schicht 4)
(E) Das unter dem Epithel liegende lockere Bindegewebe (Schicht 5)

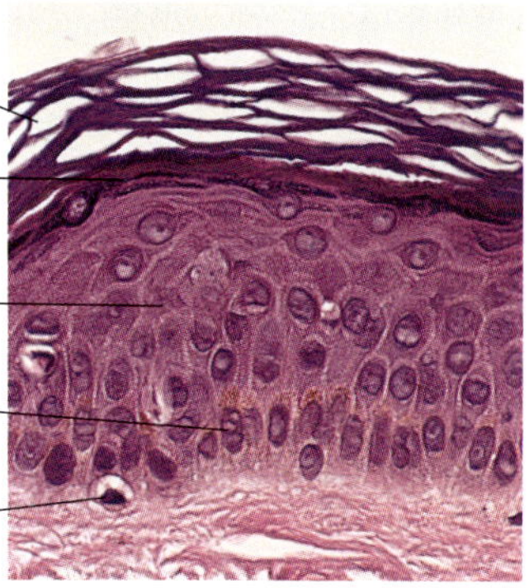

[R170-3]

31. Über wie viele Wasserstoffbrückenbindungen sind Adenin und Thymin verbunden?

(A) 1
(B) 2
(C) 3
(D) 5
(E) 4

32. Als epileptischen Anfall bezeichnet man eine vorübergehende abnorme Überaktivität oder synchrone Aktivität von Neuronen im ZNS. Bei sogenannten bilateral tonisch-klonischen Anfällen kommt es zur Übererregung von weiten Teilen beider Großhirnhemisphären. In den Anfängen der Epilepsie-Chirurgie im 20. Jahrhundert wurde als Therapie oft diejenige Hirnstruktur durchtrennt, die bewerkstelligt, dass beide Hemisphären miteinander kommunizieren können. Um welche Struktur hat es sich dabei am ehesten gehandelt?

(A) Temporallappen
(B) Adhaesio interthalamica
(C) Insellappen
(D) Kleinhirnwurm
(E) Balken

33. Welche Aussage bezüglich der T-Lymphozyten ist korrekt?

(A) Bilden Immunglobine.
(B) Reifen im Thymus.
(C) Können nicht zu Gedächtniszellen differenzieren.
(D) Bilden Antikörper.
(E) Keine der oben genannten Antworten ist richtig.

34. Wie lauten die Abschnitte der Prophase I?

(A) Leptotän, Zygtän, Pachytän, Dipidolor und Diakinese
(B) Leptotän, Zygotän, Pachytän, Diplotän und Diakinese
(C) Leptän, Zygtän, Pachytän, Diplotän und Diakinese
(D) Leptotän, Zagytän, Pachytän, Diplotän und Dakinese
(E) Leptotän, Zygoten, Patän, Diplotän und Diakinese

35. Was ist KEINE Aufgabe des Zellkerns?

(A) Schutz der DNA
(B) Replikation
(C) Transkription
(D) Translation
(E) Organisation des Chromatins

36. Für welche täglichen Tätigkeiten benötigt der menschliche Körper ATP?

(A) Zittern
(B) Augenblinzeln
(C) Laufen
(D) Alle Antworten sind korrekt.
(E) Atmen

37. Wie viele Lumbalnerven entspringen dem Rückenmark?

(A) 8 auf jeder Seite
(B) 12 auf jeder Seite
(C) 2 auf jeder Seite
(D) 4 auf jeder Seite
(E) 5 auf jeder Seite

38. Was besagen die 3 Mendel'schen Regeln?

(A) Sie beschreiben die Vererbungsvorgänge von maternalem genetischen Material.
(B) Sie beschreiben den Vererbungsvorgang von Merkmalen, deren Ausprägung nur durch ein Gen bestimmt wird.
(C) Sie besagen, dass die Vererbung ausschließlich von den Chromosomen abhängig ist.
(D) Dass alle Gene von Individuen einer Art durch die Uniformitätsregel vererbt werden.
(E) Das Entscheidende ist die Anordnung der Gene bei der Meiose.

39. Welche Aussagen über den Zellkern sind zutreffend?

1. Der Zellkern besitzt eine Doppelmembran.
2. Der Zellkern ist direkt mit den Mitochondrien verbunden.
3. Der Zellkern enthält oft auch mal 2 Nucleoli.
4. Der Zellkern kommt in Erythrozyten vor.

(A) Aussage 1 ist richtig.
(B) 1. und 4. sind richtig.
(C) Keine Aussage ist richtig.
(D) 1. und 3. sind richtig.
(E) 2., 3. und 4. sind richtig.

40. An welcher Stelle im Körper wird Insulin gebildet?

(A) Langerhans-Zellen
(B) Alpha-Zellen
(C) Hauptzellen
(D) Langerhans-Inseln
(E) Belegzellen

Umblättern und weiterarbeiten!

Chemie

Bearbeitungszeit: 18 Minuten für 24 Aufgaben

41. Welche Aussage zum Gesetz von Gay-Lussac ist zutreffend?

(A) Es erklärt das Verhalten idealer Gase im Rahmen einer isobaren Zustandsänderung, bei der die Temperatur T und die Stoffmenge n des Gases gleich bleiben, während der Druck p und das Volumen V sich zueinander umgekehrt proportional verhalten.
(B) $p \cdot V = n \cdot R \cdot T$
(C) Es erklärt das Verhalten idealer Gase im Rahmen einer isothermen Zustandsänderung, bei der die Temperatur T und die Stoffmenge n des Gases gleich bleiben, während der Druck p und das Volumen V sich zueinander umgekehrt proportional verhalten.
(D) Es erklärt das Verhalten idealer Gase im Rahmen einer isothermen Zustandsänderung, bei der der Druck p und Stoffmenge n des Gases gleichbleibt, während die Temperatur T und das Volumen V sich zueinander proportional verhalten.
(E) Es erklärt das Verhalten idealer Gase im Rahmen einer isobaren Zustandsänderung, bei der der Druck p und die Stoffmenge n des Gases gleich bleiben, während die Temperatur T und das Volumen V sich zueinander proportional verhalten.

42. Gegeben sind Perchlorsäure und Kohlensäure, beide 0,1 M. Welche Aussagen sind richtig?

1. In Perchlorsäure ist der pH-Wert niedriger.
2. In Kohlensäure ist die Konzentration der Hydronium-Ionen größer.
3. Kohlensäure ist die schwächere Säure.
4. Perchlorsäure hat einen pH-Wert von etwa 2.

(A) Nur 4. ist richtig.
(B) 2. und 4. sind richtig.
(C) Alle sind richtig.
(D) 1. und 3. sind richtig.
(E) 1., 2. und 3. sind richtig.

43. Welche der funktionellen Gruppen ist hier <u>FALSCH</u> zugeordnet?

(A) Carbonsäure: R–COOH
(B) Amine: R–N
(C) Alkohole und Phenole: R–OH
(D) Ether: R_1-O-R_2
(E) Aldehyde: R_1-HO-R_2

44. Der absolute Nullpunkt (0 Kelvin) entspricht wie vielen Grad Celsius?

(A) –272,15
(B) –275
(C) –273,15
(D) –274,5
(E) –271

Notizen

45. Welche Aussagen zu Stickstoffsauerstoffverbindungen sind richtig?

1. Distickstoffmonoxid ist *Lachgas.*
2. Distickstoffmonoxid ist (in kleinsten Konzentrationen) für die Blutdruckregulation verantwortlich.
3. Stickoxide können sauren Regen auslösen.
4. Stickstoffdioxid ist eine sehr gesunde Verbindung.

(A) 2. und 4. sind richtig.
(B) 1., 2. und 3. sind richtig.
(C) Nur 4. ist richtig.
(D) Alle sind richtig.
(E) 1. und 3. sind richtig.

46. Welche Aussagen über Lösungen sind richtig?

1. Ethanol und Wasser ergeben eine Lösung.
2. Sauerstoff kann sich in Wasser lösen.
3. Glucose und Wasser ergeben eine Lösung.
4. Zellen verteilt in Wasser ergeben eine Lösung.

(A) Alle sind richtig.
(B) 1., 2. und 3. sind richtig.
(C) 2. und 4. sind richtig.
(D) Nur 4. ist richtig.
(E) 1. und 3. sind richtig.

47. Bei welcher Formelschreibweise werden die H-Atome NICHT niedergeschrieben?

(A) Valenzstrichformel
(B) Strukturformel
(C) Summenformel
(D) Skelettformel
(E) Keilstrichformel

48. Eine Pufferlösung aus 0,1 M Essigsäure (pKs = 4,75) und 0,001 M Na-Acetat hat einen pH-Wert von:

(A) 6,75
(B) 4,75
(C) 2,75
(D) 3,75
(E) 5,75

49. Welchen Wert hat die allgemeine Gaskonstante R?

(A) 0,83
(B) 8,31
(C) 83,1
(D) 17
(E) 1,38

Umblättern und weiterarbeiten!

Notizen

50. Die Vertreter welcher Stoffklasse besitzen mindestens eine Hydroxylgruppe?

(A) Keine der Antwortmöglichkeiten ist korrekt.
(B) Aldehyde
(C) Alkohole
(D) Ketone
(E) Ether

51. Welche Aussage ist NICHT richtig?

(A) Stickstoffmonoxid erweitert in kleinster Konzentration die Blutgefäße und ist somit für die Blutdruckregulation im Körper verantwortlich.
(B) Chlor ist ein Halogen.
(C) Das Ionisierungspotenzial ist immer negativ.
(D) Wasser hat seine größte Dichte bei 4 Grad Celsius.
(E) Atome gleicher Ordnungszahl, aber unterschiedlicher Massenzahl nennt man Isotope.

52. Welchen pH-Wert hat eine 1-mM-Natronlauge?

(A) 5
(B) 11
(C) 12
(D) 2
(E) 10

53. Für chemische Reaktionen mit sehr großer Gleichgewichtskonstante $K >> 1$ gilt:

1. Im Gleichgewicht überwiegen bei weitem die Produkte.
2. Die Standard-Freie-Reaktionsenthalpieänderung ist stark negativ.
3. Die Reaktion ist exergonisch.
4. Die Reaktion kann zur Arbeitsleistung herangezogen werden.

(A) Nur 4. ist richtig.
(B) 1., 2. und 3. sind richtig.
(C) 1. und 3. sind richtig.
(D) Alle sind richtig.
(E) 2. und 4. sind richtig.

54. Welche Aussagen zu Puffern sind richtig?

1. Der pH-Wert eines Puffers hängt in erster Linie von der Konzentration der Puffersäure ab.
2. Die Pufferkapazität hängt von den Konzentrationen der Pufferkomponenten ab.
3. Der pH-Wert eines Puffersystems ist unabhängig von der Stärke der Puffersäure.
4. Der pH-Wert eines Puffers wird wesentlich durch die Stärke der Puffersäure bestimmt.

(A) 1., 2. und 3. sind richtig.
(B) 1. und 3. sind richtig.
(C) 2. und 4. sind richtig.
(D) Nur 4. ist richtig.
(E) Alle sind richtig.

Notizen

55. Ein Puffer besteht aus einer Säure mit einem pKs = 5,5 und einer Konzentration von 25 mM sowie deren Salz in einer Konzentration von 250 mM. Welche Aussagen sind richtig?

1. Der pH-Wert des Puffers wird etwa 6,5 betragen.
2. Der pH-Wert liegt an der Grenze des Pufferbereichs.
3. Bei einer Salzkonzentration von 2,5 mM hätte der Puffer einen pH-Wert von 4,5.
4. Es handelt sich um einen equimolaren Puffer.

(A) 1., 2. und 3. sind richtig.
(B) 1. und 3. sind richtig.
(C) Nur 4. ist richtig.
(D) 2. und 4. sind richtig.
(E) Alle sind richtig.

56. Welche Aussage ist richtig? Bei einer Suspension ist:

(A) eine feste Phase verteilt in einer flüssigen Phase
(B) eine flüssige Phase verteilt in einer flüssigen Phase
(C) eine gasförmige Phase verteilt in einer flüssigen Phase
(D) eine flüssige Phase verteilt in einer gasförmigen Phase
(E) eine feste Phase verteilt in einer festen Phase

57. Welche Größen lassen sich bei einer chemischen Reaktion durch einen Katalysator beeinflussen?

1. Reaktionsenthalpie ΔH
2. Reaktionsgeschwindigkeit
3. Maximale Ausbeute an Reaktionsprodukten
4. Aktivierungsenergie E_A

(A) Alle sind richtig.
(B) 1. und 3. sind richtig.
(C) Nur 4. ist richtig.
(D) 1., 2. und 3. sind richtig.
(E) 2. und 4. sind richtig.

58. Elektromagnetische Wellen haben verschiedene Eigenschaften, die man beschreiben kann. Welche der nachfolgenden Aussagen ist/sind diesbezüglich korrekt?

1. Licht ist niemals ein Teilchen.
2. Elektromagnetische Wellen haben unter jeglichen Bedingungen immer dieselbe Ausbreitungsgeschwindigkeit.
3. Elektromagnetische Wellen unterscheiden sich nur in ihrer Wellenlänge.
4. Licht kann sowohl als Welle als auch als Teilchen (Photon) agieren.

(A) 2. und 4. sind korrekt.
(B) 1. und 3. sind korrekt.
(C) Nur 4. ist korrekt.
(D) Keine der Antwortmöglichkeiten ist korrekt.
(E) Alle Antworten sind korrekt.

59. Als Kondensation bezeichnet man die Veränderung des Aggregatzustands von …

(A) fest zu gasförmig
(B) gasförmig zu flüssig
(C) fest zu flüssig
(D) gasförmig zu fest
(E) flüssig zu gasförmig

Umblättern und weiterarbeiten!

Notizen

60. Welche Aussagen zum Thema Halogene sind richtig?

1. Halogene nennt man die Elemente der 6. Hauptgruppe.
2. Halogene können die Oxidationszahlen −1 bis 7 aufweisen.
3. Halogene geben leicht ein Elektron ab.
4. Chlor ist ein stark giftiges Gas.

(A) 1., 2. und 3. sind richtig.
(B) Alle sind richtig.
(C) 2. und 4. sind richtig.
(D) Nur 4. ist richtig.
(E) 1. und 3. sind richtig.

61. Welches der folgenden Elemente des Periodensystems bildet ein Elementmolekül, um eine stabilere Form zu erreichen?

(A) Kalzium
(B) Aluminium
(C) Chlor
(D) Helium
(E) Magnesium

62. Welche Aussagen zum Periodensystem sind richtig?

1. Nichtmetalle stehen im Periodensystem vorzugsweise links oben, Metalle eher rechts unten.
2. Die waagrechten Elementreihen heißen Perioden, die senkrechten Reihen heißen Gruppen.
3. Bei Übergangsmetallen werden die d-Orbitale der äußersten Schale gefüllt.
4. Edelgase haben vollständig gefüllte p-Orbitale in der Valenzschale.

(A) Nur 4. ist richtig.
(B) 2. und 4. sind richtig.
(C) Alle sind richtig.
(D) 1. und 3. sind richtig.
(E) 1., 2. und 3. sind richtig.

63. Welche Aussagen zum Atombau treffen zu?

(A) Elektronen sind positiv geladen und befinden sich im Atomkern.
(B) Elektronen sind negativ geladen und befinden sich im Atomkern.
(C) Elektronen sind positiv geladen und befinden sich im Atomkern.
(D) Elektronen sind negativ geladen und befinden sich in der Atomhülle.
(E) Elektronen besitzen keine Ladung und befinden sich im Atomkern.

64. Bei Reaktionen nullter Ordnung

1. wird pro Zeiteinheit immer gleichviel Substrat umgesetzt
2. spielt die Konzentration des Substrats für die Geschwindigkeit keine Rolle
3. läuft die Reaktion zu Beginn schneller als am Ende
4. verwendet man am besten die Halbwertszeit zur Beschreibung der Geschwindigkeit

(A) Alle sind richtig.
(B) 2. und 4. sind richtig.
(C) 1. und 2. sind richtig.
(D) 1., 2. und 3. sind richtig.
(E) Nur 1. ist richtig.

Notizen

Physik

Bearbeitungszeit: 16 Minuten für 18 Aufgaben

65. Die Eindringtiefe einer elektromagnetischen Welle (im Bereich bis 10 Ghz)

1. steigt mit zunehmender Frequenz
2. sinkt mit zunehmender Frequenz
3. ist abhängig von der Gewebeart
4. ist unabhängig von der Frequenz

(A) 3. und 4. sind richtig
(B) Nur 2. ist richtig
(C) 2. und 3. sind richtig
(D) Nur 1. ist richtig
(E) 1. und 3. sind richtig

66. Ein Effektivwert von 230 Volt bedeutet, dass …

(A) der Mittelwert der Wechselspannung über eine Periodendauer ungefähr 230 Volt beträgt
(B) die Wechselspannung sinusförmig zwischen Amplituden von +230 V und 230 V verläuft
(C) die Wechselspannung sinusförmig zwischen Amplituden von ungefähr +163 V und 163 V verläuft
(D) der Mittelwert der Wechselspannung über eine Periodendauer 115 Volt beträgt
(E) die Wechselspannung sinusförmig zwischen Amplituden von ungefähr 325 V und –325 V verläuft

67. Welche der unten angeführten Behauptungen über den Wechselstromwiderstand XC einer Kapazität sind richtig?

1. Im Kondensator wird im Rhythmus der Wechselspannung ein elektrisches Feld auf-, abgebaut bzw. umgepolt.
2. Die elektrische Energie wird zu 100 % in Wärme umgesetzt.
3. Bei niedriger Frequenz verhält sich der Kondensator wie ein sehr kleiner Widerstand (bei Gleichspannung mit Frequenz Null quasi wie ein Kurzschluss).
4. Der Strom eilt der Spannung in der Phase um 90° voraus.

(A) 1. und 2. sind richtig.
(B) Nur 4. ist richtig.
(C) 1. und 4. sind richtig.
(D) 2. und 3. sind richtig.
(E) 1. und 3. sind richtig.

68. Die Wärmekapazität …

1. ist ein Maß für das Wärmespeichervermögen eines Körpers
2. ist der spezifischen Wärmekapazität des Körpers proportional
3. ist der Masse des Körpers proportional
4. ist der Temperatur des Körpers proportional

(A) Alle sind richtig.
(B) 1. und 3. sind richtig.
(C) 2. und 4. sind richtig.
(D) Nur 4. ist richtig.
(E) 1., 2. und 3. sind richtig.

Umblättern und weiterarbeiten!

Notizen

69. Welche Aussagen über das elektrische Potenzial ψ sind richtig?

1. ψ ist der Unterschied zwischen zwei Spannungen U.
2. Elektrische Spannung U ist der Unterschied zwischen zwei Potenzialen ψ.
3. Das elektrische Potenzial ist die Verschiebungsarbeit W an einer beweglichen Punktladung im elektrischen Feld E dividiert durch deren Ladungsmenge q, also $\frac{W}{q}$.
4. Die elektrische Verschiebungsarbeit einer Ladungsmenge q im Feld E ist lediglich von E und nicht von q abhängig.

(A) 1. und 3. sind richtig.
(B) 2. und 4. sind richtig.
(C) Nur 4. ist richtig.
(D) 1. und 4. sind richtig.
(E) 2. und 3. sind richtig.

70. Was ist der Unterschied zwischen Schwingung und Welle?

(A) Die Welle breitet sich aus, die Schwingung breitet sich nicht aus.
(B) Die Schwingung breitet sich aus, die Welle breitet sich nicht aus.
(C) Die Welle kann sich sowohl longitudinal als auch transversal ausbreiten, die Schwingung kann sich nur transversal ausbreiten.
(D) Die Welle beschreibt die Phasenverschiebung der Schwingung.
(E) Es gibt keinen Unterschied.

71. Welche der untenstehenden Strahlen können sich im luftleeren Raum ausbreiten?

(A) Alpha-Strahlen
(B) Wärmestrahlen
(C) Röntgenstrahlen
(D) Gamma-Strahlen
(E) Alle

72. Bei freiem Fall im Vakuum …

1. fällt ein Körper umso schneller, je schwerer er ist
2. wächst der zurückgelegte Weg proportional mit der Zeit
3. fällt ein schwerer Körper schneller als ein leichter
4. wächst die Geschwindigkeit linear mit der Zeit

(A) 2. und 4. sind richtig.
(B) 1., 2. und 3. sind richtig.
(C) Alle sind richtig.
(D) Nur 4. ist richtig.
(E) 1. und 3. sind richtig.

Notizen

73. Die biologische Halbwertszeit eines Radionuklids hängt ab von …

1. der zugeführten Menge an Radioaktivität
2. der Ausscheidungsrate (wie schnell das Radionuklid aus dem Körper ausgeschieden wird)
3. der biologischen Wirksamkeit des Radionuklids
4. dem Stoffwechsel bedingten Verbleib des Radionuklids im Körper

(A) Nur 4. ist richtig.
(B) 1., 2. und 3. sind richtig.
(C) 1. und 3. sind richtig.
(D) Alle sind richtig.
(E) 2. und 4. sind richtig

74. Folgende Eigenschaften der Materie kann man für die Temperaturmessung ausnutzen:

1. die Wärmestrahlung
2. den temperaturabhängigen elektrischen Widerstand
3. die thermoelektrische Spannung
4. das temperaturabhängige Volumen einer Flüssigkeit

(A) Nur 4. ist richtig.
(B) Alle sind richtig.
(C) 2. und 4. sind richtig.
(D) 1., 2. und 3. sind richtig.
(E) 1. und 3. sind richtig.

75. Was ist eine SI-Einheit?

(A) Volt
(B) Gramm
(C) Watt
(D) Celsius
(E) Candela

76. Welche Aussage(n) zum System *Eiswürfel in Wasser* ist (sind) richtig?

1. Es ist eine Stoffmischung.
2. Es ist ein homogenes System.
3. Es besteht aus mehr als 1 Komponente.
4. Es besteht aus mehr als 1 Phase.

(A) Nur 4. ist richtig.
(B) 1. und 3. sind richtig.
(C) 2. und 4. sind richtig.
(D) 1., 2. und 3. sind richtig.
(E) Alle sind richtig.

77. Die folgende Aufgabe soll mittels der allgemeinen Gasgleichung gelöst werden. Welche Temperatur in Celsius besitzen 30 mmol Wasserstoff bei 5 kPa in einer Flasche, deren Fassungsvermögen 3 L beträgt?

(A) 17,33 C°
(B) –2,135 C°
(C) 173,3 C°
(D) –213,15 C°
(E) 213,15 C°

Umblättern und weiterarbeiten!

78. Die Äquivalentdosis einer Gamma-Strahlungsquelle beträgt 2 mSv. Wie hoch ist die Energiedosis?

(A) 2,4 Sv
(B) 2 mSv
(C) 2 mGy
(D) 40 mGy
(E) 0,01 mGy

79. Bei einem Wölbspiegel (Konvexspiegel) …

(A) ist das Bild innerhalb der Brennweite und virtuell verkleinert.
(B) befindet sich das Bild außerhalb der Brennweite und ist verkehrt.
(C) kann das Bild reell und verkehrt sein.
(D) befindet das Bild sich zwischen einfacher und doppelter Brennweite, so ist es vergrößert.
(E) ist das Bild immer reell und vergrößert.

80. Den höchsten kalorischen Brennwert (Energiegehalt) pro Gramm hat:

(A) Wasser
(B) Luft
(C) Eiweiß
(D) Fett
(E) Kohlehydrat

81. Das spezifische Gewicht eines Körpers ist definiert als:

(A) $\frac{\text{Masse}}{\text{Volumen}}$

(B) $\frac{\text{Gewichtskraft}}{\text{Volumen}}$

(C) $\frac{\text{Volumen}}{\text{Masse}}$

(D) $\frac{\text{Molekulargewicht}}{\text{Volumen}}$

(E) $\frac{\text{Fallbeschleunigung}}{\text{Volumen}}$

82. Isotope unterscheiden sich:

(A) durch die Anzahl der Elektronen
(B) durch die Anzahl der Protonen
(C) durch die Stellung im Periodensystem
(D) durch die Anzahl der Neutronen
(E) durch ihr chemisches Verhalten

Notizen

Mathematik

Bearbeitungszeit: 11 Minuten für 12 Aufgaben

83. Um welche Art von Funktion handelt es sich bei dieser: $f(x) = 4x - 3$?

(A) Exponentialfunktion
(B) lineare Funktion
(C) Funktion 2. Grades
(D) Logarithmusfunktion
(E) quadratische Funktion

84. Wie verhält sich die Kreisfläche, wenn sich der Radius verdoppelt?

(A) Die relative Veränderung ist vom konkreten Radius abhängig.
(B) Die Kreisfläche vergrößert sich um den Faktor π (Pi).
(C) Die Kreisfläche wird unendlich groß.
(D) Die Kreisfläche vervierfacht sich.
(E) Die Kreisfläche verdoppelt sich.

85. Der Winkel im Bogenmaß …

1. ist das Verhältnis von Kreisbogen zu Durchmesser
2. beträgt für den vollen Kreis π
3. ist bei einem beliebigen Kreissektor dem Radius proportional
4. ist eine dimensionslose Zahl

(A) Alle sind richtig.
(B) 1., 2. und 3. sind richtig.
(C) 2. und 4. sind richtig.
(D) Nur 4. ist richtig.
(E) 1. und 3. sind richtig.

86. Wie viel Prozent sind $\frac{7}{8}$?

(A) ca. 77 %
(B) ca. 66 %
(C) ca. 88 %
(D) ca. 93 %
(E) ca. 54 %

87. Welche Aussage zur Sinuskurve ist korrekt?

(A) Geht durch 5
(B) Geht durch den Ursprung
(C) Geht durch 3
(D) Geht durch 1
(E) Geht durch 8

Umblättern und weiterarbeiten!

88. Die Dosierung eines Pharmakons ist häufig dem Körpergewicht des Patienten direkt proportional. Das bedeutet für die Praxis:

1. Ein Patient mit 60 kg benötigt die 1,5-fache Dosis als ein Patient mit 40 kg.
2. Ein Patient mit 80 kg benötigt die doppelte Dosis des Patienten mit 40 kg.
3. Ein Patient mit 20 kg benötigt die halbe Dosis des Patienten mit 40 kg.
4. Ein Patient mit 30 kg benötigt die 0,75-fache Dosis des Patienten mit 40 kg.

(A) Alle sind richtig.
(B) 1. und 3. sind richtig.
(C) 2. und 4. sind richtig.
(D) 1., 2. und 3. sind richtig.
(E) Nur 4. ist richtig.

89. Wieviel g H_2O bildet sich maximal aus 4 g H_2 (relative atomare Masse von H = 1, O = 16)?

(A) 32 g
(B) 18 g
(C) 36 g
(D) 34 g
(E) 4 g

90. $\frac{14}{28} - \frac{38}{76} =$

(A) $\frac{2}{4}$

(B) $\frac{24}{48}$

(C) $-\frac{24}{48}$

(D) $\frac{16}{78}$

(E) 0

91. $\frac{2}{18} - \frac{8}{9} =$

(A) $-\frac{7}{9}$

(B) $\frac{6}{18}$

(C) $\frac{7}{9}$

(D) $\frac{6}{9}$

(E) $\frac{1}{1}$

92. Für welche Zahl steht der Präfix Atto?

(A) 10^{-15}
(B) 10^{-12}
(C) 10^{-2}
(D) 10^{-19}
(E) 10^{-18}

93. Das Verhältnis der Länge eines Kreisbogens zum Kreisradius …

(A) ist der Kehrwert der Winkelgeschwindigkeit
(B) ist die Winkelangabe in Radiant (rad)
(C) ist die Definition des Raumwinkels
(D) ist die Definition des Winkels in Grad
(E) ergibt eine imaginäre Zahl

94. Die Summe der Winkel in einem ganzen Kreis ist gleich:

(A) 380 Grad
(B) 90 Grad
(C) 180 Grad
(D) 320 Grad
(E) 360 Grad

Nicht umblättern!
Warten Sie auf das
Zeichen des Testleiters.

STOP

5.2 Textverständnis

Dieser Testteil umfasst **12 Aufgaben**, die ihr in **35 Minuten** bearbeiten müsst. Damit prüft der MedAT, wie gut ihr komplexe Texte zügig lesen, die wesentlichen Informationen herausfiltern und korrekt wiedergeben könnt. Die Texte stammen überwiegend aus natur- oder lebenswissenschaftlichen Bereichen; externes Vorwissen ist jedoch nicht nötig, denn alle Fragen lassen sich allein aus dem Inhalt beantworten. Eine typische Aufgabe könnte folgendermaßen aussehen:

Welche der folgenden Aussagen lassen sich aus dem Text ableiten?

1. Die Häm-Gruppe besteht aus vier Polypeptidketten mit je einer Farbstoffkomponente, die Sauerstoff transportiert.
2. Wird ein Erythrozyt in eine hypotonische Lösung gelegt, strömt Wasser aus der Zelle, weil die Lösung teilchenärmer ist als das Plasma.
3. Erythrozyten entstehen aus Retikulozyten und enthalten keine Mitochondrien.
4. Der Hämatokrit gibt den Anteil der Erythrozyten am Blutvolumen an.

(A) 3. und 4. sind richtig.
(B) 1., 3. und 4. sind richtig.
(C) 2., 3. und 4. sind richtig.
(D) Alle sind richtig.
(E) 4. ist richtig.

Angenommen, der Text bestätigt nur die Aussagen 3 und 4, dann wäre Antwort A korrekt. Diese Antwort kreuzt ihr – wie in den allgemeinen Bearbeitungshinweisen beschrieben – eindeutig im Antwortbogen an. Für jede richtige Lösung erhaltet ihr **1 Punkt**; falsche oder ausgelassene Antworten bringen **0 Punkte**.

Umblättern und weiterarbeiten!

Notizen

Bearbeitungszeit: 35 Minuten für 12 Aufgaben

Text 1: Was eine Kläranlage mit Biologie zu tun hat

Am Beispiel einer Kläranlage lassen sich die einzelnen Schritte im Abbauprozess von organischem Material verdeutlichen. Eine Kläranlage besteht aus mindestens zwei Stufen: In der mechanischen Stufe werden gröbere Verschmutzungen beseitigt, während in der biologischen Stufe organische Materialien abgebaut werden. Viele Kläranlagen besitzen zudem weitere Stufen, bei denen auf die speziellen Anforderungen des regionalen Abwassers eingegangen wird. Am Beispiel der biologischen Stufe, die aus Belebungsbecken, Nachklärbecken und Faulturm besteht, lassen sich in überschaubarem Maßstab die natürlichen Abbauprozesse nachvollziehen. Das in der mechanischen Stufe bereits vorgeklärte Abwasser läuft in das Belebungsbecken, wo aerobe Bakterien Kohlenstoffverbindungen zu Kohlenstoffdioxid abbauen. Damit ideale Bedingungen herrschen, wird in das Becken Sauerstoff eingeblasen. Neben den Bakterien befinden sich in diesem Becken auch Protozoen, die als Indikatoren für die richtigen Bedingungen dienen. Bakterien, Protozoen und organische Substanzen bilden zusammen die sog. Belebtschlammflocken. Aus dem Belebungsbecken fließt das Abwasser mit dem Belebtschlamm in das Nachklärbecken. In diesem Becken steht das Wasser, so dass sich die Flocken absetzen können. Ein Teil des entstehenden Schlamms wird zurück in das Belebungsbecken gepumpt, der restliche Anteil wird mit Schlämmen aus der mechanischen Stufe im Faulturm eingelagert. Dort finden unter Ausschluss von Sauerstoff anaerobe Abbauprozesse statt, bei denen hauptsächlich Methan entsteht. Anthropogene Eingriffe in die Stoffkreisläufe können das natürliche Gleichgewicht stören. In Gewässern stellen Stickstoff und Phosphor begrenzende Faktoren für das Pflanzen- und Algenwachstum dar. Durch Düngung in der Landwirtschaft werden Verbindungen dieser Elemente in großen Mengen in Gewässer gespült. Die eingetragenen mineralischen Nährstoffe fördern das Algenwachstum derart, dass die Primärkonsumenten diese nicht mehr verzehren können. Es kann zur Eutrophierung eines Gewässers kommen. Ein nährstoffarmer (oligotropher) kann so zu einem nährstoffreichen (eutrophen) See werden (das Gewässer „kippt"). Sterben die Algenmassen ab, sinken sie zu Boden, wo sie von Destruenten unter Sauerstoffverbrauch abgebaut werden. Ist der Sauerstoff aufgebraucht, bauen Bakterien unter anaeroben Bedingungen die organische Masse weiter ab. Hierbei entstehen Fäulnisgase wie Methan, Ammoniak und Schwefelwasserstoff, die für höhere Organismen z. T. toxisch sind.

aus: Sonnleitner/Rojacher, BASICS Biologie. Elsevier, München 2009, S. 99.

Notizen

95. Welche der folgenden Aussagen lassen sich aus dem Inhalt dieses Textes ableiten?

1. Die biologische Stufe einer Kläranlage besteht aus dem Belebungsbecken, in dem aerobe Bakterien Kohlenstoffverbindungen zu Kohlenstoffdioxid abbauen, und dem Nachklärbecken.
2. Belebtschlammflocken werden durch eine mechanische Stufe im Nachklärbecken gesiebt und dann zurück ins Belebungsbecken gepumpt.
3. Protozoen sind Bestandteil der Belebtschlammflocken.

(A) 1. und 2. sind richtig.
(B) 3. ist richtig.
(C) 1. ist richtig.
(D) 1. und 3. sind richtig.
(E) Alle sind richtig.

96. Welche der folgenden Aussagen lassen sich aus dem Inhalt dieses Textes ableiten?

1. Im Faulturm einer Kläranlage befinden sich Bakterien.
2. Stickstoff und Phosphor stellen in Gewässern begrenzende Faktoren für das Pflanzen- und Algenwachstum dar, weshalb ein vermehrter Eintrag dieser Stoffe durch die Landwirtschaft zu einer Limitierung des Algenwachstums führt.
3. Das „Kippen" eines Gewässers kann durch menschliche Eingriffe in Stoffkreisläufe ausgelöst werden.
4. Ist der Sauerstoff in einem Gewässer aufgebraucht, so sterben die Algen ab, da sie auf den Sauerstoff angewiesen sind.

(A) 1., 2. und 3. sind richtig.
(B) 1., 3. und 4. sind richtig.
(C) 3. und 4. sind richtig.
(D) 2., 3. und 4. sind richtig.
(E) 1. und 3. sind richtig.

97. Welche der folgenden Aussagen lassen sich aus dem Inhalt dieses Textes ableiten?

1. Fäulnisgase wie Methan entstehen sowohl im Faulturm einer Kläranlage, wie auch in einem eutrophen See.
2. In das Belebungsbecken einer Kläranlage wird Sauerstoff eingeblasen, um ideale Bedingungen zu schaffen.
3. Neben der biologischen Stufe einer Kläranlage existiert mindestens noch eine weitere, mechanische Stufe.
4. Natürliche Abbauprozesse können in überschaubaren Maßstäben in der biologischen Stufe einer Kläranlage beobachtet werden.

(A) 1., 2. und 3. sind richtig.
(B) Alle sind richtig.
(C) 2. und 3. sind richtig.
(D) 1., 3. und 4. sind richtig.
(E) 2., 3. und 4. sind richtig.

Umblättern und weiterarbeiten!

Text 2: Populationen und deren Gleichgewicht

„Unter einer Population versteht man eine lokal begrenzte Gruppe von Individuen, die der gleichen Art angehören und sich untereinander fortpflanzen können“. Der Beitrag, den ein Individuum durch eigene Fortpflanzung oder durch die Unterstützung von Verwandten zum Genbestand der Folgegeneration leistet, wird als biologische Fitness bezeichnet. Hierbei ist es nicht nur wichtig, möglichst viele Nachkommen zu produzieren, vielmehr muss sichergestellt werden, dass eine möglichst große Anzahl von Nachkommen das fortpflanzungsfähige Alter erreicht. Die Populationsgröße ist die Gesamtzahl an Individuen einer Population, wogegen die Populationsdichte die Anzahl der Individuen auf der zur Verfügung stehenden Fläche beschreibt. Eine Population ist kein statisches Gebilde. Verschiedene Faktoren können ihre Dichte beeinflussen bzw. begrenzen; diese werden in dichteunabhängige und dichteabhängige Faktoren unterteilt. Wissenschaftler diskutieren bis heute kontrovers, ob dichteunabhängige oder dichteabhängige Faktoren das Wachstum einer Population begrenzen. Als relativ gesichert gilt, dass Begrenzungsfaktoren artspezifisch sind und meist Faktoren beider Gruppen eine Rolle spielen. Nimmt die Populationsdichte ein bestimmtes Maß an, so verändert sie sich kaum noch. Begrenzende Faktoren verhindern ein weiteres Wachstum der Population, da sie negativ rückkoppelnd auf die Reproduktionsrate wirken. Diese entspricht dann in etwa der Sterberate, so dass ein dynamisches Gleichgewicht entsteht. Anhand des Wachstums einer Bakterienkolonie in einem statischen Medium lassen sich die Wachstumsphasen in einer Population verdeutlichen. Bei einigen Tierarten, wie z. B. bei diversen Nagetier- oder Insektenarten, kommt es zu auffälligen periodischen Schwankungen der Individuenzahl. Dieses Phänomen wird als Massenwechsel bezeichnet. Die Ursache ist weitgehend ungeklärt. Wahrscheinlich sind je nach Art unterschiedliche Faktoren für einen solchen Massenwechsel verantwortlich. Eine mögliche Hypothese geht von Zusammenhängen zwischen Räuber- und Beutepopulation aus. Steigt die Population der Beutetiere, so wächst auch die Anzahl von Räubern, die ihrerseits wiederum die Zahl der Beutetiere dezimiert. Neuere Forschungen zeigten aber, dass die Anzahl der Räuber nicht der alleinige Faktor zur Regulation der Beutetierdichte sein kann. In einer anderen Hypothese wird davon ausgegangen, dass die periodischen Schwankungen in den Lebensbedingungen der jeweiligen Art zu suchen sind. Günstige Lebensbedingungen resultieren in einer hohen Reproduktionsrate, wohingegen dichtebegrenzende Faktoren wie Stress, Konkurrenz und Krankheiten erst mit einer Verzögerung negativ rückkoppelnd auf die Reproduktionsrate wirken. Die Population ist zu diesem Zeitpunkt schon sehr stark angewachsen. Je nach Art können die Folgen eines solchen sprunghaften Anstiegs der Individuenzahl unterschiedliche Konsequenzen haben.

aus: Sonnleitner/Rojacher, BASICS Biologie. Elsevier, München 2009, S. 100 f.

98. Welche der folgenden Aussagen lassen sich aus dem Inhalt dieses Textes ableiten?

1. Eine Voraussetzung für ein Individuum, einer bestimmten Population anzugehören ist unter anderem, dass es sich mit den anderen Individuen dieser Population fortpflanzen kann.
2. Zur biologischen Fitness gehört unter anderem die Produktion möglichst vieler Nachkommen, die das fortpflanzungsfähige Alter erreichen.
3. Die Anzahl der Individuen, die zur Betrachtung einer Population zusammengefasst werden, ist festgesetzt und unterliegt damit keinen Schwankungen, wohingegen sich die Populationsdichte durch die Veränderung des zur Verfügung stehenden Raums ständig ändert.
4. Begrenzungsfaktoren von Populationen sind artübergreifend meistens dieselben.

(A) Alle sind richtig.
(B) 1. und 2. sind richtig.
(C) 1., 2. und 3 sind richtig.
(D) 2. und 3. sind richtig.
(E) 2. und 4. sind richtig.

99. Welche der folgenden Aussagen lassen sich aus dem Inhalt dieses Textes ableiten?

1. Einige Populationen unterliegen dem Phänomen des sog. Massenwechsels.
2. Ein Grund für den Massenwechsel bei einigen Tierarten ist die stark schwankende biologische Fitness.
3. Bestandteil eines dynamischen Gleichgewichts ist eine negative Rückkopplung, die das Wachstum einer Population reguliert.
4. Begrenzungsfaktoren für das Wachstum einer Population können dichteabhängig wie auch dichteunabhängig sein.

(A) 1., 3. und 4. sind richtig.
(B) 1. und 4. sind richtig.
(C) 1. und 3. sind richtig.
(D) 1., 2. und 4. richtig.
(E) 1., 2. und 3. sind richtig.

100. Welche der folgenden Aussagen lassen sich aus dem Inhalt dieses Textes ableiten?

1. Räuber- und Beutepopulationen beeinflussen einander.
2. Wachstumsphasen von Populationen können anhand des Wachstums von Bakterienkolonien untersucht werden.
3. Günstige Lebensbedingungen senken die Reproduktionsrate, da die biologische Fitness der überlebenden Nachkommen höher ist.

(A) 1. ist richtig.
(B) Alle sind richtig.
(C) 2. ist richtig.
(D) 1. und 2. sind richtig.
(E) 1. und 3. sind richtig.

Umblättern und weiterarbeiten!

Notizen

Text 3: Atome und die Welt des Kleinsten

Atome bestehen aus Elementarteilchen: Protonen (p+), Neutronen (n) und Elektronen (e-). Diese unterscheiden sich durch ihre Ladung und Masse voneinander. Protonen und Elektronen tragen die gleiche Ladung von $1{,}6 \times 10^{19}$ C (Coulomb). Bei den Protonen ist diese Ladung positiv, bei den Elektronen negativ. Die Neutronen sind, wie sich aufgrund ihres Namens vermuten lässt, in ihrer Ladung neutral. Da die absolute Ladung zu unhandlich ist, verwendet man an ihrer Stelle die relative Ladung. Für ein Proton ist die relative Ladung +1 und für ein Elektron -1. Die Masse der Protonen und Neutronen ist gleich, sie wiegen jeweils $1{,}66 \times 10^{-24}$ g. Da auch diese Zahl zu unhandlich ist, wird an ihrer Stelle die relative Masse verwendet. Dabei dient das Kohlenstoffatom ^{12}C als Bezugswert. Ein Proton und ein Neutron wiegen jeweils ungefähr 1/12 vom Kohlenstoffatom, also nahezu 1. Die Elektronen sind viel leichter und wiegen nur $\frac{1}{2000}$ eines Protons. Im Kern befinden sich die Protonen und Neutronen, deshalb trägt er fast das ganze Gewicht des Atoms. Die Atomhülle wiegt dagegen im Vergleich zum Kern so gut wie nichts. Bei den Größenverhältnissen ist es umgekehrt: Der Kern ist im Vergleich zur Hülle winzig klein. Er hat einen Durchmesser von nur 10^{-15} m, das Atom von 10^{-10} m. Das Verhältnis ist ungefähr so wie ein Tischtennisball in einer Sporthalle. Den Elektronen steht somit ein riesiger Raum zur Verfügung, in dem sie sich bewegen. Diese Elektronenhülle um das Atom dient auch als Abstandshalter zwischen den einzelnen Atomkernen. Der Kern ist durch die Protonen positiv geladen. Die Neutronen dienen als eine Art Abstandshalter zwischen den Protonen innerhalb des Kerns. Die Hülle ist negativ geladen, da sich in ihr die Elektronen aufhalten. Nach außen hin ist die Ladung eines Atoms neutral, da in einem Atom immer gleich viele Elektronen wie Protonen vorkommen. Die Anzahl der Protonen im Kern wird durch die Kernladungszahl beschrieben. Nach ihr werden die Atome in aufsteigender Reihenfolge im Periodensystem angeordnet. Deshalb wird sie auch Ordnungszahl genannt. Wasserstoff hat z. B. die Ordnungszahl 1, Helium 2 und Sauerstoff 8. Da Atome nach außen neutral sind, kommen immer gleich viele Elektronen wie Protonen vor, somit entspricht die Ordnungszahl gleichzeitig auch der Anzahl der Elektronen eines Atoms. Beispiel: Kohlenstoff hat die Ordnungszahl 6. Er steht also an sechster Stelle im Periodensystem. Damit ist auch klar, dass er 6 Protonen in seinem Kern enthält und 6 Elektronen in seiner Hülle. Seine relative Atommasse liegt bei 12,011. Während die Atommasse der Protonen und Neutronen bei ca. 1 liegt, ist die Masse des Elektrons zu vernachlässigen. Daraus lässt sich schließen, dass neben den 6 Protonen noch 6 Neutronen im Kern vorliegen müssen. Die Gesamtzahl der Neutronen und Protonen bezeichnet man auch als Massenzahl. Sie entspricht annäherungsweise der Atommasse.

aus: Meyer, BASICS Chemie. Elsevier, München 2010, S. 6.

101. Welche der folgenden Aussagen lassen sich aus dem Inhalt dieses Textes ableiten?

1. Um einen Bezugswert für die relative Masse zu bekommen, wurde die Masse eines ^{12}C Kohlenstoffatoms als relative Masse 1 definiert.
2. Ein Sauerstoffatom hat die relative Masse 8.
3. Die Anzahl der Teilchen im Kern eines Atoms gibt gleichzeitig die Kernladungszahl dieses Atoms an.
4. Es gibt drei Arten von Elementarteilchen, aus denen die Atome aufgebaut sind.

(A) 2. und 4. sind richtig.
(B) Alle sind richtig.
(C) 1., 2. und 3. sind richtig.
(D) 4. ist richtig.
(E) 1., 2. und 4. sind richtig.

102. Welche der folgenden Aussagen lassen sich aus dem Inhalt dieses Textes ableiten?

1. Protonen und Elektronen besitzen die gleiche Masse von ca. $1{,}66 \times 10^{-24}$ g.
2. Ein Elektron wiegt nur einen Bruchteil eines ^{12}C Kohlenstoffatoms.
3. Die Atomhülle wiegt ein Vielfaches weniger als der Atomkern, was sich auch in den Größenverhältnissen widerspiegelt.
4. Damit sich die Ladungen ausgleichen und das Atom nach außen hin elektrisch neutral erscheint, müssen stets genauso viele Neutronen wie negativ geladene Elektronen vorhanden sein.

(A) 1. und 2. sind richtig.
(B) 1., 2. und 3. sind richtig.
(C) 2. ist richtig.
(D) 2. und 3. sind richtig.
(E) 2., 3. und 4. sind richtig.

103. Welche der folgenden Aussagen lassen sich aus dem Inhalt dieses Textes ableiten?

1. Der Raum, den Elektronen in einem Atom zur Verfügung haben, hat eine Ausdehnung von 10^{-15} m.
2. Die Anzahl der Neutronen in einem Atomkern ist festgelegt durch die Anzahl der Protonen.
3. Bei der Abschätzung der Atommasse kann die Masse der Elektronen weitgehend vernachlässig werden.

(A) 1. ist richtig.
(B) 3. ist richtig.
(C) 2. ist richtig.
(D) Keine ist richtig.
(E) 1. und 3. sind richtig.

Umblättern und weiterarbeiten!

Text 4: Die Aggregatzustände

Materie kann in drei Aggregatzuständen vorliegen: fest, flüssig und gasförmig. Daneben gibt es noch den Plasmazustand bei extrem tiefen Temperaturen. Geht ein Aggregatzustand in einen anderen über, so gibt es dafür feststehende Begriffe. In welchem Zustand ein Stoff vorliegt, hängt von seinen Umgebungsbedingungen, wie Temperatur und Druck ab. Bei dem Versuch, eine Eisenstange zu verbiegen, bedarf es einer enormen Kraft. Auf Ebene der Atome bedeutet dies, dass sich die einzelnen Teilchen des Feststoffes nur sehr schwer gegeneinander verschieben lassen. Will man die Stange gar durchbrechen – also die Teilchen voneinander lösen –, so muss man eine noch größere Kraft aufwenden. Zwischen den Atomen wirken starke Anziehungskräfte, die sie auf ihren Plätzen festhalten, so dass sie sich nicht frei bewegen, sondern lediglich um sich selbst rotieren können. Bei den Feststoffen unterscheidet man die kristallinen und die amorphen Feststoffe. Bei den kristallinen stehen die Atome nicht nur sehr dicht, sondern zusätzlich auch sehr geordnet zueinander. Der Feststoff hat eine definierte Form und ein definiertes Volumen. Ein typisches Beispiel sind Kristalle. Die amorphen Stoffe zeigen keine solch geordnete Struktur, weshalb sie auch keine definierte Form annehmen, z. B. Pulver. In Flüssigkeiten zeigen die Atome mehr Eigenbewegung als in Feststoffen. Die Atome bewegen sich stärker gegeneinander und haben damit eine höhere kinetische Energie. Dadurch beansprucht jedes Atom mehr Raum für sich und der Abstand zwischen ihnen wird größer. Flüssigkeiten können daher keine feste Form annehmen, sondern passen sich jeder Gefäßform an. Ihr Volumen bleibt dabei – egal in welcher Form – gleich. Die Anziehungskräfte der Atome sind gering – dadurch lassen sich Flüssigkeiten gut teilen –, aber noch vorhanden, was sich am Zusammenhalt eines Tropfens zeigt. Dies wird als Oberflächenspannung bezeichnet. Gas lässt sich im Gegensatz zu Flüssigkeiten und Feststoffen gut komprimieren und nimmt jeden zur Verfügung stehenden Raum ein. Dies lässt sich dadurch erklären, dass die Atome eines Gases einen sehr großen Abstand voneinander haben. Die Anziehungskräfte zwischen ihnen sind äußerst gering, und die einzelnen Atome haben die Möglichkeit, sich frei und ungeordnet zu bewegen. Somit haben Gase keine feste Form. Die Geschwindigkeit der Atome eines Gases wird durch die kinetische Energie beschrieben. Sie steigt mit der Temperatur an. Je wärmer es ist, desto schneller bewegen sich die Atome, das Gas dehnt sich aus. Treffen die Atome dabei auf eine Begrenzung, so erzeugen sie durch ihren Aufprall einen Druck.

aus: Meyer, BASICS Chemie. Elsevier, München 2010, S. 10.

Notizen

104. Welche der folgenden Aussagen lassen sich aus dem Inhalt dieses Textes ableiten?

1. Flüssigkeiten sind in dem Volumen, das sie einnehmen, veränderbar.
2. Die kinetische Energie der Atome eines Gases steigt mit der Temperatur.
3. In Feststoffen lassen sich die Teilchen nur schwer gegeneinander verschieben.

(A) 2. und 3. sind richtig.
(B) Alle sind richtig.
(C) 2. ist richtig.
(D) 3. ist richtig.
(E) 1. und 2. sind richtig.

105. Welche der folgenden Aussagen lassen sich aus dem Inhalt dieses Textes ableiten?

1. Atome in Feststoffen sind großen Anziehungskräften ausgesetzt und können lediglich um sich selbst rotieren.
2. Die Teilchen in Gasen haben einen großen Abstand voneinander und lassen sich daher gut komprimieren.
3. Der Druck, den Gase erzeugen, ist eine Folge von Teilchen, die angetrieben durch ihre kinetische Energie auf eine Begrenzung treffen.

(A) 1. und 2. sind richtig.
(B) 1. und 3. sind richtig.
(C) Alle sind richtig.
(D) 2. und 3. sind richtig.
(E) 3. ist richtig.

106. Welche der folgenden Aussagen lassen sich aus dem Inhalt dieses Textes ableiten?

1. Um eine Eisenstange brechen zu können, muss man große Kräfte aufbringen, um die starken Anziehungskräfte zwischen den Atomen des Feststoffs zu überwinden.
2. In Flüssigkeiten sind die Teilchen zwar weiter voneinander entfernt als in Feststoffen, besitzen jedoch eine geringere kinetische Energie, da die Atome in Feststoffen um sich selbst rotieren und somit eine hohe kinetische Energie besitzen.
3. Gase passen sich jeder Gefäßform an.
4. Amorphe Stoffe werden trotz ihrer fehlenden geordneten Struktur zu den Feststoffen gezählt.

(A) 1., 2. und 4. sind richtig.
(B) Alle sind richtig.
(C) 1., 2. und 3. sind richtig.
(D) 2., 3. und 4. sind richtig.
(E) 1., 3. und 4. sind richtig.

Nicht umblättern!
Warten Sie auf das
Zeichen des Testleiters.

STOP

Notizen

Notizen

5.3 Kognitive Fähigkeiten und Fertigkeiten

Der Testteil Kognitive Fähigkeiten und Fertigkeiten (KFF) prüft mit **75 Aufgaben** in **88 Minuten** bestimmte für das erfolgreiche Absolvieren eines Medizinstudiums relevante mentale Kompetenzen.
Die Aufgaben jedes Untertests sehen unterschiedlich aus. Die Anweisungen für die Bearbeitung sind den jeweiligen Informationstexten der Untertests zu entnehmen.
Für jede korrekte Antwort im Antwortbogen wird **1 Punkt** vergeben. Für jede falsche Antwort werden **0 Punkte** vergeben.
Die Aufteilung der Untertests des Testteils KFF gestaltet sich wie folgt:

- **Figuren zusammensetzen:** 15 Aufgaben in 20 Minuten
- **Gedächtnis und Merkfähigkeit – Lernphase:** 8 Allergieausweise in 8 Minuten
- **Zahlenfolgen:** 10 Aufgaben in 15 Minuten
- **Wortflüssigkeit:** 15 Aufgaben in 20 Minuten
- **Gedächtnis und Merkfähigkeit – Reproduktionsphase:** 25 Aufgaben in 15 Minuten
- **Implikationen erkennen:** 10 Aufgaben in 10 Minuten

Dieser Testteil ist in dieser Reihenfolge nach den Fachgebieten gegliedert. Er wird in der oben genannten zeitlichen Abfolge abgeprüft.

Figuren zusammensetzen

Der Untertest **Figuren zusammensetzen** umfasst **15 Aufgaben**, für die euch insgesamt **20 Minuten** zur Verfügung stehen. Geprüft wird vor allem euer **räumliches Vorstellungsvermögen**.
Ihr bekommt jeweils mehrere Teilausschnitte einer geometrischen Figur präsentiert. Eure Aufgabe ist, diese Puzzleteile geistig so zu kombinieren, dass ihr erkennt, welche vollständige Form sich daraus ergeben würde. Dabei treten zwei Grundformen auf:
Vielecke (Polygone): klassisch Dreiecke, Vierecke, Fünf- bis Achtecke; seit 2018 zusätzlich das gleichschenklige Trapez und seit 2025 auch Parallelogramme, rechtwinklige Dreiecke sowie weitere, von den Testerstellern nicht näher benannte Polygonformen.
Kreise bzw. Kreissektoren: stets ein Viertelkreis oder ein ganzzahliges Vielfaches davon, also Viertel-, Halb-, Dreiviertel- und Vollkreis.
Zu jeder Aufgabe werden euch fünf Optionen (A– E) angeboten. Vier Optionen zeigen konkrete Figuren, Option E lautet immer: „Keine der Antwortmöglichkeiten ist richtig". Ihr kreuzt jene Antwort an, deren Figur sich lückenlos aus den gegebenen Ausschnitten konstruieren ließe. Es gibt **1 Punkt** für eine richtige, **0 Punkte** für eine falsche oder ausgelassene Antwort – und gewertet wird ausschließlich, was ihr im Antwortbogen markiert.

Gedächtnis und Merkfähigkeit – Lernphase

Der Untertest **Gedächtnis und Merkfähigkeit** besteht aus zwei klar getrennten Phasen. Zuerst erhaltet ihr in der **Lernphase** genau **acht Allergieausweise**, für die insgesamt **acht Minuten** vorgesehen sind – also **eine Minute pro Ausweis**. Nach einer Pause von etwa 25 – 40 Minuten folgt die **Abrufphase**: Hier beantwortet ihr **25 Multiple-Choice-Fragen in 15 Minuten** (rund **36 Sekunden pro Frage**), die exakt auf den zuvor gemerkten Angaben basieren.

Lernphase:
Ihr seht acht Ausweise (zwei pro Seite), die jeweils folgende Felder enthalten:

1. Name
2. Geburtsdatum
3. Medikamenteneinnahme
4. Blutgruppe
5. bekannte Allergien
6. Ausweisnummer
7. Ausstellungsland
8. Passfoto

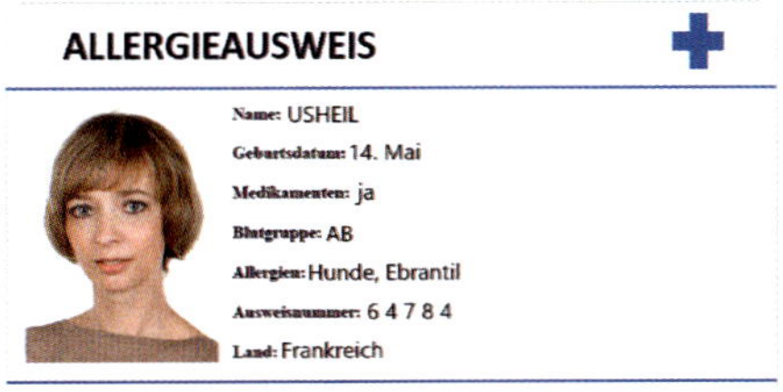

[P605, J787]

Abrufphase
Die Fragen tauchen in zwei Varianten auf:

- **Einzelausweis-Fragen** prüfen ein Detail eines spezifischen Ausweises.
- **Kombinations-Fragen** verbinden Angaben mehrerer Ausweise.

Beispiele:
Einzelausweis

Welches Geburtsdatum hat die Person mit der Ausweisnummer 78654?
(A) 20. April
(B) 18. Dezember
(C) 1. April
(D) 29. Juni
(E) 26. Dezember

Kombination

Personen aus welchem Land nehmen Medikamente ein?
(A) Island | Lettland | Litauen
(B) Russland | Weißrussland | Barbados
(C) Deutschland | Österreich | Schweiz
(D) Russland | Deutschland | Barbados
(E) Island | Deutschland | Lettland

Für jede korrekte Markierung im Antwortbogen gibt es **1 Punkt**, falsche oder leere Antworten bringen **0 Punkte**. Es zählt ausschließlich das eindeutige Kreuz im Antwortbogen – Notizen im Aufgabenheft werden nicht gewertet.

Zahlenfolgen

Der Untertest Zahlenfolgen umfasst **10 Aufgaben in 15 Minuten**. Ihr seht jeweils sieben aufeinanderfolgende Zahlen, die einem Rechensystem gehorchen. Eure Aufgabe ist, dieses Muster zu erkennen und die **zwei nächsten Zahlen** korrekt vorherzusagen.
Zu jeder Aufgabe sind fünf Optionen (A–E) gegeben, wobei (E) immer „Keine der Antwortmöglichkeiten ist korrekt" heißt.
Ein Beispiel könnte sein:

3 5 7 9 11 13 15 ? ?
(A) 15/18
(B) 11/13
(C) 16/18
(D) 17/19
(E) Keine der Antwortmöglichkeiten ist korrekt.

Hier lautet die richtige Antwort **D (17 / 19)**, denn es wird konstant **+2** addiert.
Für jede korrekte Antwort gibt es **1 Punkt**, falsche oder keine Antworten geben **0 Punkte**.

Wortflüssigkeit

Dieser Untertest prüft **15 Aufgaben** in **20 Minuten**.
Aus einem Buchstabensalat sollt ihr den Anfangsbuchstaben des zugrunde liegenden Hauptworts finden und ankreuzen.
Eine Beispielaufgabe sieht wie folgt aus:

E I L Z

(A) E
(B) I
(C) Z
(D) L
(E) Keine der Antwortmöglichkeiten ist korrekt.

Gesucht ist das Hauptwort ZIEL, daher ist (C) richtig. Jede korrekte Markierung bringt **1 Punkt**, falsche oder ausgelassene Antworten **0 Punkte**.

Notizen

Implikationen erkennen

In diesem Untertest müsst ihr **10 Aufgaben in 10 Minuten** beantworten. Ihr erhaltet zwei Aussagen (Prämissen) mit drei Begriffen und müsst die einzig logisch zwingende Folgerung bestimmen.

Zu jeder Aufgabe gibt es fünf Optionen (A–E), wobei (E) immer „Keine der Antwortmöglichkeiten ist korrekt" heißt.

Ein Beispiel seht ihr hier:

„Alle Säugetiere sind keine Reptilien."
„Alle Säugetiere sind Wirbeltiere."

(A) Alle Säugetiere sind Reptilien.
(B) Alle Wirbeltiere sind Säugetiere.
(C) Alle Wirbeltiere sind Reptilien.
(D) Einige Wirbeltiere sind Säugetiere.
(E) Keine der Antwortmöglichkeiten ist korrekt.

Die einzig gültige Ableitung lautet **D**. Wie immer zählt nur das eindeutige Kreuz im Antwortbogen: **1 Punkt** für eine richtige Antwort, **0 Punkte** für falsche oder leer gelassene Antworten.

Nicht umblättern!
Warten Sie auf das
Zeichen des Testleiters.

STOP

Figuren zusammensetzen

Bearbeitungszeit: 20 Minuten für 15 Aufgaben

107.

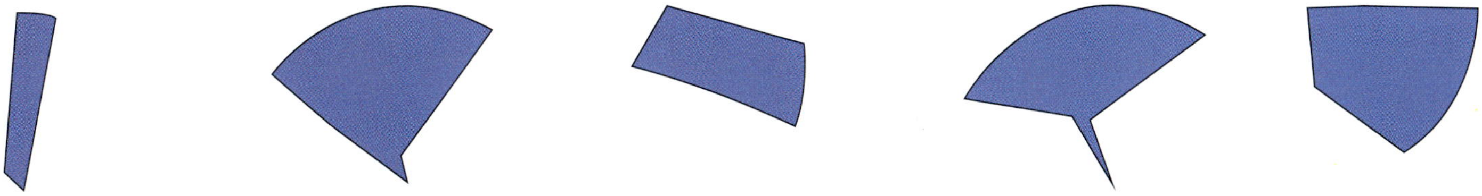

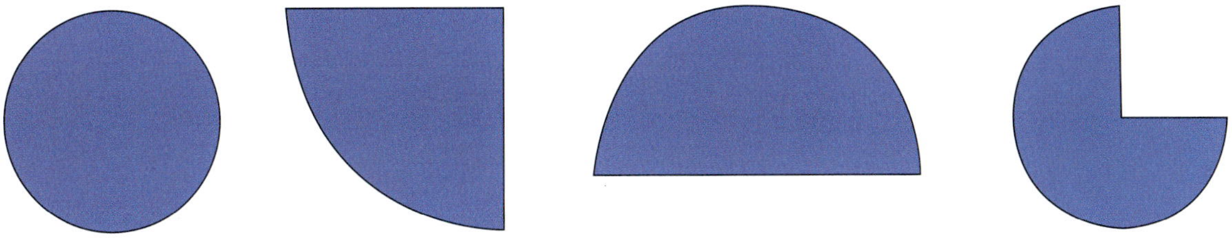

Keine der Antwortmöglichkeiten ist richtig.

(A) (B) (C) (D) (E)

108.

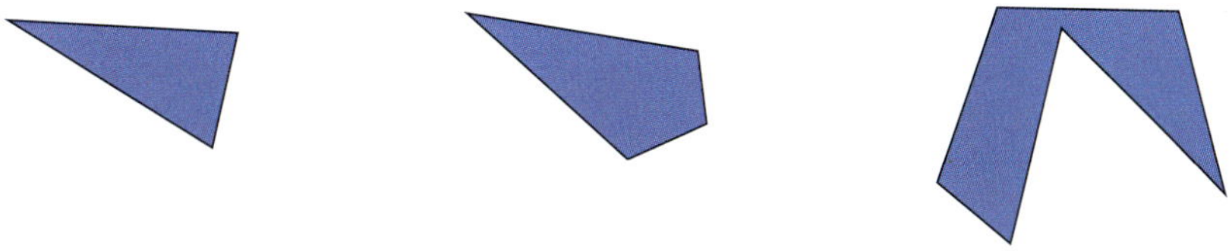

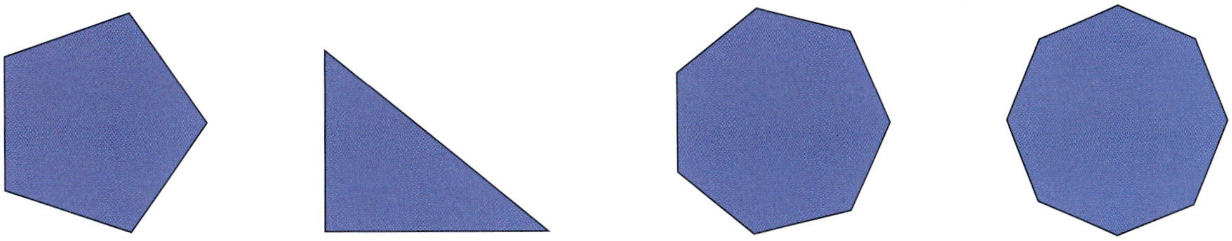

Keine der Antwortmöglichkeiten ist richtig.

(A) (B) (C) (D) (E)

109.

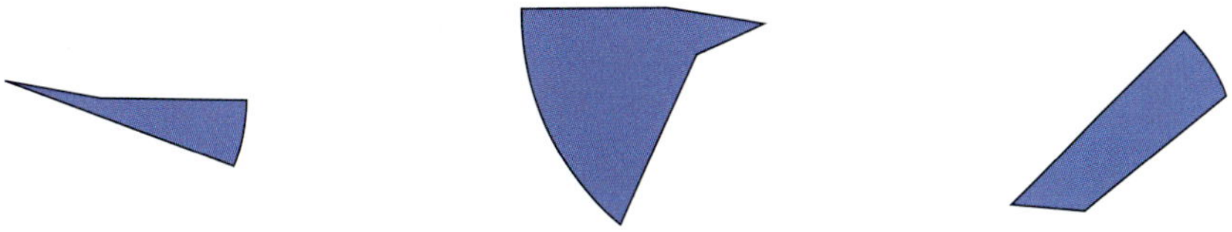

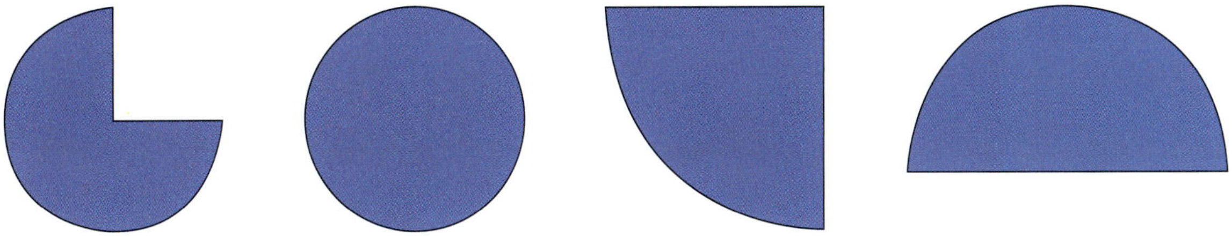

Keine der Antwortmöglichkeiten ist richtig.

(A) (B) (C) (D) (E)

Umblättern und weiterarbeiten!

[Abb.: Deniz Tafrali, St. Gallen (CH)]

110.

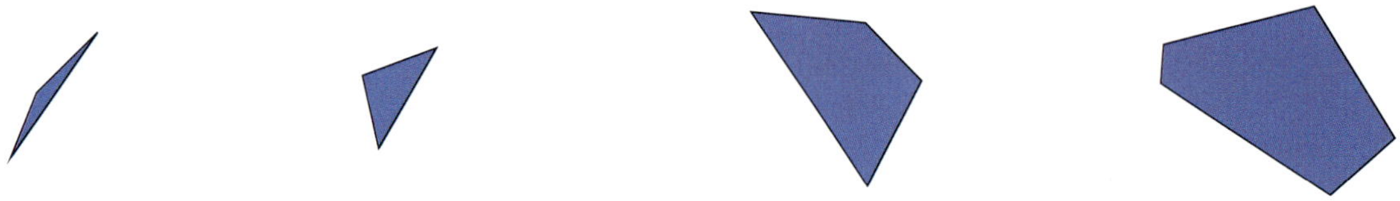

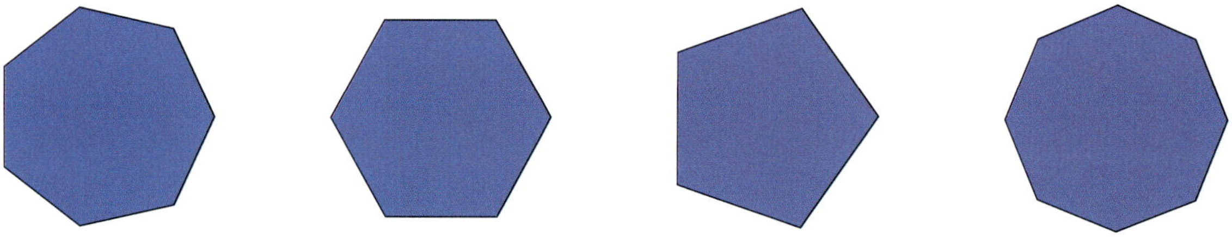

Keine der Antwortmöglichkeiten ist richtig.

(A) (B) (C) (D) (E)

111.

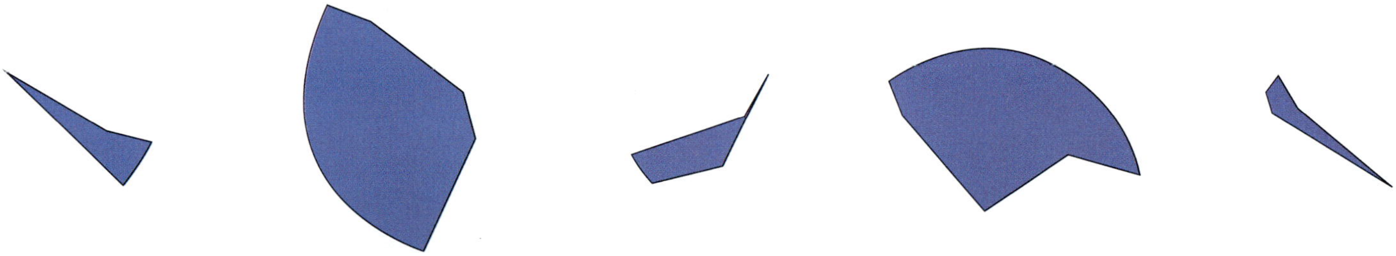

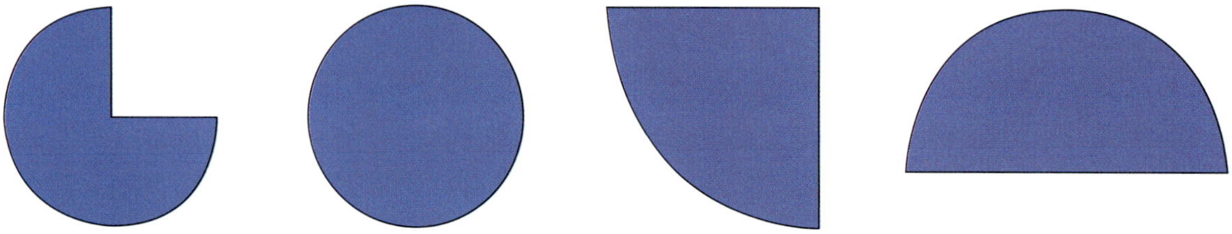

Keine der Antwortmöglichkeiten ist richtig.

(A) (B) (C) (D) (E)

112.

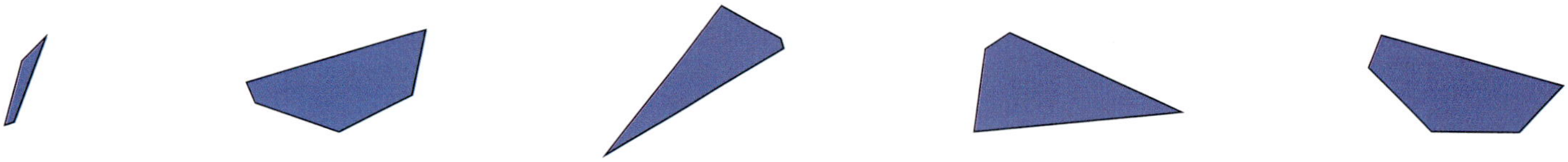

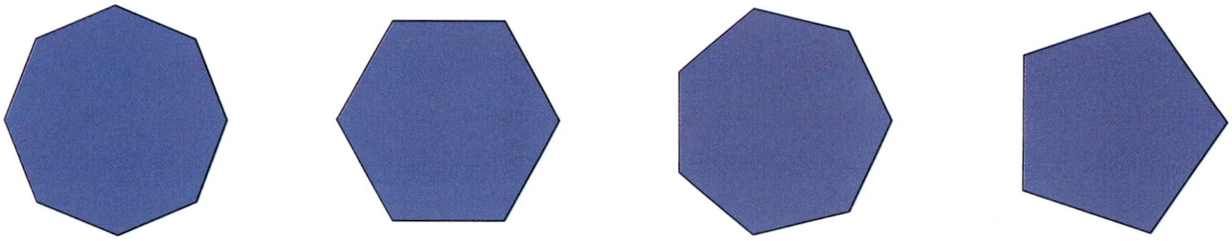

Keine der Antwortmöglichkeiten ist richtig.

(A) (B) (C) (D) (E)

[Abb.: Deniz Tafrali, St. Gallen (CH)]

113.

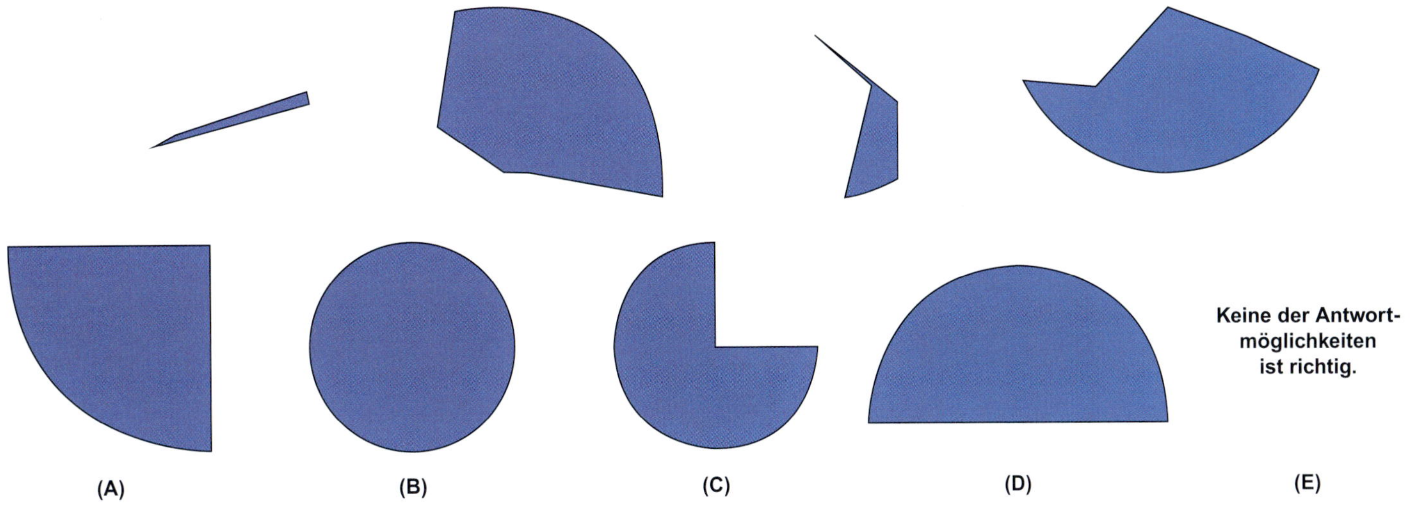

114.

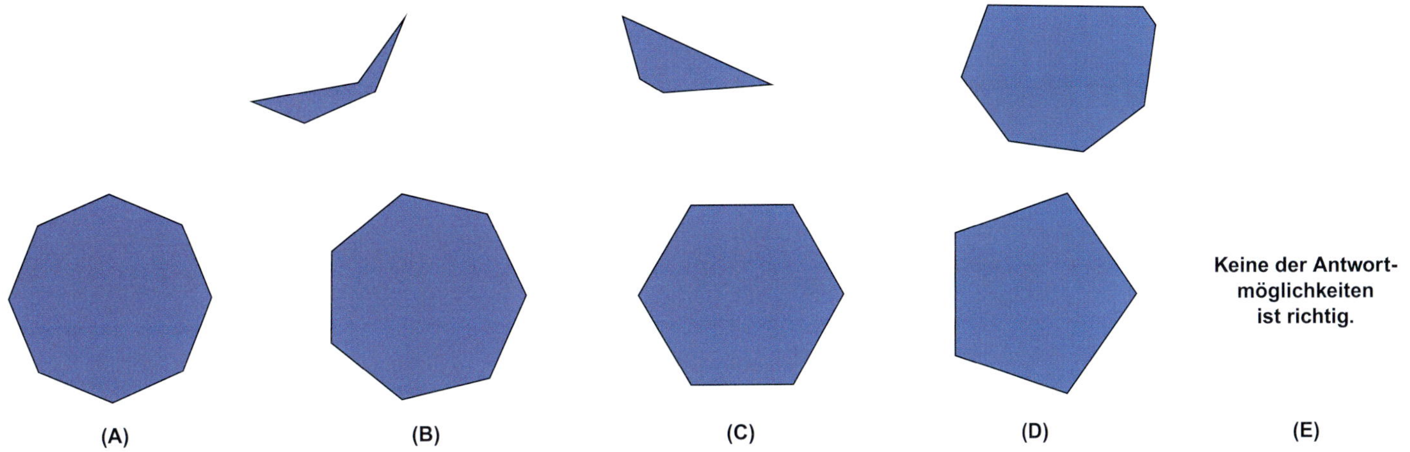

115.

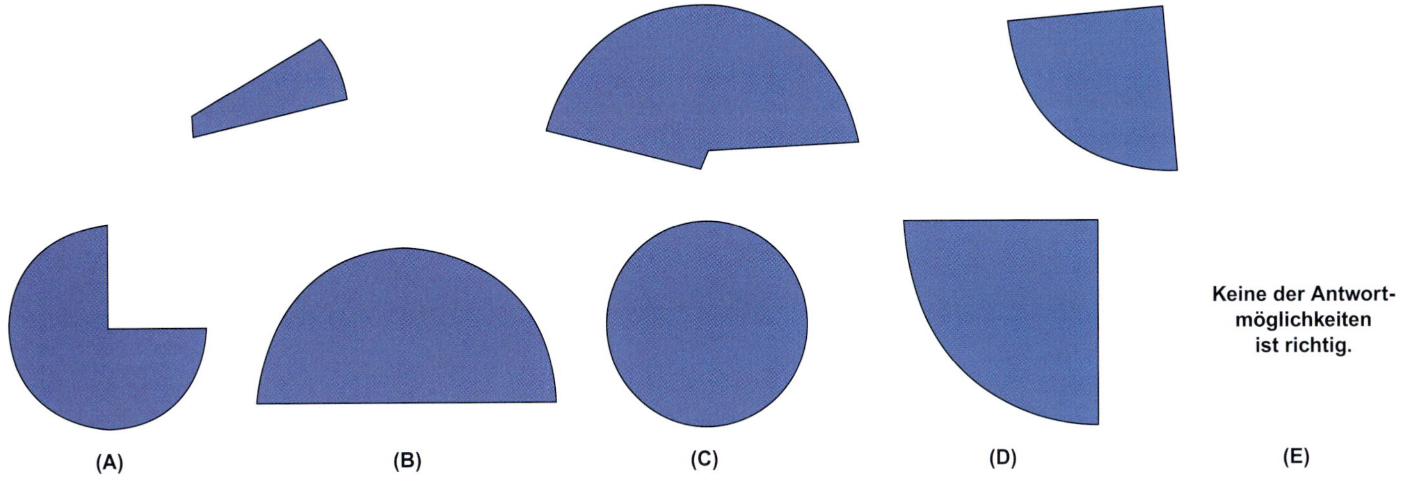

[Abb.: Deniz Tafrali, St. Gallen (CH)]

Umblättern und weiterarbeiten!

116.

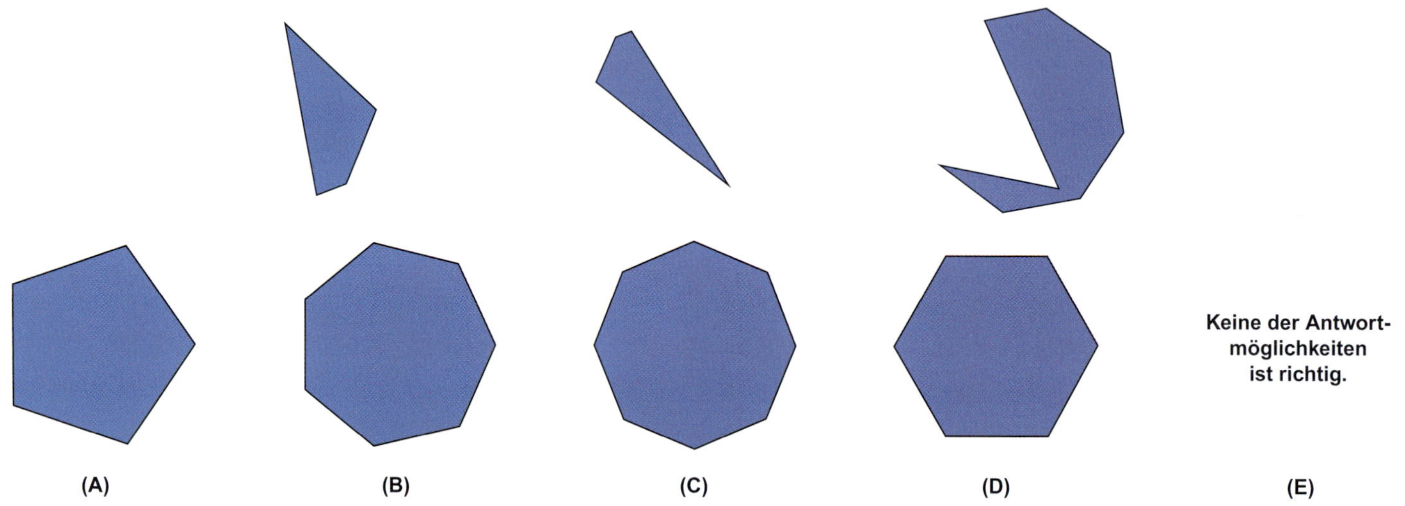

117.

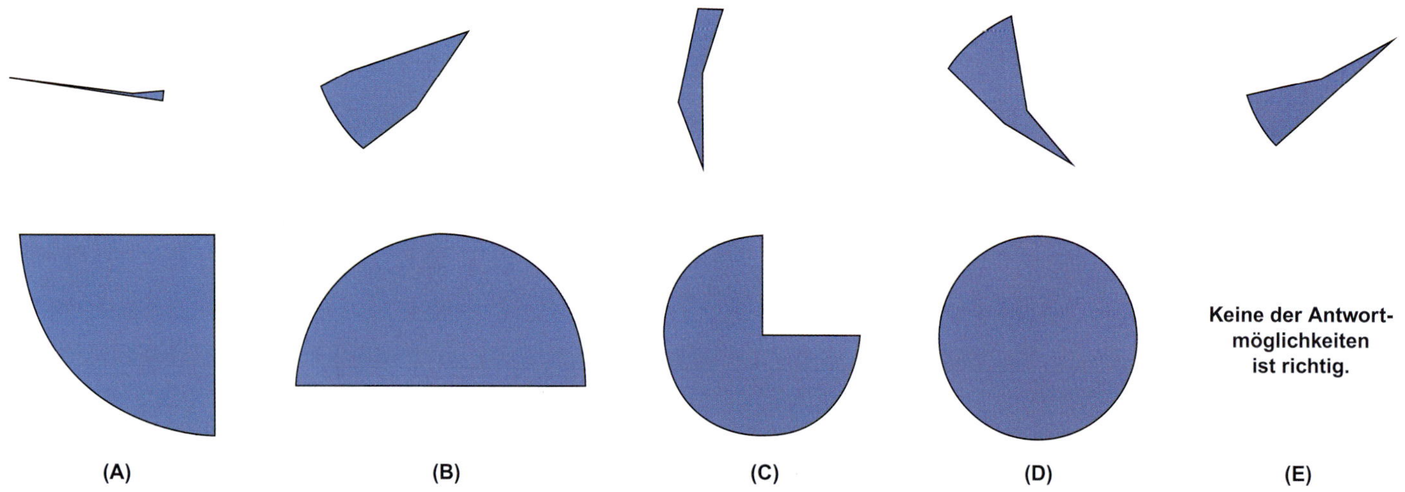

118.

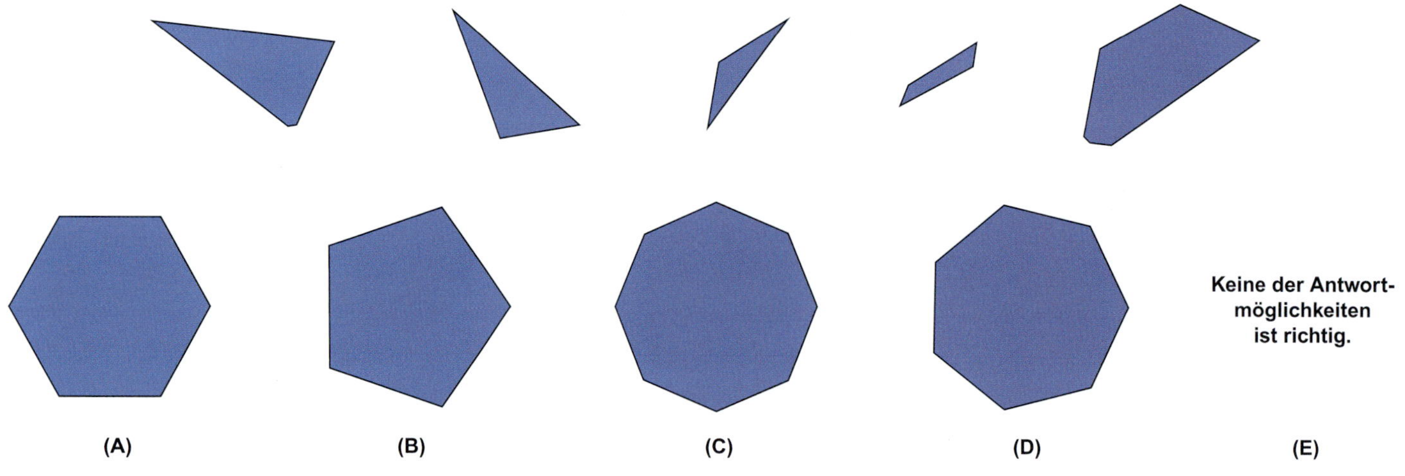

[Abb.: Deniz Tafrali, St. Gallen (CH)]

119.

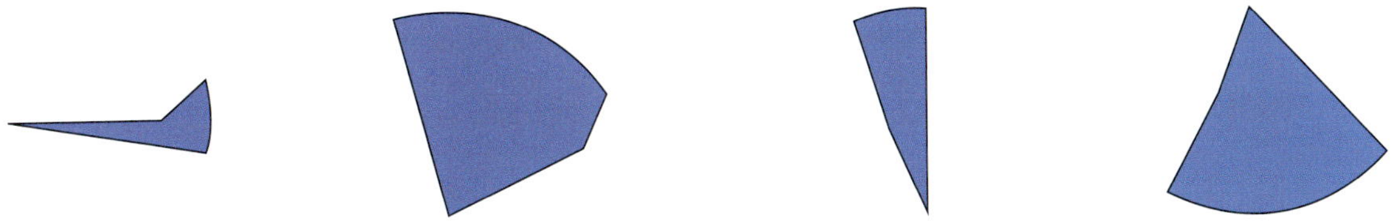

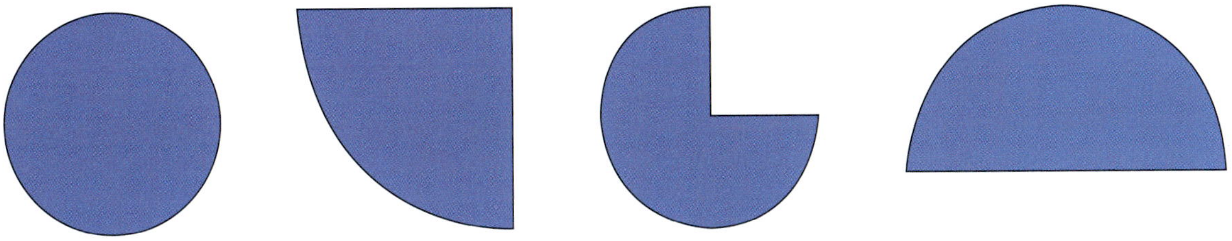

(A) (B) (C) (D)

Keine der Antwortmöglichkeiten ist richtig.

(E)

120.

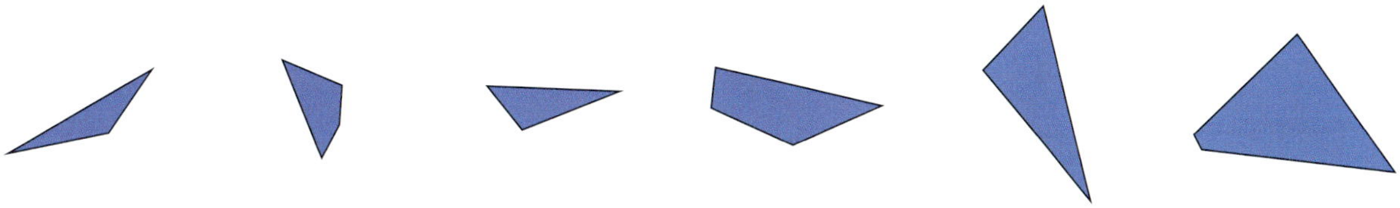

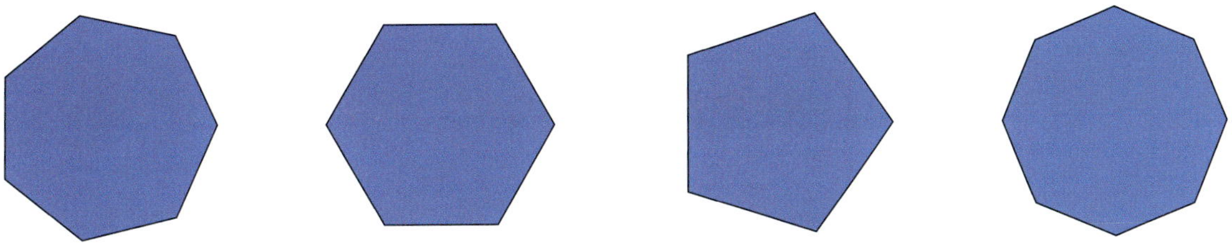

(A) (B) (C) (D)

Keine der Antwortmöglichkeiten ist richtig.

(E)

121.

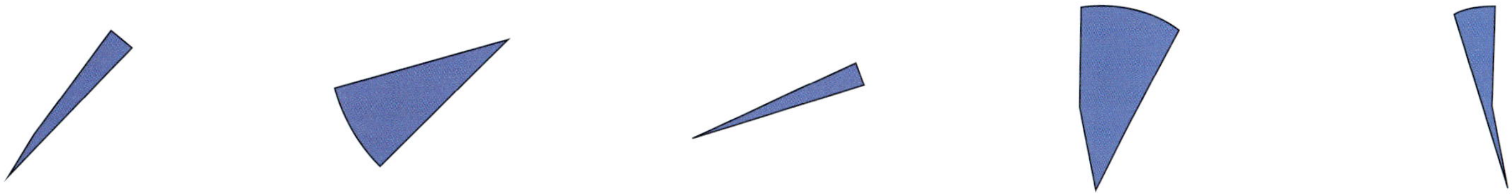

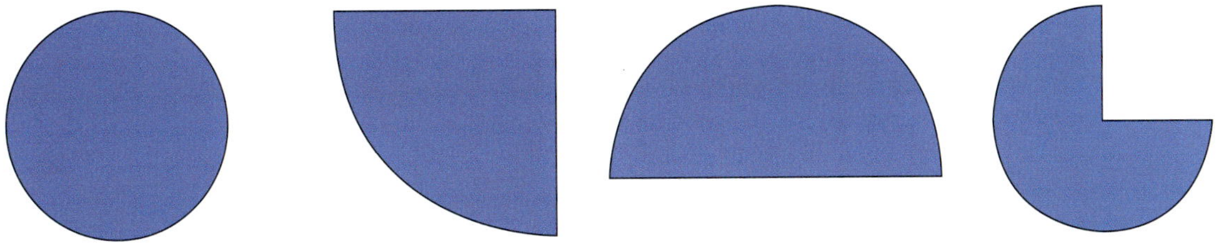

(A) (B) (C) (D)

Keine der Antwortmöglichkeiten ist richtig.

(E)

[Abb.: Deniz Tafrali, St. Gallen (CH)]

Nicht umblättern!
Warten Sie auf das
Zeichen des Testleiters.

STOP

Gedächtnis und Merkfähigkeit – Lernphase

Bearbeitungszeit: 8 Minuten für 8 Allergieausweise

ALLERGIEAUSWEIS

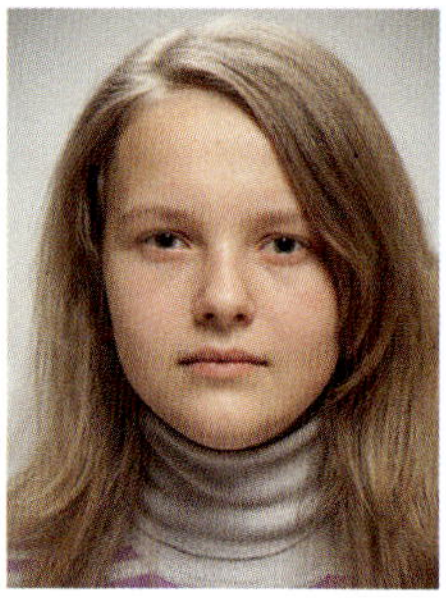

Name: JULKIOP
Geburtsdatum: 12. April
Medikamenten: ja
Blutgruppe: AB
Allergien: Milben, Mehl
Ausweisnummer: 14255
Land: Deutschland

ALLERGIEAUSWEIS

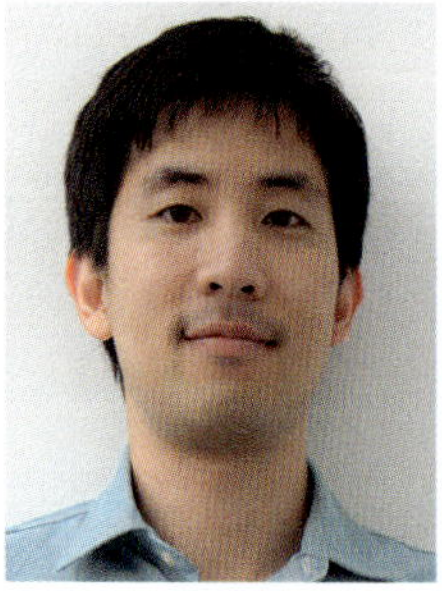

Name: LIKOLJ
Geburtsdatum: 11. Jänner
Medikamenten: ja
Blutgruppe: A
Allergien: Nadelbäume
Ausweisnummer: 47896
Land: Eritrea

[Abb.: Deniz Tafrali, St. Gallen (CH); Fotos: Colourbox.com]

ALLERGIEAUSWEIS

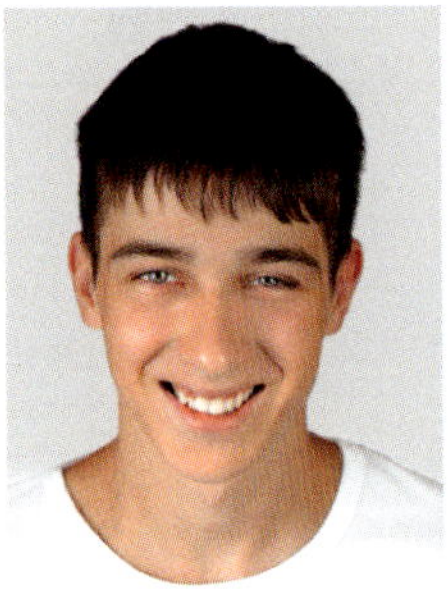

Name: VIUDAO
Geburtsdatum: 20. September
Medikamenten: ja
Blutgruppe: AB
Allergien: Chrom, Hamster
Ausweisnummer: 47561
Land: Italien

ALLERGIEAUSWEIS

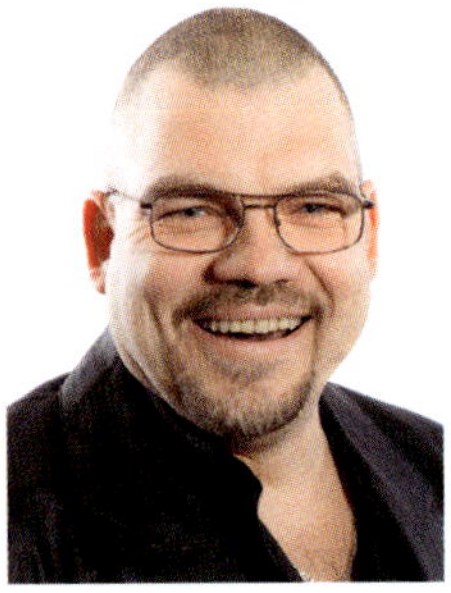

Name: NURIHA
Geburtsdatum: 01. Mai
Medikamenten: nein
Blutgruppe: A
Allergien: Ibuprofen
Ausweisnummer: 66647
Land: Vatikan

Umblättern und weiterarbeiten!

[Abb.: Deniz Tafrali, St. Gallen (CH); Fotos: Colourbox.com]

ALLERGIEAUSWEIS

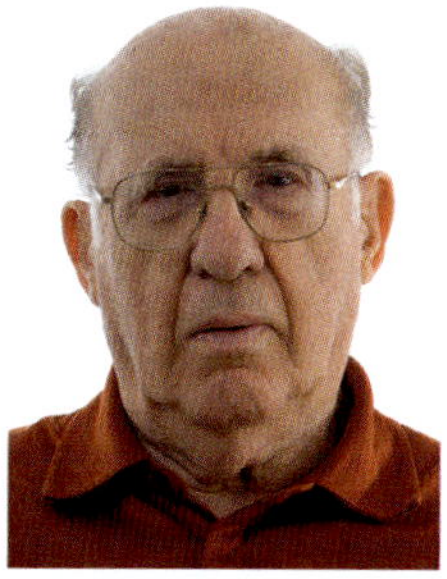

Name: RAFUHI
Geburtsdatum: 15. April
Medikamenten: ja
Blutgruppe: AB
Allergien: Chrom, Methylphenidat
Ausweisnummer: 32326
Land: Ghana

ALLERGIEAUSWEIS

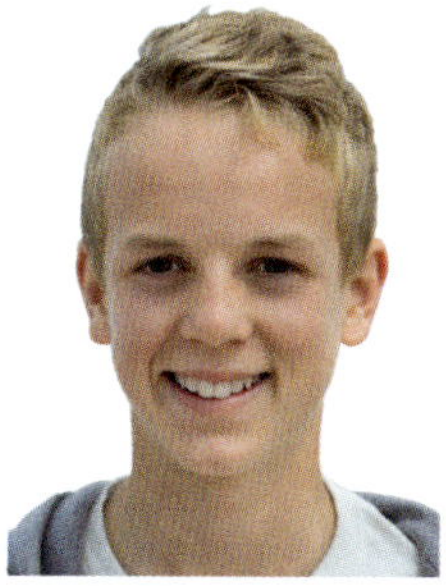

Name: HADFUIS
Geburtsdatum: 25. Dezember
Medikamenten: nein
Blutgruppe: 0
Allergien: Cashew
Ausweisnummer: 78452
Land: Südafrika

[Abb.: Deniz Tafrali, St. Gallen (CH); Fotos: Colourbox.com]

ALLERGIEAUSWEIS

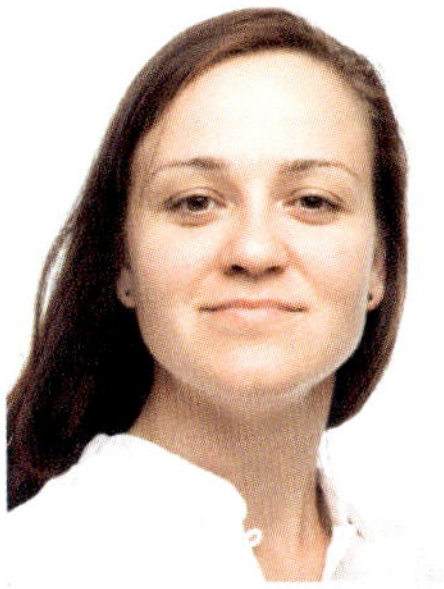

Name: LIMBALK
Geburtsdatum: 3. Jänner
Medikamenten: ja
Blutgruppe: AB
Allergien: Tazobactam
Ausweisnummer: 48311
Land: Indonesien

ALLERGIEAUSWEIS

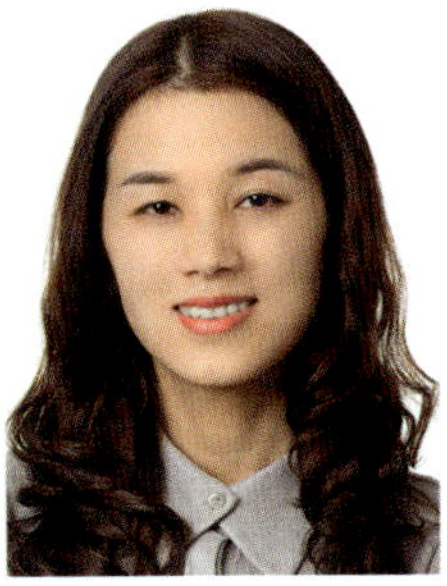

Name: LKIOLJU
Geburtsdatum: 19. September
Medikamenten: ja
Blutgruppe: AB
Allergien: Urea
Ausweisnummer: 66354
Land: Griechenland

Nicht umblättern!
Warten Sie auf das
Zeichen des Testleiters.

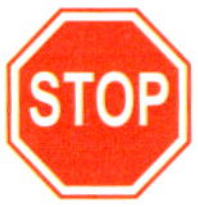

[Abb.: Deniz Tafrali, St. Gallen (CH); Fotos: Colourbox.com]

Notizen

Zahlenfolgen

Bearbeitungszeit: 15 Minuten für 10 Aufgaben

122. 16 20 24 28 32 36 40

(A) 44, 52
(B) 48, 48
(C) 52, 56
(D) 44, 48
(E) Keine der Antwortmöglichkeiten ist korrekt.

123. 2048 1024 512 256 128 64 32

(A) 16, 8
(B) 32, 16
(C) 18, 8
(D) 16, 10
(E) Keine der Antwortmöglichkeiten ist korrekt.

124. –2 –4 –8 –16 –32 –64 –128

(A) –254, –512
(B) –512, –1024
(C) –256, –510
(D) –256, –512
(E) Keine der Antwortmöglichkeiten ist korrekt.

125. –2 8 –32 128 –512 2048 –8192

(A) 32768, –131072
(B) –131072, 524288
(C) 32764, –131072
(D) 32768, 131072
(E) Keine der Antwortmöglichkeiten ist korrekt.

126. –70 –85 –100 –115 –130 –145 –160

(A) –175, –190
(B) –175, –205
(C) –205, –220
(D) –190, –190
(E) Keine der Antwortmöglichkeiten ist korrekt.

127. 24 27 34 39 46 49 54

(A) 57, 59
(B) 52, 64
(C) 47, 54
(D) 57, 64
(E) Keine der Antwortmöglichkeiten ist korrekt.

Notizen

128. −67 −58 −46 −37 −25 −16 −4

(A) 5, 5
(B) −19, −7
(C) −7, 17
(D) 5, 17
(E) Keine der Antwortmöglichkeiten ist korrekt.

129. 4 −8 32 −64 256 −512 2048

(A) −4100, 16384
(B) 16384, −65536
(C) −4096, −16384
(D) −4096, 16384
(E) Keine der Antwortmöglichkeiten ist korrekt.

130. −3 6 −18 −54 162 −324 −972

(A) 1944, −5829
(B) 1947, −5832
(C) 5832, −17496
(D) 1944, −5832
(E) Keine der Antwortmöglichkeiten ist korrekt.

131. 3 12 −2 7 −7 2 −12

(A) −3, −3
(B) −3, −17
(C) 11, −17
(D) 25, 11
(E) Keine der Antwortmöglichkeiten ist korrekt.

Nicht umblättern!
Warten Sie auf das
Zeichen des Testleiters.

STOP

Wortflüssigkeit

Bearbeitungszeit: 20 Minuten für 15 Aufgaben

132. E T S R A G M I

(A) Anfangsbuchstabe: M
(B) Anfangsbuchstabe: G
(C) Anfangsbuchstabe: A
(D) Anfangsbuchstabe: T
(E) Keine der Antwortmöglichkeiten ist korrekt.

133. L I E T R E D

(A) Anfangsbuchstabe: L
(B) Anfangsbuchstabe: E
(C) Anfangsbuchstabe: I
(D) Anfangsbuchstabe: D
(E) Keine der Antwortmöglichkeiten ist korrekt.

134. U S S O S I E P N N

(A) Anfangsbuchstabe: S
(B) Anfangsbuchstabe: I
(C) Anfangsbuchstabe: P
(D) Anfangsbuchstabe: O
(E) Keine der Antwortmöglichkeiten ist korrekt.

135. T P L S A A

(A) Anfangsbuchstabe: P
(B) Anfangsbuchstabe: A
(C) Anfangsbuchstabe: L
(D) Anfangsbuchstabe: T
(E) Keine der Antwortmöglichkeiten ist korrekt.

136. Y J O E C K

(A) Anfangsbuchstabe: O
(B) Anfangsbuchstabe: J
(C) Anfangsbuchstabe: K
(D) Anfangsbuchstabe: C
(E) Keine der Antwortmöglichkeiten ist korrekt.

137. N R N Z G B E O I L

(A) Anfangsbuchstabe: R
(B) Anfangsbuchstabe: G
(C) Anfangsbuchstabe: Z
(D) Anfangsbuchstabe: I
(E) Keine der Antwortmöglichkeiten ist korrekt.

Notizen

138. H T L U E I F A

(A) Anfangsbuchstabe: F
(B) Anfangsbuchstabe: L
(C) Anfangsbuchstabe: T
(D) Anfangsbuchstabe: A
(E) Keine der Antwortmöglichkeiten ist korrekt.

139. S R W V E E B R E

(A) Anfangsbuchstabe: W
(B) Anfangsbuchstabe: B
(C) Anfangsbuchstabe: E
(D) Anfangsbuchstabe: R
(E) Keine der Antwortmöglichkeiten ist korrekt.

140. T S U B N I N R

(A) Anfangsbuchstabe: T
(B) Anfangsbuchstabe: R
(C) Anfangsbuchstabe: B
(D) Anfangsbuchstabe: I
(E) Keine der Antwortmöglichkeiten ist korrekt.

141. M U R T N O

(A) Anfangsbuchstabe: T
(B) Anfangsbuchstabe: O
(C) Anfangsbuchstabe: M
(D) Anfangsbuchstabe: U
(E) Keine der Antwortmöglichkeiten ist korrekt.

142. C T P S U S E L H I

(A) Anfangsbuchstabe: U
(B) Anfangsbuchstabe: I
(C) Anfangsbuchstabe: T
(D) Anfangsbuchstabe: S
(E) Keine der Antwortmöglichkeiten ist korrekt.

143. T P I B O O

(A) Anfangsbuchstabe: P
(B) Anfangsbuchstabe: I
(C) Anfangsbuchstabe: T
(D) Anfangsbuchstabe: B
(E) Keine der Antwortmöglichkeiten ist korrekt.

Umblättern und weiterarbeiten!

144. G T R R A A O K F

(A) Anfangsbuchstabe: G
(B) Anfangsbuchstabe: K
(C) Anfangsbuchstabe: O
(D) Anfangsbuchstabe: F
(E) Keine der Antwortmöglichkeiten ist korrekt.

145. O A G B L H T T

(A) Anfangsbuchstabe: G
(B) Anfangsbuchstabe: L
(C) Anfangsbuchstabe: H
(D) Anfangsbuchstabe: A
(E) Keine der Antwortmöglichkeiten ist korrekt.

146. T T A R O S Y Z

(A) Anfangsbuchstabe: O
(B) Anfangsbuchstabe: Y
(C) Anfangsbuchstabe: A
(D) Anfangsbuchstabe: S
(E) Keine der Antwortmöglichkeiten ist korrekt.

Notizen

Nicht umblättern!
Warten Sie auf das
Zeichen des Testleiters.

STOP

Notizen

Gedächtnis und Merkfähigkeit – Reproduktionsphase

Bearbeitungszeit: 15 Minuten für 25 Aufgaben

147. Wie heißt die Person mit der Ausweisnummer 14255?

(A) JULKIOP
(B) VIUDAO
(C) NURIHA
(D) HADFUIS
(E) Keine der Antwortmöglichkeiten ist korrekt.

148. Welche Allergie/n hat die folgende Person?

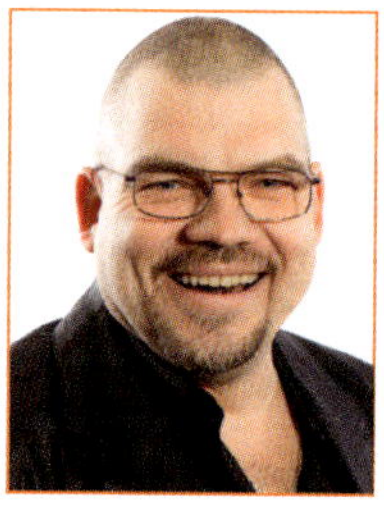
[Foto: Colourbox.com]

(A) Cashew, Chrom
(B) Urea
(C) Milben, Mehl
(D) Ibuprofen
(E) Keine der Antwortmöglichkeiten ist korrekt.

149. Wann hat die Person mit der Cashew-Allergie Geburtstag?

(A) 25. Dezember
(B) 15. April
(C) 20. September
(D) 01. Mai
(E) Keine der Antwortmöglichkeiten ist korrekt.

150. Woher kommt RAFUHI?

(A) Ghana
(B) Südafrika
(C) Eritrea
(D) Vatikan
(E) Keine der Antwortmöglichkeiten ist korrekt.

151. Welche Ausweisnummer hat die Person aus Italien?

(A) 47561
(B) 66647
(C) 32326
(D) 66354
(E) Keine der Antwortmöglichkeiten ist korrekt.

152. Welche Blutgruppe hat folgende Person?

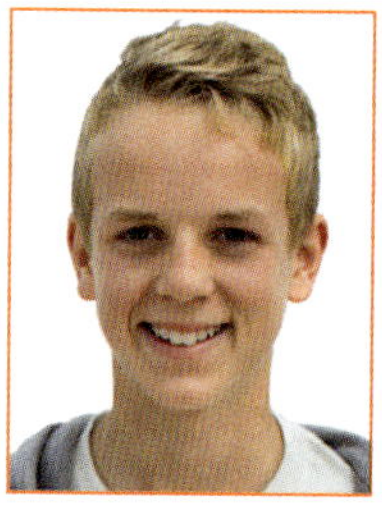
[Foto: Colourbox.com]

(A) B
(B) A
(C) AB
(D) 0
(E) Keine der Antwortmöglichkeiten ist korrekt.

Notizen

153. Wann hat die Person mit der Hamster-Allergie Geburtstag?

(A) 25. Dezember
(B) 15. April
(C) 20. September
(D) 01. Mai
(E) Keine der Antwortmöglichkeiten ist korrekt.

154. Woher kommt NURIHA?

(A) Ghana
(B) Südafrika
(C) Eritrea
(D) Vatikan
(E) Keine der Antwortmöglichkeiten ist korrekt.

155. Welche Ausweisnummer hat die Person aus Südafrika?

(A) 47561
(B) 66647
(C) 32326
(D) 66354
(E) Keine der Antwortmöglichkeiten ist korrekt.

156. Welche Person nimmt keine Medikamente ein?

(A) JULKIOP
(B) VIUDAO
(C) NURIHA
(D) RAFUHI
(E) Keine der Antwortmöglichkeiten ist korrekt.

157. Welche Person mit der unten aufgeführten Ausweisnummer hat eine Nadelbaum-Allergie?

(A) 47561
(B) 66647
(C) 32326
(D) 66354
(E) Keine der Antwortmöglichkeiten ist korrekt.

158. Wann hat die Person aus Eritrea Geburtstag?

(A) 25. Dezember
(B) 15. April
(C) 20. September
(D) 06. Juni
(E) Keine der Antwortmöglichkeiten ist korrekt.

159. Woher kommt HADFUIS?

(A) China
(B) Südafrika
(C) Eritrea
(D) Vatikan
(E) Keine der Antwortmöglichkeiten ist korrekt.

Umblättern und weiterarbeiten!

160. Welche Ausweisnummer hat die Person aus Belgien?

(A) 47561
(B) 66647
(C) 32326
(D) 66354
(E) Keine der Antwortmöglichkeiten ist korrekt.

161. Welche Person nimmt keine Medikamente ein?

(A) LKIOLJU
(B) RAFUHI
(C) LIKOLJ
(D) HADFUIS
(E) Keine der Antwortmöglichkeiten ist korrekt.

162. Welche Person mit der unten aufgeführten Ausweisnummer hat eine Methylphenidat-Allergie?

(A) 47561
(B) 66647
(C) 32326
(D) 66354
(E) Keine der Antwortmöglichkeiten ist korrekt.

163. Wie heißt die Person, die am 11. Jänner Geburtstag feiert?

(A) JULKIOP
(B) VIUDAO
(C) NURIHA
(D) HADFUIS
(E) Keine der Antwortmöglichkeiten ist korrekt.

164. Welche Ausweisnummer hat die in Griechenland geborene Person?

(A) 47561
(B) 66647
(C) 32326
(D) 66354
(E) Keine der Antwortmöglichkeiten ist korrekt.

165. Wie heißt die Person mit der Ausweisnummer 66647?

(A) JULKIOP
(B) VIUDAO
(C) NURIHA
(D) HADFUIS
(E) Keine der Antwortmöglichkeiten ist korrekt.

Notizen

166. Wann hat die folgende Person Geburtstag?

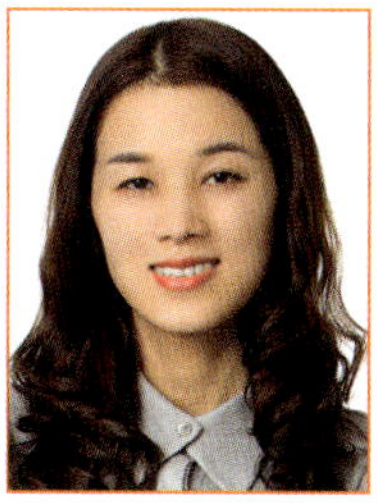

[Foto: Colourbox.com]

(A) 25. Dezember
(B) 15. April
(C) 20. September
(D) 01. Mai
(E) Keine der Antwortmöglichkeiten ist korrekt.

167. Wann hat die Person mit der Ibuprofen-Allergie Geburtstag?

(A) 25. Dezember
(B) 15. April
(C) 20. September
(D) 01. Mai
(E) Keine der Antwortmöglichkeiten ist korrekt.

168. Woher kommt NURIHA?

(A) Ghana
(B) Südafrika
(C) Eritrea
(D) Vatikan
(E) Keine der Antwortmöglichkeiten ist korrekt.

169. Welche Ausweisnummer hat die Person aus Eritrea?

(A) 66647
(B) 14255
(C) 47896
(D) 47561
(E) Keine der Antwortmöglichkeiten ist korrekt.

170. Welche Blutgruppe hat folgende Person?

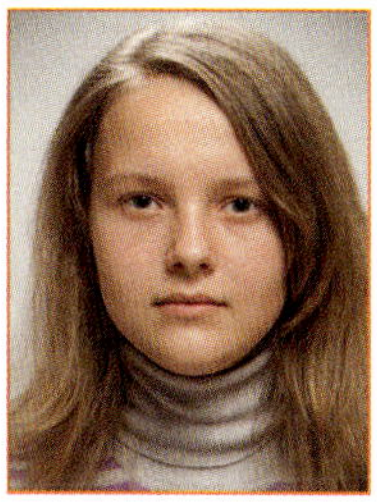

[Foto: Colourbox.com]

(A) B
(B) A
(C) AB
(D) 0
(E) Keine der Antwortmöglichkeiten ist korrekt.

171. Wann hat die Person mit der Mehl-Allergie Geburtstag?

(A) 25. Dezember
(B) 15. April
(C) 20. September
(D) 01. Mai
(E) Keine der Antwortmöglichkeiten ist korrekt.

Nicht umblättern!
Warten Sie auf das
Zeichen des Testleiters.

STOP

Implikationen erkennen

Bearbeitungszeit: 10 Minuten für 10 Aufgaben

172. Alle Gurken sind Kreisel.
Einige Kreisel sind Anstandswauwaus.

(A) Einige Gurken sind keine Anstandswauwaus.
(B) Einige Anstandswauwaus sind Gurken.
(C) Alle Gurken sind Anstandswauwaus.
(D) Alle Anstandswauwaus sind Gurken.
(E) Keine der Antwortmöglichkeiten ist korrekt.

173. Keine Südländer sind Deutsche.
Einige Deutsche sind Bagel.

(A) Einige Südländer sind Bagel.
(B) Einige Bagel sind Südländer.
(C) Alle Südländer sind Bagel.
(D) Einige Bagel sind keine Südländer.
(E) Keine der Antwortmöglichkeiten ist korrekt

174. Keine Vögel sind Sandsäcke.
Einige Sandsäcke sind Wandschränke.

(A) Alle Vögel sind Wandschränke.
(B) Einige Wandschränke sind Vögel.
(C) Einige Wandschränke sind keine Vögel.
(D) Einige Vögel sind Wandschränke.
(E) Keine der Antwortmöglichkeiten ist korrekt

175. Einige Tasten sind Wäscheständer.
Keine Wäscheständer sind Bettkanten.

(A) Einige Bettkanten sind Tasten.
(B) Einige Tasten sind keine Bettkanten.
(C) Einige Tasten sind Bettkanten.
(D) Alle Bettkanten sind Tasten.
(E) Keine der Antwortmöglichkeiten ist korrekt

176. Einige Manschettenknöpfe sind Finger.
Keine Finger sind Greise.

(A) Einige Manschettenknöpfe sind Greise.
(B) Einige Greise sind Manschettenknöpfe.
(C) Einige Manschettenknöpfe sind keine Greise.
(D) Alle Greise sind Manschettenknöpfe.
(E) Keine der Antwortmöglichkeiten ist korrekt

Notizen

177. Keine Bauarbeiter sind Tastaturen.
Alle Tastaturen sind Lebern.

(A) Einige Lebern sind keine Bauarbeiter.
(B) Einige Bauarbeiter sind Lebern.
(C) Alle Tastaturen sind Bauarbeiter.
(D) Alle Bauarbeiter sind Lebern.
(E) Keine der Antwortmöglichkeiten ist korrekt

178. Einige Nieren sind keine Hinterwäldler.
Alle Hinterwäldler sind Teller.

(A) Einige Teller sind Nieren.
(B) Alle Teller sind Nieren.
(C) Alle Nieren sind Teller.
(D) Einige Teller sind keine Nieren.
(E) Keine der Antwortmöglichkeiten ist korrekt.

179. Einige Stiere sind keine Rammböcke.
Alle Rammböcke sind Türen.

(A) Einige Türen sind Stiere.
(B) Alle Türen sind Stiere.
(C) Alle Stiere sind Türen.
(D) Einige Türen sind keine Stiere.
(E) Keine der Antwortmöglichkeiten ist korrekt.

180. Einige Vagabunden sind Handschellen.
Alle Handschellen sind Sofas.

(A) Einige Sofas sind Vagabunden.
(B) Einige Vagabunden sind keine Sofas.
(C) Einige Sofas sind keine Vagabunden.
(D) Keine Sofas sind Vagabunden.
(E) Keine der Antwortmöglichkeiten ist korrekt

181. Alle Biere sind Schurken.
Alle Schurken sind Sandalen.

(A) Keine Sandalen sind Biere.
(B) Einige Sandalen sind keine Biere.
(C) Einige Biere sind keine Sandalen.
(D) Einige Sandalen sind Biere.
(E) Keine der Antwortmöglichkeiten ist korrekt.

Nicht umblättern!
Warten Sie auf das
Zeichen des Testleiters.

STOP

Notizen

5.4 Sozial-emotionale Kompetenzen

Der Testteil Sozial-emotionale Kompetenzen (SEK) prüft mit **40 Aufgaben** in **60 Minuten** bestimmte für das erfolgreiche Absolvieren eines Medizinstudiums relevante zwischenmenschliche und emotionale Fähigkeiten.
Die Aufgaben der Untertests sehen unterschiedlich aus. Die Anweisungen sowie die Punktvergabe für die Bearbeitung sind den jeweiligen Informationstexten der Untertests zu entnehmen.
Die Aufteilung der Untertests des Testteils KFF gestaltet sich wie folgt:

- **Emotionen erkennen:** 14 Aufgaben in 21 Minuten
- **Soziales Entscheiden:** 14 Aufgaben in 21 Minuten
- **Emotionen regulieren:** 12 Aufgaben in 18 Minuten

Dieser Testteil ist in dieser Reihenfolge nach den Fachgebieten gegliedert. Er wird in der oben genannten zeitlichen Abfolge abgeprüft.

Emotionen regulieren

Beim Untertest **Emotionen regulieren** wird eine Situation geschildert, in der eine Person ein Ziel hat und dabei negative Emotionen empfindet. In den Antwortmöglichkeiten gibt es vier Möglichkeiten, von denen diejenige auszuwählen ist, mit der die Person ihr Ziel am besten erreichen kann.

Emotionen erkennen

Beim Untertest **Emotionen erkennen** sollen fünf Gefühle bzw. Emotionen, die nach einer zuvor gegebene Situationsbeschreibung aufgezeigt sind, entweder als „eher wahrscheinlich" oder „eher unwahrscheinlich" kategorisiert werden. Die Antworten sollen dabei in eine Antwortmatrix auf dem Antwortbogen eingetragen werden.

Soziales Entscheiden

Beim Untertest **Soziales Entscheiden** sollen die in den Antwortmöglichkeiten gezeigten Überlegungen anhand ihrer moralischen Wichtigkeit in einer Antwortmatrix auf dem Antwortbogen gereiht werden.

Nicht umblättern!
Warten Sie auf das Zeichen des Testleiters.

STOP

Emotionen regulieren

Bearbeitungszeit: 18 Minuten für 12 Aufgaben

182. Samantha ist Schülerin und hat sich intensiv auf ihre Abschlussprüfungen vorbereitet. Vor kurzem hat sie jedoch bei einem Übungstest eine schlechte Note erhalten, was sie ängstlich gemacht und entmutigt hat. Sie macht sich Sorgen, dass sie bei den eigentlichen Prüfungen nicht gut abschneiden wird. Was soll Samantha Ihrer Meinung nach in dieser Situation machen?

(A) Ich erinnere mich selbst daran, dass ich mich gut vorbereitet habe und in der Lage bin, bei den Prüfungen gut abzuschneiden.
(B) Ich ignoriere meine Angstgefühle und strenge mich noch mehr an, um noch besser zu lernen.
(C) Ich spreche mit meinem Lehrer und bitte ihn um zusätzliche Hilfe und Anleitung, wie ich meine Leistungen verbessern kann.
(D) Ich vermeide es, an die Prüfungen zu denken, und lenke mich mit anderen Aktivitäten ab, um meine Angst zu verringern.

183. Sophia ist Studentin und hat sich seit Wochen auf eine Präsentation vorbereitet. Der Tag der Präsentation ist gekommen, aber kurz bevor sie ihren Vortrag beginnen soll, verspürt sie eine plötzliche Welle der Nervosität. Sie befürchtet, dass sie es vermasseln und sich vor ihren Mitschülern und ihrem Dozenten lächerlich machen wird. Was soll Sophia Ihrer Meinung nach in dieser Situation machen?

(A) Ich atme tief durch und sage mir, dass ich das schaffen kann.
(B) Ich versuche, mich abzulenken, indem ich an etwas anderes denke.
(C) Ich stelle mir das Publikum in Unterwäsche vor, um mich weniger nervös zu fühlen.
(D) Ich spreche mit einem Freund oder einem Familienmitglied, um Unterstützung zu bekommen.

184. Linda ist neue Mitarbeiterin in einer Anwaltskanzlei. Sie hat von ihrem Chef einen Fall zugewiesen bekommen und arbeitet nun daran. Linda fühlt sich jedoch von der Menge der zu erledigenden Arbeit überfordert und ist deswegen gestresst und ängstlich. Sie hat Angst, Fehler zu machen und die Erwartungen ihres Chefs nicht zu erfüllen. Was soll Linda Ihrer Meinung nach in dieser Situation machen?

(A) Ich sollte eine Pause einlegen und versuchen, mich zu entspannen, damit ich mich beruhigen und weniger ängstlich sein kann.
(B) Ich sollte versuchen, den Stress und die Ängste zu überwinden, indem ich härter und länger arbeite, um die Arbeit zu erledigen.
(C) Ich sollte mit meinem Chef über meine Sorgen sprechen und ihn um Hilfe oder Anleitung bitten, wie ich die Arbeitsbelastung bewältigen kann.
(D) Ich sollte mich vom Stress ablenken, indem ich mich auf andere Dinge außerhalb der Arbeit konzentriere, wie Hobbys oder Zeit mit Freunden verbringen.

185. Jenny hat morgen eine Präsentation vor ihren Arbeitskollegen. Sie bereitet sich schon seit Wochen auf diese Präsentation vor, ist aber immer noch sehr nervös. Sie hat Angst, dass sie wichtige Punkte vergisst oder vor ihren Kollegen einen Fehler macht. Sie weiß, dass ihre Nervosität ihr nicht hilft, aber sie kann sie offenbar nicht abschütteln. Was soll Jenny Ihrer Meinung nach in dieser Situation machen?

(A) Ich versuche, positiv zu denken und mir zu sagen, dass alles gut gehen wird.
(B) Ich mache tiefe Atemübungen, um meine Nerven zu beruhigen.
(C) Ich erinnere mich daran, dass es normal ist, nervös zu sein, und dass es mir sogar helfen kann, bessere Leistungen zu erbringen.
(D) Ich mache eine Pause von der Vorbereitung auf die Präsentation und versuche, mich mit etwas Unterhaltsamem abzulenken.

Notizen

186. Frau Mayer ist Patientin in einem Krankenhaus und erholt sich von einer Operation. Sie leidet unter starken Schmerzen und hat Probleme beim Schlafen. Der Arzt hat ihr Schmerzmittel verschrieben, aber Frau Mayer hat Angst, davon abhängig zu werden. Was soll Frau Mayer Ihrer Meinung nach in dieser Situation machen?

(A) Ich nehme die Medikamente wie vom Arzt verschrieben, bitte aber um ein Gespräch bezüglich der Verschreibung.
(B) Ich beende die Einnahme des Medikaments und halte durch.
(C) Ich bitte den Arzt um ein anderes Medikament.
(D) Ich versuche es mit anderen Methoden der Schmerzbehandlung, z. B. mit Meditation oder Physiotherapie.

187. Tanja ist Krankenschwester und arbeitet in einem Krankenhaus. Heute muss sie einem Patienten eine Spritze geben, der große Angst vor Nadeln hat. Der Patient ist sehr ängstlich und fragt, ob es eine Möglichkeit gibt, die Injektion weniger schmerzhaft zu machen. Tanja muss die Injektion trotzdem geben, weil sie für die Gesundheit des Patienten notwendig ist. Was soll Tanja Ihrer Meinung nach in dieser Situation machen?

(A) Ich sage dem Patienten, dass es nur kurz wehtun wird und dass er sich nicht so anstellen soll.
(B) Ich lenke den Patienten ab, indem ich ihn in ein Gespräch verwickle.
(C) Ich erkläre dem Patienten das Verfahren Schritt für Schritt, damit er sich besser unter Kontrolle hat.
(D) Ich versuche, mich zu beeilen und die Injektion so schnell wie möglich zu geben.

188. Mike ist Arzt und muss einem Patienten eine schlechte Nachricht überbringen. Bei dem Patienten wurde eine schwere Krankheit diagnostiziert, die sofort behandelt werden muss. Der Patient hat jedoch eine Vorgeschichte mit Angstzuständen und Panikattacken. Mike befürchtet, dass die Nachricht den Patienten überfordern und eine Panikattacke auslösen wird. Was soll Mike Ihrer Meinung nach in dieser Situation machen?

(A) Ich teile dem Patienten die Nachricht direkt und unverblümt mit, damit er den Ernst seines Zustands versteht.
(B) Ich versuche, die Nachricht abzuschwächen, indem ich vage Formulierungen und Euphemismen verwende, um den Patienten nicht zu beunruhigen.
(C) Ich biete dem Patienten emotionale Unterstützung an und versichere ihm, dass er die bestmögliche Pflege erhalten wird.
(D) Ich sage dem Patienten, dass er sich keine Sorgen machen muss und dass die Krankheit nicht so ernst ist, wie sie zu sein scheint.

189. Jana hat gerade eine negative Leistungsbeurteilung von ihrem Chef erhalten. Sie hatte ein besseres Ergebnis erwartet und ist nun sehr enttäuscht. Sie hat das Gefühl, dass ihre Bemühungen umsonst waren und stellt ihre Fähigkeiten als Mitarbeiterin in Frage. Was soll Jana Ihrer Meinung nach in dieser Situation machen?

(A) Ich sage mir, dass es egal ist, was mein Chef denkt, und dass ich die Beurteilung einfach ignorieren sollte.
(B) Ich gestehe mir meine Gefühle ein und spreche mit einem vertrauenswürdigen Freund oder Kollegen über meine Gefühle.
(C) Ich konfrontiere meinen Chef mit der Beurteilung und erkläre ihm, warum ich sie für ungerecht halte.
(D) Ich fange sofort an, mich nach einer neuen Stelle umzusehen, weil ich mich unterbewertet und nicht geschätzt fühle.

Umblättern und weiterarbeiten!

190. Tina trifft ihre alte Freundin aus der Schule nach vielen Jahren wieder. Sie freut sich sehr darauf, ihre Freundin zu sehen und über alte Zeiten zu plaudern. Doch als sie sich treffen, wirkt ihre Freundin distanziert und hat kein Interesse, mit ihr zu sprechen. Tina fühlt sich verletzt und zurückgewiesen. Sie fragt sich, ob ihre Freundin sie nicht mehr mag oder ob sie etwas falsch gemacht hat. Was soll Tina Ihrer Meinung nach in dieser Situation machen?

(A) Ich ignoriere das Verhalten meiner Freundin und versuche, eine schöne Zeit ohne sie zu verbringen.
(B) Ich spreche meine Freundin auf ihr Verhalten an und frage, ob ich etwas falsch gemacht habe.
(C) Ich nehme an, dass meine Freundin einen schlechten Tag hat und versuche, sie mit Witzen und Geschichten aufzuheitern.
(D) Ich versuche, die Stimmung meiner Freundin einzuschätzen und passe mein Verhalten und meine Aussagen entsprechend an, damit sie sich wohl fühlt.

191. Timo ist auf einer Party mit seinen Kollegen. Normalerweise ist er ein kontaktfreudiger Mensch und genießt es, sich mit anderen zu treffen. Heute Abend fühlt er sich jedoch ängstlich und überfordert. Die Musik ist zu laut, und es sind zu viele Leute da. Er hat das Gefühl, die Kontrolle über die Situation zu verlieren, und macht sich Sorgen, einen schlechten Eindruck zu hinterlassen. Was soll Timo Ihrer Meinung nach in dieser Situation machen?

(A) Ich verlasse die Party sofort und gehe nach Hause.
(B) Ich bleibe auf der Party, aber ich bleibe für mich und vermeide den Kontakt mit anderen.
(C) Ich versuche, meine Gefühle zu ignorieren und mich wie gewohnt zu unterhalten.
(D) Ich unterbreche die Party und suche mir einen ruhigen Ort, um meine Gedanken zu sammeln.

192. Maria wartet schon seit über einer Stunde in der Schlange, um Konzertkarten für ihre Lieblingsband zu kaufen. Sie freut sich darauf, die Show zu sehen, aber mit der Zeit wird sie immer frustrierter. Sie ist es leid zu warten und macht sich Sorgen, dass die Karten ausverkauft sind, bevor sie ganz vorne in der Schlange steht. Was soll Maria Ihrer Meinung nach in dieser Situation machen?

(A) Ich verlasse die Schlange und versuche stattdessen, Karten online zu kaufen.
(B) Ich beschwere mich bei den Leuten um mich herum über die Wartezeit und darüber, wie unfair sie ist.
(C) Ich erinnere mich daran, dass sich das Warten auf das Konzert lohnen wird und versuche, positiv zu bleiben.
(D) Ich bitte jemanden, meinen Platz in der Schlange zu halten, mache eine Weile etwas anderes, um auf andere Gedanken zu kommen und komme später wieder.

193. Alex befindet sich in einer Besprechung mit seinem Chef und seinen Kollegen. Sein Chef kritisiert Alex' jüngste Arbeit und meint, sie entspreche nicht dem üblichen Standard. Alex fühlt sich peinlich berührt und verteidigt sich, aber er weiß auch, dass sein Chef Recht hat. Er will seine Arbeit verbessern, aber er ist sich nicht sicher, wie er in diesem Moment reagieren soll. Was soll Alex Ihrer Meinung nach in dieser Situation machen?

(A) Ich bitte meinen Vorgesetzten um konkretes Feedback, was und wie ich mich verbessern kann.
(B) Ich entschuldige mich für meine Arbeit und verspreche, sie in Zukunft besser zu machen.
(C) Ich nicke und stimme allem zu, was der Chef sagt, um Konflikte zu vermeiden.
(D) Ich unterbreche meinen Chef und versuche zu argumentieren, dass meine Arbeit eigentlich gut ist.

Notizen

Nicht umblättern!
Warten Sie auf das Zeichen des Testleiters.

STOP

Emotionen erkennen

Bearbeitungszeit: 21 Minuten für 14 Aufgaben

194. Armin hat seit Monaten vor, einen schwerkranken Bekannten und Freund der Familie, mit dem er als Kind sehr viel Zeit verbracht hat, im Altersheim zu besuchen. Dieser Besuch ist allerdings bisher noch nie zustande gekommen. Als er nun endlich Zeit findet und zum Altersheim fährt, um seinen Bekannten zu besuchen, wird ihm mitgeteilt, dass dieser schon vor Monaten verstorben sei. Wie fühlt sich Armin in dieser Situation?

	eher wahrscheinlich	**eher unwahrscheinlich**
Er bereut etwas.	☐	☐
Er ist besorgt.	☐	☐
Er ist traurig.	☐	☐
Er schämt sich.	☐	☐
Er fühlt sich schuldig.	☐	☐

195. Daniel wurde kürzlich von seiner Freundin, die er sehr liebte, verlassen. Sie sagte ihm völlig überraschend, dass sie sich auseinandergelebt hätten und nicht mehr zusammenpassen würden. Ein paar Tage später sieht Daniel seine Exfreundin, wie sie einem anderen Jungen küsst. Wie fühlt sich Daniel in dieser Situation?

	eher wahrscheinlich	**eher unwahrscheinlich**
Er bereut etwas.	☐	☐
Er ist eifersüchtig.	☐	☐
Er ist enttäuscht.	☐	☐
Er ist traurig.	☐	☐
Er fühlt sich herausgefordert und motiviert.	☐	☐

196. Alex muss für eine Geschäftsreise in eine Stadt reisen, in der einige seiner Freunde wohnen. Er hat am nächsten Morgen einen wichtigen Termin und sucht daher nach einer Schlafgelegenheit. Einer seiner Freunde hatte ihm fest zugesagt, dass er bei ihm schlafen könne, sagt jedoch in letzter Minute ab. Alex hatte sich sehr gefreut, seinen Freund wieder zu sehen, muss nun aber in einem teuren Hotel übernachten. Wie fühlt sich Alex in dieser Situation?

	eher wahrscheinlich	**eher unwahrscheinlich**
Er ist besorgt.	☐	☐
Er ist verärgert.	☐	☐
Er ist traurig.	☐	☐
Er ist enttäuscht.	☐	☐
Er ist überrascht.	☐	☐

197. Laura wird am Jahrestag ihrer Beziehung von ihrem Freund versetzt, der ihr sagt, dass er eine wichtige Besprechung im Büro hätte. Daraufhin fährt Laura zu ihrer besten Freundin, um sich etwas abzulenken. Schon beim Parken sieht sie das Auto ihres Freundes vor dem Haus ihrer besten Freundin und findet den Verdacht einer Affäre bestätigt, als sie an der Haustür klingelt und ihr Freund die Tür öffnet. Wie fühlt sich Laura in dieser Situation?

	eher wahrscheinlich	**eher unwahrscheinlich**
Sie ist besorgt.	☐	☐
Sie ist wütend.	☐	☐
Sie ist enttäuscht.	☐	☐
Sie ist traurig.	☐	☐
Sie ist neidisch.	☐	☐

Notizen

198. Lara wird von ihrer besten Freundin zur Geburtstagsfeier eingeladen. Ihre Freundin freut sich schon sehr auf ihr Kommen. Kurzfristig sagt Lara ihre Teilnahme ab, da sie von einem Mann, den sie neulich kennengelernt hat, am selben Abend zum Essen eingeladen wird. Dieser versetzt Lara allerdings an jenem Abend, sodass sie den Abend alleine verbringen muss. Wie fühlt sich Lara in dieser Situation?

	eher wahrscheinlich	eher unwahrscheinlich
Sie ist enttäuscht.	☐	☐
Sie ist neidisch.	☐	☐
Sie ist zuversichtlich.	☐	☐
Sie hat Mitleid.	☐	☐
Sie ist frustriert.	☐	☐

199. Marius muss seit einem Unfall in seinem siebten Lebensjahr im Rollstuhl sitzen. Oft ist er traurig und wünscht sich, es wäre nie zu dem Unfall gekommen. Zu seinem Geburtstag hat er von seinem Vater Karten für ein Fußballspiel seiner Lieblingsmannschaft geschenkt bekommen. Im Stadion angekommen sehen die Verantwortlichen des Spiels, dass Marius im Rollstuhl sitzt und organisieren ihm einen Platz direkt am Spielfeldrand und ein Treffen mit den Spielern nach dem Spiel in der Kabine. Wie fühlt sich Marius in dieser Situation?

	eher wahrscheinlich	eher unwahrscheinlich
Er bereut etwas.	☐	☐
Er schämt sich.	☐	☐
Er ist glücklich.	☐	☐
Er ist stolz.	☐	☐
Er ist erleichtert.	☐	☐

200. Albert ist seit 15 Jahren glücklich verheiratet und immer treu gewesen. Auf einer Betriebsfeier ist er allerdings so betrunken, dass er am nächsten Morgen ohne Erinnerung bei seiner sehr attraktiven Kollegin erwacht. Wie fühlt sich Albert in dieser Situation?

	eher wahrscheinlich	eher unwahrscheinlich
Er ist stolz.	☐	☐
Er bereut etwas.	☐	☐
Er fühlt sich schuldig.	☐	☐
Er ist dankbar.	☐	☐
Er ist erleichtert.	☐	☐

201. Chris trifft im Kino zufällig auf einen Schulkameraden, der zur Schulzeit sein bester Freund gewesen war. Während der Studienzeit haben sie sich allerdings aus den Augen verloren. Chris freut sich sehr, seinen Freund wieder zu sehen, dieser ist allerdings mit einer neuen Freundesgruppe dort und beachtet ihn nicht einmal. Wie fühlt sich Chris in dieser Situation?

	eher wahrscheinlich	eher unwahrscheinlich
Er ist enttäuscht.	☐	☐
Er ist überrascht.	☐	☐
Er ist erleichtert.	☐	☐
Er freut sich.	☐	☐
Er ist besorgt.	☐	☐

Umblättern und weiterarbeiten!

Notizen

202. Julius hat eine sehr eifersüchtige Freundin. Dies ist einer der wenigen Charakterzüge, die er an ihr nicht besonders mag. Als er mit ihr in einem Café sitzt und sich kurz aber freundlich mit der Kellnerin unterhält, die er aus Schulzeiten kennt, verlässt seine Freundin wutentbrannt das Café. Wie fühlt sich Julius in dieser Situation?

	eher wahrscheinlich	eher unwahrscheinlich
Er ist verärgert.	☐	☐
Er bereut etwas.	☐	☐
Er ist überrascht.	☐	☐
Er ist besorgt.	☐	☐
Er empfindet Abneigung.	☐	☐

203. Emil und seine Frau sind bekennende Impfgegner. Als ihr erstes Kind geboren wird, lassen sie es nicht impfen, woraufhin es am Masernvirus erkrankt. Drei Jahre nach überstandener Infektion zeigt das Kind neurologische Auffälligkeiten. Der untersuchende Neurologe stellt einer Subakute Sklerosierende Panenzephalitis fest (SSPE). Der Arzt teilt dies den Eltern mit und berichtet außerdem, dass diese Krankheit in über 95 % der Fälle tödlich endet und als direkte Folge der durchgemachten Maserninfektion durch eine Masernimpfung hätte verhindert werden können. Wie fühlt sich Emil in dieser Situation?

	eher wahrscheinlich	eher unwahrscheinlich
Er ist traurig.	☐	☐
Er ist besorgt.	☐	☐
Er fühlt sich schuldig.	☐	☐
Er ist zuversichtlich.	☐	☐
Er bereut etwas.	☐	☐

204. Jenny ist Studentin und hat schon immer von einem Studium im Ausland geträumt. Sie hat sich für ein Stipendium beworben und wurde angenommen, um ein Semester in Paris zu studieren. Sie freut sich darauf, eine neue Kultur kennenzulernen und ihre französischen Sprachkenntnisse zu verbessern. Allerdings macht sie sich auch Gedanken, weil sie ihre Familie und Freunde zurücklassen muss. Wie fühlt sich Jenny in dieser Situation?

	eher wahrscheinlich	eher unwahrscheinlich
Sie ist aufgeregt.	☐	☐
Sie ist nervös.	☐	☐
Sie ist verwirrt.	☐	☐
Sie ist gelangweilt.	☐	☐
Sie ist wütend.	☐	☐

205. Adam ist Softwareentwickler und arbeitet seit mehreren Monaten an einem neuen Projekt. Der Abgabetermin rückt immer näher, aber er kämpft darum, eine Lösung für ein kritisches Problem im Code zu finden. Er hat viele Überstunden gemacht und steht unter großem Druck. Er macht sich Sorgen, dass er die Frist nicht einhalten kann und dass sein Chef wütend auf ihn sein wird. Wie fühlt sich Adam in dieser Situation?

	eher wahrscheinlich	eher unwahrscheinlich
Er ist gestresst.	☐	☐
Er ist entspannt.	☐	☐
Er ist zuversichtlich.	☐	☐
Er fühlt Gleichgültigkeit.	☐	☐
Er freut sich.	☐	☐

Notizen

206. Lena ist frisch gebackene Ärztin und hat gerade eine neue Stelle an der Universitätsklinik begonnen. Sie ist sehr motiviert und hat sich hohe Ziele gesteckt. Das Arbeitspensum erweist sich jedoch als höher als erwartet und es fällt ihr schwer, mit allem Schritt zu halten. Ihre Freunde laden sie am Freitagabend zu einer Party ein, aber sie wollte noch etwas nachlesen und sich fortbilden. Wie fühlt sich Lena in dieser Situation?

	eher wahrscheinlich	**eher unwahrscheinlich**
Sie fühlt sich ausgeglichen.	☐	☐
Sie ist erleichtert.	☐	☐
Sie ist aufgeregt.	☐	☐
Sie ist gestresst.	☐	☐
Sie fühlt sich überwältigt.	☐	☐

207. Mark lebt seit zwei Jahren im Ausland, da er sich dort bessere berufliche Chancen erhofft hat. Da er allein aufgebrochen ist, vermisst er seine Familie und Freunde. Er hat versucht, neue Freunde zu finden, hatte damit aber nicht viel Erfolg, da er viel arbeiten muss. Er verbringt die meisten seiner Abende vor dem Fernseher und in den sozialen Medien. Wie fühlt sich Mark in dieser Situation?

	eher wahrscheinlich	**eher unwahrscheinlich**
Er ist stolz.	☐	☐
Er ist zufrieden.	☐	☐
Er ist traurig.	☐	☐
Er verspürt Heimweh.	☐	☐
Er fühlt sich einsam.	☐	☐

Nicht umblättern! Warten Sie auf das Zeichen des Testleiters.

STOP

Soziales Entscheiden

Bearbeitungszeit: 21 Minuten für 14 Aufgaben

208. Annette ist Ärztin in der Notaufnahme einer Klinik. Nach einem langen Gespräch und der Untersuchung einer minderjährigen Patientin gesteht diese ihr, dass sie vergewaltigt worden ist. Die Patientin bittet Annette darum, ihren Eltern nichts davon zu erzählen, da dies zu viele komplizierte Missverständnisse und Erklärungsversuche nach sich ziehen würde. Annette ist unsicher, wie sie reagieren soll. Wie relevant sollten ihrer Meinung nach die folgenden Überlegungen, die Annette bei ihrer Entscheidung angestellt haben könnte, sein?

Überlegungen:

(A) „Würde es mir helfen, wenn ich meinen Oberarzt oder gar den Ethikrat der Klinik um Hilfe fragen würde?"

(B) „Wäre ich nicht durch die ärztliche Dienstvorschrift dazu verpflichtet, die Eltern zu benachrichtigen, da die Patientin minderjährig ist?"

(C) „Würde ich mich durch meine Handlungen strafbar machen?"

(D) „Könnte ich mich bei meinem Oberarzt durch korrektes Verhalten profilieren?"

(E) „Ist das Wohl der Patientin langfristig nicht viel wichtiger als ihr kurzsichtiger Wunsch?"

	1	2	3	4	5
A					
B					
C					
D					
E					

209. Ole ist Kapitän auf einem Schiff einer Umweltorganisation, die oft als militant bezeichnet wird und sich dem Schutz der Meere und seiner Lebewesen, vor allem den Walen und Robben, verschrieben hat. Vor der Küste Japans entdeckt er zusammen mit der Besatzung seines Schiffs einen Trawler, der gerade Jagd auf Wale macht. Er hätte die Möglichkeit, das andere Schiff durch einen Stoß mit seinem eigenen Schiff vom Kurs abzubringen und die Waljagd zu verhindern, würde allerdings das Risiko eingehen, dass die Besatzung des anderen und auch seines eigenen Schiffs zu Schaden kommt. Ole ist unsicher, wie er reagieren soll. Wie relevant sollten ihrer Meinung nach die folgenden Überlegungen, die Ole bei seiner Entscheidung angestellt haben könnte, sein?

Überlegungen:

(A) „Sind Menschenleben nicht immer und unter allen Umständen mehr wert als egal welches Ziel und daher nicht als Mittel zum Zweck zu missbrauchen?"

(B) „Könnte ich als Held in den Heimathafen zurückkehren?"

(C) „Würde uns die Küstenwache abfangen und verhaften, sobald wir internationale Gewässer verließen?"

(D) „Würde ich nicht den Eid brechen, den ich geschworen habe, als ich Kapitän wurde, die Meere und Meerestiere um jeden Preis zu schützen?"

(E) „Was würde mein 1. Offizier an meiner Stelle tun?"

	1	**2**	**3**	**4**	**5**
A					
B					
C					
D					
E					

Notizen

210. Matthias erledigt gerade seine wöchentlichen Einkäufe in einem Supermarkt, als er einen ärmlich aussehenden, schlecht gekleideten und offensichtlich hungernden Mann sieht, der sich eine Packung Nüsse unter den Pullover steckt. Matthias ist unsicher, wie er reagieren soll. Wie relevant sollten ihrer Meinung nach die folgenden Überlegungen, die Matthias bei seiner Entscheidung angestellt haben könnte, sein?

Überlegungen:

(A) „Könnte ich durch das Anzeigen der Straftat vielleicht eine Belohnung durch die Filialleitung bekommen?"

(B) „Würde ich nicht allgemein die Pflicht haben, Diebstahl anzuzeigen?"

(C) „Würde der Mann mich anzeigen, wenn ich an seiner Stelle wäre?"

(D) „Würde das Wohl des Mannes nicht über das Anzeigen eines Kavaliersdelikts zu stellen sein?

(E) „Würde es Konsequenzen für mich haben, wenn auffliegen würde, dass ich von dem Diebstahl wusste und ihn nicht angezeigt habe?"

	1	2	3	4	5
A					
B					
C					
D					
E					

211. Bella ist auf dem Weg nach Hause, als sie in ihrer Nachbarschaft am Straßenrand ein kleines Mädchen sieht, dass an einem Tisch selbstgemachte Kekse verkauft. Um dem Mädchen eine Freude zu machen, kauft sie ein paar Kekse. Dabei fällt ihr auf, dass das Mädchen ihr zu viel Wechselgeld gegeben hat. Bella ist unsicher, wie sie reagieren soll. Wie relevant sollten ihrer Meinung nach die folgenden Überlegungen, die Bella bei ihrer Entscheidung angestellt haben könnte, sein?

Überlegungen:

(A) „Wäre mein Vater stolz auf mich, dass ich das Geld zurückgegeben habe?"

(B) „Würde jemand herausfinden, dass ich zu viel Wechselgeld bekommen und es behalten habe?"

(C) „Würde ich nicht allgemein dazu verpflichtet sein, die Wahrheit zu sagen?"

(D) „Würde ich das Geld für einen Einkauf ausgeben können?"

(E) „Würde ich das Geld nicht zurückgeben müssen, um in dem Mädchen Vertrauen und nicht Misstrauen in ihre Mitmenschen zu wecken?"

	1	2	3	4	5
A					
B					
C					
D					
E					

Umblättern und weiterarbeiten!

212. Philipp und Simon lernen sich auf einer gemeinsamen Fortbildung ihrer Unternehmen kennen. Am Abend und nach einigen Drinks erzählt Simon Philipp von seiner Geschäftsidee, um sich selbstständig zu machen, für deren Umsetzung ihm allerdings noch die Mittel fehlten. Philipp ist begeistert von der Idee und hätte auch die Mittel, diese sofort umzusetzen. Er ist unsicher, wie er reagieren soll. Wie relevant sollten ihrer Meinung nach die folgenden Überlegungen, die Philipp bei seiner Entscheidung angestellt haben könnte, sein?

Überlegungen:

(A) „Würde ich nicht dazu verpflichtet sein, Simons Vertrauen nicht zu missbrauchen, um nicht Misstrauen in Geschäftswelt und Gesellschaft zu säen?“

(B) „Würde es mir nicht durch die Verschwiegenheitserklärung der Tagung verboten sein, die Idee zu stehlen?“

(C) „Würden meine Geschäftspartner meine eigene Geschäftsidee ohne mein Wissen verfolgen, wenn ich ihnen die Möglichkeit dazu böte?“

(D) „Würde ich durch Simons Idee sofort ein Unternehmen gründen und so der Konkurrenz einen Schritt voraus sein können?“

(E) „Würde der Diebstahl der Idee eine Sanktion der Handelskammer nach sich ziehen?“

	1	2	3	4	5
A					
B					
C					
D					
E					

213. Felicitas bekommt von ihrer Mutter eine Kette, ein Erbstück, das schon ihre Uroma getragen hat, geschenkt. Sie weiß, dass diese Kette ihrer Mutter sehr viel bedeutet und freut sich über den Liebesbeweis. Nur einige Tage darauf verliert sie die Kette jedoch. Beim nächsten Treffen fragt ihre Mutter, wo denn die Kette geblieben sei. Felicitas ist unsicher, wie sie reagieren soll. Wie relevant sollten ihrer Meinung nach die folgenden Überlegungen, die Felicitas bei ihrer Entscheidung angestellt haben könnte, sein?

Überlegungen:

(A) „Würde ich die Situation dazu nutzen können, ein weiteres Erbstück zu ergattern?“

(B) „Würde meine Mutter in dieser Situation an meiner Stelle gleich handeln?“

(C) „Würde ich meiner Mutter viel Nachdenken und Sorge ersparen, indem ich ihr gleich die Wahrheit sage?“

(D) „Würde ich nicht generell immer die Wahrheit sagen müssen?“

(E) „Würde ich eine Zurechtweisung meiner Mutter riskieren, wenn ich ihr sage, dass ich das Erbstück verloren habe?“

	1	2	3	4	5
A					
B					
C					
D					
E					

Notizen

214. Hannes stört sich sehr an der Katze seines Nachbarn, da diese oft die Gärten der Nachbarschaft, auch seinen, dazu benutzt, ihr Geschäft zu verrichten. Im Winter meldet der Nachbar die Katze als vermisst und bittet die Nachbarschaft um Mithilfe bei der Suche. Tatsächlich findet Hannes die Katze leblos in seinem Garten im Schnee liegen. Trotz anfänglichem Zögern entscheidet er sich dazu, hinüberzugehen und stellt fest, dass die Katze noch lebt, jedoch sehr geschwächt ist. Hannes ist unsicher, wie er sich verhalten soll. Wie relevant sollten ihrer Meinung nach die folgenden Überlegungen, die Hannes bei seiner Entscheidung angestellt haben könnte, sein?

Überlegungen:

(A) „Würde ich die ungeliebte Katze nun endlich loswerden können, indem ich sie einfach im Schnee ihrem Schicksal überlasse?"

(B) „Würde ich nicht das Wohl des Tieres über meine eigenen Motive stellen müssen?"

(C) „Würde ich zur Rechenschaft gezogen werden, wenn man das Tier in meinem Garten fände?"

(D) „Würden die anderen Nachbarn das unbeliebte Tier retten, wenn sie an meiner Stelle wären?"

(E) „Würde ich nicht jederzeit einem hilfsbedürftigen Tier helfen müssen?"

	1	2	3	4	5
A					
B					
C					
D					
E					

215. Rike ist Studentin und zum Lernen in der Bibliothek ihrer Universität. Auf dem Weg zu ihrem Platz entdeckt sie in einem fachfremden Bereich ein sehr beliebtes und immer schnell vergriffenes Lehrbuch ihres Fachs, das jemand dort versteckt haben muss. Rike ist unsicher, wie sie reagieren soll. Wie relevant sollten ihrer Meinung nach die folgenden Überlegungen, die Rike bei ihrer Entscheidung angestellt haben könnte, sein?

Überlegungen:

(A) „Würde jemand es herausfinden, wenn ich das Buch nun selbst verstecken würde?"

(B) „Wie würden meine Kommilitonen in dieser Situation handeln?"

(C) „Würde ich das Buch nicht an seinen Platz zurückbringen müssen, um die Freiheit und Zugänglichkeit von Bildung zu gewährleisten?"

(D) „Würde das Liegenlassen des Buchs nicht gegen die Regeln der Bibliothek verstoßen?"

(E) „Würde ich das Buch nun nicht an einem Ort meiner Wahl verstecken können, um mir so einen Vorteil gegenüber meinen Kommilitonen zu sichern?"

	1	2	3	4	5
A					
B					
C					
D					
E					

Umblättern und weiterarbeiten!

216. Peter und Emil sind Klassenkameraden und gute Freunde. Bei der Vergabe von Projektarbeiten wird Emil vom Lehrer vor die Wahl gestellt, sich für eines von zwei Themen zu entscheiden, Peter würde dann das andere bekommen. Er weiß, dass Peter gerne das erste der beiden Themen bearbeiten würde, da er ein ähnliches im vergangenen Schuljahr schon einmal vorstellen musste und sich folglich gut auskennt. Emil ist unsicher, wie er reagieren soll. Wie relevant sollten ihrer Meinung nach die folgenden Überlegungen, die Emil bei seiner Entscheidung angestellt haben könnte, sein?

Überlegungen:

(A) „Würde Peter es mir übelnehmen, wenn ich das Thema wähle, das er eigentlich gerne bearbeiten würde?"

(B) „Würde ich nicht meine Freundschaft und Peters Wohl an erster Stelle sehen müssen?"

(C) „Wie würde Peter entscheiden, wenn es umgekehrt wäre?"

(D) „Könnte ich die Situation nutzen und Peter im Tausch für seine gewünschte Arbeit einen Gefallen abringen?"

(E) „Würde ich nicht der Aufforderung des Lehrers nachkommen und frei und unabhängig entscheiden müssen?

	1	2	3	4	5
A					
B					
C					
D					
E					

217. Bastian ist Autoverkäufer und steht wegen eines Wagens mit einem potenziellen Kunden in Kontakt. Er sagte dem Kunden, dass das Auto bei 45.000 gelaufenen Kilometern noch 20.000€ kosten würde. Der Kunde möchte nach einer Bedenkzeit sogar ohne vorherige Besichtigung und Probefahrt nun einen Kaufvertrag abschließen, als Bastian auffällt, dass der Wagen schon 54.000 und nicht erst 45.000 Kilometer gelaufen hat – er hatte die Zahlen verdreht. Bastian ist unsicher, wie er reagieren soll. Wie relevant sollten ihrer Meinung nach die folgenden Überlegungen, die Bastian bei seiner Entscheidung angestellt haben könnte, sein?

Überlegungen:

(A) „Würde ich belangt werden können, wenn der Kunde den Irrtum später bemerkt?"

(B) „Würde ich die Situation dazu nutzen können, den Kunden durch meine Ehrlichkeit zu beeindrucken und ihn vielleicht sogar für ein zweites Fahrzeug zu begeistern?"

(C) „Würde mich der Kunde an meiner Stelle über seinen Irrtum aufklären?"

(D) „Würde es meine Pflicht sein, vor Abschluss eines Geschäfts die Angaben zu berichtigen?"

(E) „Würde ich den Kunden über meinen Irrtum unterrichten müssen, um das Vertrauen einer Verkäufer-Kundenbeziehung nicht zu gefährden?"

	1	2	3	4	5
A					
B					
C					
D					
E					

Notizen

218. Sarah ist Ärztin und hat gerade entdeckt, dass einer ihrer Patienten absichtlich über seine Krankengeschichte gelogen hat. Der Zustand des Patienten ist ernst und die Fehlinformationen könnten seine Behandlung beeinträchtigen. Sarah ist unsicher, wie sie vorgehen soll. Wie relevant sollten ihrer Meinung nach die folgenden Überlegungen, die Sarah bei ihrer Entscheidung angestellt haben könnte, sein?

Überlegungen:

(A) „Wie groß ist der mögliche Schaden für den Patienten, wenn ich nicht eingreife?"
(B) „Welche Verpflichtung habe ich zur Wahrung des Patientengeheimnisses?"
(C) „Was würden meine Kollegen an meiner Stelle tun?"
(D) „Welche Pflicht habe ich, Patienten zu melden, die absichtlich falsche Angaben machen?"
(E) „Würde meine Beziehung zu dem Patienten Schaden nehmen, wenn ich ihn zur Rede stelle?"

	1	2	3	4	5
A					
B					
C					
D					
E					

219. Albert ist Manager in einem Unternehmen, das aufgrund finanzieller Schwierigkeiten die Entlassung einiger Mitarbeiter in Erwägung zieht. Das Unternehmen hat Albert gebeten, bei der Entscheidung zu helfen, welche Mitarbeiter entlassen werden sollen. Albert ist hin- und hergerissen zwischen zwei Mitarbeitern, die gleichermaßen qualifiziert und fleißig sind. Der eine Mitarbeiter hat eine Familie zu ernähren, während der andere alleinstehend ist und keine Angehörigen hat. Albert ist sich unsicher, wie er die Entscheidung treffen soll. Wie relevant sollten ihrer Meinung nach die folgenden Überlegungen, die Albert bei seiner Entscheidung angestellt haben könnte, sein?

Überlegungen:

(A) „Wie würde mein Kollege an meiner Stelle entscheiden?"
(B) „Könnte ich meine Entscheidung benutzen, um mich bei meiner nächsten Gehaltsverhandlung besser zu positionieren?"
(C) „Könnte ich in Schwierigkeiten kommen, wenn herauskommt, wie ich entschieden haben?"
(D) „Wessen Existenzgrundlage wäre bei einer Kündigung eher in Gefahr?"
(E) „Rational gesehen sollte der alleinstehende Mitarbeiter entlassen werden."

	1	2	3	4	5
A					
B					
C					
D					
E					

Umblättern und weiterarbeiten!

220. Thomas arbeitet in einem Unternehmen, das in finanzielle Schwierigkeiten geraten ist. Die Unternehmensleitung hat alle Mitarbeiter aufgefordert, eine vorübergehende Lohnkürzung vorzunehmen, um dem Unternehmen zu helfen, den Sturm zu überstehen. Thomas zögert, eine Lohnkürzung vorzunehmen, weil er das Gefühl hat, dass er schon jetzt weniger Geld bekommt, als ihm zusteht. Er ist sich nicht sicher, was er tun soll. Wie relevant sollten ihrer Meinung nach die folgenden Überlegungen, die Thomas bei seiner Entscheidung angestellt haben könnte, sein?

Überlegungen:

(A) „Habe ich die Pflicht, dem Unternehmen zu helfen?"

(B) „Was würde mein Chef sagen, wenn er herausfinden würde, dass ich der Lohnkürzung nicht zugestimmt habe?"

(C) „Nutzt die Lohnkürzung auf lange Sicht nicht uns allen?"

(D) „Wie würde es sich auf mein Ansehen auswirken, wenn andere erfahren, dass ich der Lohnkürzung nicht zugestimmt habe?"

(E) „Wie werden sich meine Kollegen entscheiden?"

	1	2	3	4	5
A					
B					
C					
D					
E					

221. Maike lebt in einer festen Beziehung mit ihrem Partner, mit dem sie seit fünf Jahren zusammen ist. Ihr wird eine Stelle in einem anderen Bundesland angeboten, für die sie von ihrem Partner wegziehen müsste. Maike ist hin- und hergerissen, ob sie die Stelle annehmen oder bei ihrem Partner bleiben soll. Wie relevant sollten ihrer Meinung nach die folgenden Überlegungen, die Maike bei ihrer Entscheidung angestellt haben könnte, sein?

Überlegungen:

(A) „Was wäre für meine Karriere das Beste?"

(B) „Wie würde mein Partner entscheiden, wenn es umgekehrt wäre?"

(C) „Was ist für unsere Beziehung das Beste?"

(D) „Was wäre richtiges Verhalten als Partnerin in dieser Beziehung?"

(E) „Was würde mein Partner über mich denken, wenn ich mich entscheiden würde wegzuziehen?"

	1	2	3	4	5
A					
B					
C					
D					
E					

Notizen

KAPITEL

6 Testsimulation 3

Musterhafter Ablauf einer Testsimulation

Uhr	Testteil		Fragen	Zeit	%-Verteilung	
9:00–9:30	**BMS**	Biologie	40	30 min	17 %	40 %
9:30–9:48		Chemie	24	18 min	10 %	
9:48–10:04		Physik	18	16 min	8 %	
10:04–10:15		Mathe	12	11 min	5 %	
10:15–10:50	**Textverständnis (TV)**		12	35 min	10 %	10 %
10:50–12:00	*Mittagspause*					
12:00–12:20	**Kognitive Fähigkeiten und Fertigkeiten (KFF)**	Figuren zusammensetzen	15	20 min	8 %	40 %
12:20–12:28		GuM Lernphase	–	8 min	–	
12:28–12:43		Zahlenfolgen	10	15 min	5,3 %	
12:43–13:03		Wortflüssigkeit	15	20 min	8 %	
13:03–13:18		GuM Abrufphase	25	15 min	13,3 %	
13:18–13:28		Implikationen erkennen	10	10 min	5,3 %	
13:28–13:49	**Sozial-emotionale Kompetenzen (SEK)**	Emotionen regulieren	12	18 min	3 %	10 %
13:49–14:10		Emotionen erkennen	14	21 min	3,5 %	
14:10–14:28		Soziales Entscheiden	14	21 min	3,5 %	
9:00–14:28	**Gesamter MedAT**		221	258 min	100 %	

Nicht umblättern!
Warten Sie auf das
Zeichen des Testleiters.

STOP

Notizen

6.1 Basiskenntnistest für Medizinische Studien (BMS)

Der Basiskenntnistest für medizinische Studiengänge (BMS) prüft mit **94 Aufgaben** in **75 Minuten** euer Wissen in den Fachgebieten **Biologie**, **Chemie**, **Physik** und **Mathematik**.
Eine Aufgabe könnte wie folgt aussehen:

Wie viele Aufgaben sind beim Basiskenntnistest für medizinische Studiengänge (BMS) zu absolvieren?

(A) 94 Aufgaben
(B) 75 Aufgaben
(C) 60 Aufgaben
(D) 69 Aufgaben
(E) Keine der Antwortmöglichkeiten ist korrekt.

In diesem Fall ist die korrekte Antwort **a)**. Diese müsst ihr, wie bei den Hinweisen zur Bearbeitung gezeigt, im Antwortbogen ankreuzen. Für jede korrekte Antwort wird **1 Punkt** vergeben. Für jede falsche Antwort werden **0 Punkte** vergeben.
Die Aufteilung der Untertests des Testteils BMS gestaltet sich wie folgt:

- **Biologie:** 40 Aufgaben in 30 Minuten
- **Chemie:** 24 Aufgaben in 18 Minuten
- **Physik:** 18 Aufgaben in 16 Minuten
- **Mathematik:** 12 Aufgaben in 11 Minuten

Dieser Testteil ist in dieser Reihenfolge, nach den Fachgebieten gegliedert. Er wird wie oben gezeigt in dieser zeitlichen Abfolge abgeprüft.

Notizen

Biologie

Bearbeitungszeit: 30 Minuten für 40 Aufgaben

1. Welche Antikörper können die Plazentaschranke durchdringen?

(A) IgG
(B) IgA
(C) IgM
(D) IgE
(E) IgD

2. Welches dieser Adjektive ist für eine bestimmte Art von Knorpel gebräuchlich?

(A) starr
(B) kollagen
(C) unfaserig
(D) hyalin
(E) endothelial

3. Nachdem der Versuchsapparat von Miller-Uray acht Tage lang die Uratmosphäre simuliert hatte, entstand in ihr eine Flüssigkeit mit besonderem Inhalt. Welche der untenstehenden Moleküle beschreiben diesen Inhalt am ehesten?

(A) z. B. Bakterien, Archaeen und Viren
(B) z. B. Proteine, Enzyme und Protobionten
(C) z. B. Harnstoff, Milchsäure und Aminosäuren
(D) z. B. Harnsäure, Milchstoff und Aminobasen
(E) z. B. Kohlenstoff, Ammoniak und Wasser

4. Welche Blutgruppensysteme sind bekannt?

(A) Alpha a
(B) UB0-System
(C) Rhesus- und AB0-System
(D) ADEK
(E) AUG

5. Welche der folgenden Ausdrücke bezeichnet das Zusammenfügen der Exons eines Gens zu entsprechenden Sequenzen der reifen mRNA?

(A) Capping
(B) Splicing
(C) Translation
(D) Transkription
(E) Restriktion

6. Welche Aufgabe erfüllt der Golgi-Apparat?

(A) Proteinsynthese
(B) Kohlenhydratspeicherung
(C) Bildung und Speicherung sekretorischer Lysosomen
(D) Kraftwerk der Zelle
(E) Bildung und Speicherung sekretorischer Vesikel

Umblättern und weiterarbeiten!

7. Bei der Myasthenia gravis haben Patienten eine belastungsabhängige Muskelschwäche mit oder ohne Muskelschmerzen. Inital werden diese Patienten auffällig durch Lähmungen der äußeren Augenmuskeln und einer Lidheberschwäche mit Doppeltsehen und hängendem Augenlid. Pathophysiologisch handelt es sich um eine Autoimmunkrankheit, bei der Autoantikörper gegen nikotinerge Acetylcholin-Rezeptoren des Skelettmuskeln gebildet werden, welche die Erregungsübertragung an der motorischen Endplatte hemmen. Welche der folgenden Wirkmechanismen ist am ehesten dazu geeignet, Patienten mit dieser Krankheit zu behandeln?

(A) Reversible Hemmung der Acetylcholinesterase an der motorischen Endplatte
(B) Kompetitive Blockade der nikotinischen Acetylcholinrezeptoren des Skelettmuskels
(C) Blockade präsynaptischer P/Q-Typ-Kalziumkanäle
(D) Hemmung der Acetylcholin-Freisetzung durch Botulinumtoxin
(E) Hemmung der Monoaminoxidase im ZNS zur Freisetzung von Katecholaminen

8. Sobald der Körper erkennt, dass ein Fremdkörper eingedrungen ist, gegen den er schon einmal Antikörper produziert hat, werden welche Zellen im Besonderen aktiviert?

(A) Neuronen
(B) Makrophagen
(C) B-Lymphozyten
(D) Leukozyten
(E) Thrombozyten

9. Welche Aussage über die RNA ist <u>FALSCH</u>?

(A) Die RNA enthält Adenin, Thymin, Guanin und Cyosin als Basen.
(B) Die Basen der RNA sind Adenin, Guanin, Uracil und Cytosin.
(C) Die RNA besteht aus der Ribose, Phostphatresten und einer Base.
(D) Die mRNA ist die Anleitung zum Bau eines Proteins.
(E) Die Ribose der RNA ist eine Pentose.

10. Wo beginnt die Verdauung der Kohlenhydrate?

(A) Dickdarm
(B) 12-Finger-Darm
(C) Magen
(D) Speiseröhre
(E) Im Mund

11. Was ist <u>KEIN</u> abiotischer Faktor?

(A) Lichtmenge
(B) Populationsdichte
(C) Temperatur
(D) Wasservorkommen
(E) Mineralienvorkommen

Notizen

12. Welche der folgenden Aussagen zum Thema Herz und Blutkreislauf stimmt?

(A) Die Lungenvene enthält sauerstoffreiches Blut.
(B) Während der Systole kommt es zur Dehnung des Herzmuskels.
(C) Bei einer Hypertonie liegt der Blutdruck unter dem Normbereich.
(D) Das sauerstoffarme Blut aus dem Körperkreislauf kommt als erstes in den linken Vorhof.
(E) Alle Arterien enthalten sauerstoffreiches Blut.

13. Über welches Zellorganell verfügen sowohl Pflanzen- als auch Tier- und Menschenzellen?

(A) Vakuolenmembran
(B) Zellwand
(C) Plastide
(D) Nukleolus
(E) Zentralvakuole

14. Was ist Estrogen?

(A) Androgen
(B) Wachstumshormon
(C) Steroidhormon
(D) Hormon zur Regulierung des Schlaf-Wach-Rhythmus
(E) Schilddrüsenhormon

15. Welcher Darmabschnitt gehört zum Intestinum crassum (Dickdarm)?

(A) Canalis analis
(B) Colon
(C) Jejunum
(D) Ileum
(E) Anus

16. Wie viele unterschiedliche Blutgruppen des AB0-Systems mit den Rhesus-Faktoren kombiniert gibt es insgesamt?

(A) 6
(B) 3
(C) 4
(D) 8
(E) 5

17. Welches der folgenden Enzyme öffnet die DNA wie einen Reißverschluss?

(A) Transferase
(B) DNA-Polymerase
(C) Helikase
(D) Replikase
(E) Primase

Umblättern und weiterarbeiten!

18. Zwei Pflanzen einer Art werden gekreuzt, eine hat rote Blüten, eine hat weiße Blüten. Alle Nachkommen haben rosa Blüten. Was trifft zu? Es handelt sich um einen …

(A) X-chromosomal-rezessiven Erbgang
(B) intermediären Erbgang
(C) Keine Antwort trifft zu.
(D) X-chromosomal-dominanten Erbgang
(E) autosomal-dominanten Erbgang

19. Welche Aussage zum Thema Endosymbiontentheorie ist am ehesten korrekt?

(A) Das Mitochondrium war einst ein eigenständiger Prokaryont.
(B) Der Golgi-Apparat ging aus dem endoplasmatischen Retikulum hervor, weshalb eine optische Verbindung der beiden Zellorganellen besteht.
(C) Der Zellkern ist mit dem Nucleolus eine Symbiose eingegangen. Vorher waren beide eigenständige Prokaryonten.
(D) Bakterien zählten ursprünglich zu den Eukaryonten und haben ihren Zellkern im Verlauf verloren.
(E) Das raue endoplasmatische Retikulum ging ursprünglich aus dem Ribosom hervor.

20. Wie lauten die Abschnitte der Prophase I?

(A) Leptän, Zygtän, Pachytän, Diplotän und Diakinese
(B) Leptotän, Zygotän, Pachytän, Diplotän und Diakinese
(C) Leptotän, Zagytän, Pachytän, Diplotän und Dakinese
(D) Leptotän, Zygoten, Patän, Diplotän und Diakinese
(E) Leptotän, Zygtän, Pachytän, Dipidolor und Diakinese

21. Welche Aussage über die Prophase der Mitose ist FALSCH?

(A) Sie ist das erste Stadium der Mitose.
(B) Spindelapparat entwickelt sich.
(C) Nucleoli lösen sich auf.
(D) Die Mitosespindel ist fertig ausgebildet.
(E) Das Chromatin kondensiert.

22. Welcher der folgenden Begriffe bezeichnet KEINE Zellorganelle?

(A) Mikrovilli
(B) Golgi-Apparat
(C) Mitochondrium
(D) Zellkern
(E) Endoplasmatisches Retikulum

23. Was gehört zu dem kleinen Kreislauf?

(A) Lungenarterie, Lungenvene, rechte Kammer, linker Vorhof
(B) Lungenarterie, Lungenvene, rechter Vorhof, linke Kammer
(C) Untere und obere Hohlvene, Pfortader, rechte Kammer, linker Vorhof
(D) Aorta, untere und obere Hohlvene, rechter Vorhof, linke Kammer
(E) Lungenvene, Aorta, rechte Kammer, linker Vorhof

Notizen

24. Das glatte endoplasmatische Retikulum dient unter anderem als ...?

(A) Calciumspeicher
(B) Zinkspeicher
(C) Kaliumspeicher
(D) Natriumspeicher
(E) Magnesiumspeicher

25. Welche der untenstehenden Antwortmöglichkeiten beschreibt am ehesten die Kernlamina?

(A) Netzwerk aus Lipiden und Glyceriden
(B) Raum zwischen den beiden Kernmembranen
(C) Ort, wo die Kernmembran ins ER über geht
(D) Netzwerk aus Proteinen
(E) Ein anderes Wort für Kernmembran

26. Welche der folgenden Strukturen befindet sich in der Nierenrinde?

(A) Nierenpapille
(B) Nierenkörperchen
(C) Harnleiter
(D) Nierensinus
(E) Henle-Schleife

27. Vorwiegend außerhalb des Knochenmarks werden folgende Blutzellen gebildet:

(A) Lymphozyten
(B) Monozyten
(C) Alle Blutzellen entstehen im Knochenmark.
(D) Plasmazellen
(E) Granulozyten

28. Aus welchen zweiten, übergeordneten Komponenten besteht das Nervengewebe neben den Nervenzellen noch?

(A) Rückenmarkszellen
(B) Ependymzellen
(C) Schwann-Zellen
(D) Gliazellen
(E) Oligodendrozyten

29. Wie viele Zellen entstehen bei der Meiose?

(A) 2 haploide und 2 diploide Zellen
(B) 4 diploide Zellen
(C) 4 haploide Zellen
(D) 2 diploide Zellen
(E) 2 haploide Zellen

Umblättern und weiterarbeiten!

30. Wie heißt der Farbstoff, der dem Muskel seine rote Farbe verleiht?

(A) Myoglobin
(B) Hämoglobin
(C) Myosin
(D) Kryoglobulin
(E) Haptoglobin

31. Was ist richtig?

Ribosomen…
(A) … werden im Mitochondrium gebildet.
(B) … sind von einer Doppelmembran umgeben.
(C) … können sich zu Polysomen vereinigen.
(D) … sind Ort der DNA-Synthese.
(E) … bestehen aus zwölf Untereinheiten.

32. Welcher Teil des Herzens wirft das Blut in den Körperkreislauf aus?

(A) Rechte Kammer
(B) Rechter Vorhof
(C) Aorta
(D) Linke Kammer
(E) Linker Vorhof

33. Welche Zellen bilden Antikörper?

(A) P-Lymphozyten
(B) Embryoblasten
(C) T-Lymphozyten
(D) Makrophagen
(E) Plasmazellen

34. Welche Aussage/n bezüglich des parasitären Lebens ist/sind korrekt?

1. Parasiten schaden sich selbst.
2. Parasiten leben auf Kosten anderer Organismen.
3. Parasiten schaden ihrem Wirt.
4. Die Beziehung zwischen dem Putzerfisch und dem Hai ist parasitär.

(A) Nur 2. ist richtig.
(B) 2. und 3. sind richtig.
(C) 1., 2. und 3. sind richtig.
(D) Alle sind richtig.
(E) Nur 4. ist richtig.

35. Welcher Antikörper deutet auf eine akute Infektion hin?

(A) IgD
(B) IgX
(C) IgG
(D) IgH
(E) IgM

Notizen

36. Welcher Buchstabe (a–g) kennzeichnet einen zweibäuchigen Muskel?

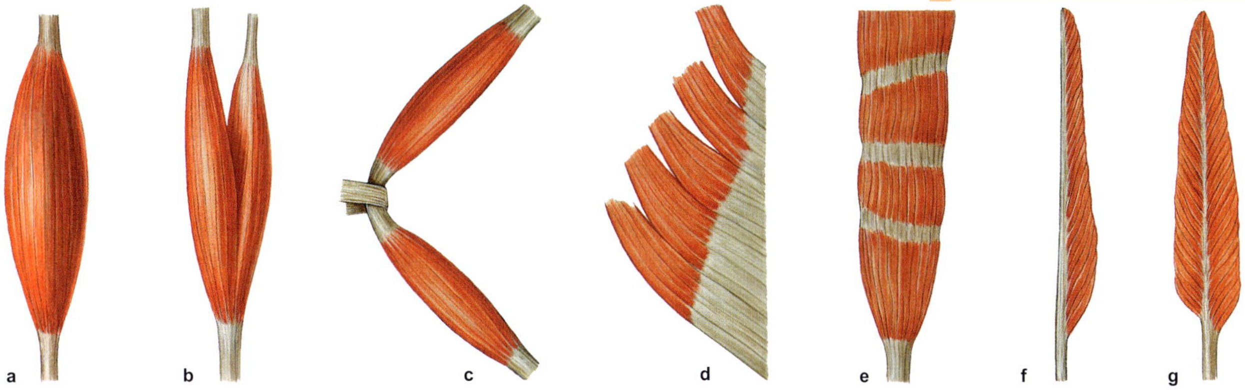

[S700]

(A) a
(B) b
(C) c
(D) d
(E) e

37. Welche Art von Muskeln gibt es <u>NICHT</u>?

(A) Herzmuskulatur
(B) Quergestreifte Muskulatur
(C) Skelettmuskulatur
(D) Raue Muskulatur
(E) Glatte Muskulatur

38. Welche der folgenden Vorgänge ist <u>KEIN</u> Transportvorgang?

(A) Exocytose
(B) Carrier-Transport
(C) Mitose
(D) Diffusion
(E) Phagozytose

39. Wie viele Chromosomen hat ein normaler diploider Chromosomensatz?

(A) 23
(B) 46
(C) 45
(D) 88
(E) 12

Umblättern und weiterarbeiten!

40. Welche der nachfolgenden Aspekte bezüglich der Endosymbiontentheorie ist am ehesten wahr?

(A) Mitochondrien und Plastide verfügen über eine eigene DNA, die der DNA von Bakterien sehr ähnlich ist (Ringstruktur).
(B) Die Einzelmembran der Mitochondrien ist darauf zurückzuführen, dass sie bei der Phagozytose im Rahmen der Entstehung der Endosymbiose die Membran der Wirtszelle umhüllt bekommen haben, während ihre innere Membran mit der umhüllenden verschmolzen ist.
(C) Mitochondrien und Plastide verfügen über eine eigene RNA, die der RNA von Bakterien sehr ähnlich ist (Ringstruktur) und auch eigenständige Histone aufweist.
(D) Die Doppelmembran der Mitochondrien ist darauf zurückzuführen, dass sie bei der Pinozytose im Rahmen der Entstehung der Endosymbiose die Membran der Wirtszelle umhüllt bekommen haben, während ihre innere Membran wohl die ursprüngliche Prokaryotenmembran darstellt.
(E) Die Reproduktion der Mitochondrien wie der Plastide findet simultan mit der Zellteilung ihrer Wirtszelle statt. Sie teilen sich also gekoppelt.

Notizen

Chemie

Bearbeitungszeit: 18 Minuten für 24 Aufgaben

41. Wie hoch ist die Lichtgeschwindigkeit?

(A) $3 \cdot 10^5 \frac{m}{h}$
(B) $3 \cdot 10^5 \frac{km}{s}$
(C) $3 \cdot 10^5 \frac{m}{s}$
(D) $3 \cdot 10^5 \frac{km}{h}$
(E) $3 \cdot 10^5 \frac{m}{ms}$

42. Welche der gezeigten Reaktionen ist stöchiometrisch korrekt angeschrieben?

1. $CO + CO_2 + 7H_2 \rightarrow 2CH_4 + 3H_2O$
2. $2CO + CO_2 + 10H_2 \rightarrow 3CH_4 + 4H_2O$
3. $3CO + 2CO_2 + 11H_2 \rightarrow 3CH_4 + 5H_2O$
4. $4CO + CO_2 + 7H_2 \rightarrow CH_4 + H_2O$

(A) 1. und 3. sind richtig.
(B) 1. und 2. sind richtig.
(C) 2. und 4. sind richtig.
(D) Nur 4. ist richtig.
(E) Alle sind richtig.

43. Als Sublimieren bezeichnet man die Veränderung des Aggregatzustands von …

(A) fest zu gasförmig
(B) gasförmig zu fest
(C) fest zu flüssig
(D) flüssig zu gasförmig
(E) flüssig zu fest

44. Welche Aussagen zum Thema Sauerstoff sind richtig?

1. In Wasser hat Sauerstoff die Oxidationszahl –1.
2. Sauerstoff war in der Uratmosphäre maximal in Spuren enthalten.
3. Sauerstoff ist der Hauptbestandteil der Luft.
4. Sauerstoff ist das elektronegativste Element der 6. Hauptgruppe.

(A) 2. und 4. sind richtig.
(B) Alle sind richtig.
(C) Nur 4. ist richtig.
(D) 1., 2. und 3. sind richtig.
(E) 1. und 3. sind richtig.

Umblättern und weiterarbeiten!

45. Vergleichen Sie ein Natriumatom mit einem Natriumion. Welche Aussagen sind richtig?

1. Beide haben dieselbe Anzahl an Valenzelektronen.
2. Sie haben verschieden chemische Eigenschaften.
3. Beide geben leicht Elektronen ab.
4. Beide haben dieselbe Kernladungszahl.

(A) 1. und 3. sind richtig.
(B) 2. und 4. sind richtig.
(C) 1., 2. und 3. sind richtig.
(D) Alle sind richtig.
(E) Nur 4. ist richtig.

46. Welche Aussagen zu Stickstoffsauerstoffverbindungen sind richtig?

1. Distickstoffmonoxid ist Lachgas.
2. Distickstoffmonoxid ist (in kleinsten Konzentrationen) für die Blutdruckregulation verantwortlich.
3. Stickoxide können sauren Regen auslösen.
4. Stickstoffdioxid ist eine sehr gesunde Verbindung.

(A) 1. und 3. sind richtig.
(B) 2. und 4. sind richtig.
(C) 1., 2. und 3. sind richtig.
(D) Nur 4. ist richtig.
(E) Alle sind richtig.

47. Bei einer chemischen Reaktion ist der Gleichgewichtszustand erreicht, wenn ...

(A) die Reaktionsgeschwindigkeiten der Hin- und Rückreaktion gleich groß sind
(B) in beiden Richtungen keine Umsetzungen mehr stattfinden
(C) die Konzentration mindestens einer Ausgangssubstanz gleich null geworden ist
(D) die Reaktionsgeschwindigkeitskonstanten der Hin- und Rückreaktion gleich groß sind
(E) die Konzentration an Ausgangs- und Endprodukt gleich geworden ist

48. Welche der folgenden Aussagen sind richtig?

1. In einer gesättigten Lösung geht gleich viel Substanz in Lösung wie zurück in die feste Phase geht.
2. Die molare Löslichkeit einer Substanz ist vom Löslichkeitsprodukt unabhängig.
3. Das Löslichkeitsprodukt kann nur von Substanzen angegeben werden, die sich unter Dissoziation lösen.
4. Unpolare Substanzen sind in Wasser gut löslich.

(A) 2. und 4. sind richtig.
(B) Nur 4. ist richtig.
(C) 1. und 3. sind richtig.
(D) 1., 2. und 3. sind richtig.
(E) Alle sind richtig.

49. Welche der folgenden Formeln steht für die salpetrige Säure?

(A) HNO_2
(B) NH_3
(C) H_2SO_3
(D) H_2CO_3
(E) HNO_3

50. Wie viele Protonen hat ein Atom, wenn es 4 Elektronen in seiner Hülle besitzt, darüber hinaus aber elektrisch neutral ist?

(A) ein Proton
(B) acht Protonen
(C) vier Protonen
(D) drei Protonen
(E) zwei Protonen

51. Welche Aussage/n über Salze ist/sind FALSCH?

1. Salze sind Ionenverbindungen.
2. Salze bestehen aus Metallen und Nichtmetallen.
3. Salze sind Produkte der Neutralisationsreaktion.
4. Salze kommen nicht in flüssiger Form vor.
5. Salze können Kristallstrukturen bilden.

(A) Nur 4. ist falsch.
(B) 1., 2., 3. und 5. sind falsch.
(C) 2. und 4. sind falsch.
(D) Nur 5. ist falsch.
(E) 2., 3. und 4. sind falsch.

52. Welche Aussage/n zum absoluten Nullpunkt ist/sind korrekt?

1. Es bewegen sich keine Teilchen mehr.
2. Es ist keine Substanz mehr gasförmig.
3. Es kann die Temperatur nicht mehr weiter unterschritten werden.
4. Es beträgt die Celsiustemperatur −293,15 °C.

(A) 1., 2. und 3. sind richtig.
(B) 1. und 2. sind richtig.
(C) Alle sind richtig.
(D) Nur 3. ist richtig.
(E) 3. und 4. sind richtig.

53. In reines Wasser wird Kochsalz gelöst. Welche Aussage trifft am ehesten zu?

(A) Die elektrische Leitfähigkeit nimmt ab.
(B) Der Gefrierpunkt sinkt unter 0 °C.
(C) Der Siedepunkt sinkt.
(D) Der osmotische Druck nimmt ab.
(E) Die Dampfspannung nimmt zu.

Umblättern und weiterarbeiten!

54. Welche der folgenden Aussage/n nach Arrhenius ist/sind richtig?

1. Die Aktivierungsenergie ist eine energetische Barriere, die bei einer chemischen Reaktion von den Edukten überwunden werden muss.
2. Ein Katalysator setzt die Aktivierungsenthalpie herab.
3. Die Edukte durchlaufen für die Umwandlung in die Produkte einen aktivierten Zustand, den Übergangszustand.
4. Mit steigender Temperatur sinkt zwangsläufig auch die Aktivierungsenergie.

(A) Nur 4. ist richtig.
(B) 1., 2. und 3 sind richtig.
(C) Alle sind richtig.
(D) 2. und 4. sind richtig.
(E) 1. und 3. sind richtig.

55. Welche der folgenden Aussagen über chemische Bindungen treffen zu?

1. Kovalente Bindungen werden zwischen Atomen stark unterschiedlicher Elektronegativität ausgebildet.
2. Ionenbindungen sind gerichtet.
3. Kovalente Bindungen werden vor allem von Alkalimetallen ausgebildet.
4. Durch kovalente Bindungen verbundene Atome haben ein gemeinsames Elektronenpaar.

(A) Alle sind richtig.
(B) Nur 4. ist richtig.
(C) 1. und 3. sind richtig.
(D) 1., 2. und 3. sind richtig.
(E) 2. und 4. sind richtig.

56. Welche Aussage/n bezüglich der Ladung (im Allgemeinen) ist/sind am ehesten korrekt?

1. Ladung ist eine Eigenschaft eines Körpers.
2. Es gibt zwei „Arten“ (man nennt sie positiv und negativ).
3. Ladungen können unterschiedlich groß sein (z. B. –3 oder –7).
4. Geladene Körper üben Kräfte aufeinander aus (gleichnamige Ladungen stoßen sich ab, ungleichnamige ziehen sich an).

(A) Alle Antworten sind richtig.
(B) 1. und 3. sind richtig.
(C) 1., 2. und 3. sind richtig.
(D) 2. und 4. sind richtig.
(E) Nur 4. ist richtig.

57. Welche Größen lassen sich bei einer chemischen Reaktion durch einen Katalysator beeinflussen?

1. Reaktionsenthalpie ΔH
2. Reaktionsgeschwindigkeit
3. Maximale Ausbeute an Reaktionsprodukten
4. Aktivierungsenergie E_A

(A) Nur 4. ist richtig.
(B) 1. und 3. sind richtig.
(C) 1., 2. und 3. sind richtig.
(D) Alle sind richtig.
(E) 2. und 4. sind richtig.

Notizen

58. Für eine chemische Reaktion wurden die Werte $\Delta H = +88$ kJ und $\Delta G = -86$ kJ berechnet. Welche Aussagen über die Reaktion treffen zu?

1. Die Reaktion ist exotherm.
2. Die Reaktion ist exergonisch.
3. Die Entropie des Systems nimmt bei der Reaktion ab.
4. Die Reaktion läuft spontan ab.

(A) 1. und 3. sind richtig.
(B) 2. und 4. sind richtig.
(C) 1., 2. und 3. sind richtig.
(D) Alle sind richtig.
(E) Nur 4. ist richtig.

59. Durch welche Bindung sind Aminosäuren miteinander verbunden?

(A) Metallbindung
(B) Saccharidbindung
(C) Lipidbindung
(D) Peptidbindung
(E) Proteinbindung

60. Welche Vitamine sind <u>NICHT</u> wasserlöslich?

(A) Alle Auswahlmöglichkeiten sind korrekt.
(B) D
(C) E
(D) K
(E) A

Umblättern und weiterarbeiten!

61. Welcher Name in den Antwortmöglichkeiten ist synonym für die allgemeine Gasgleichung?

(A) Gesetz von Gay-Mariotte
(B) Gesetz von Avogadro
(C) Gesetz von Gay-Lussac
(D) Gesetz von Boyle-Mariotte
(E) Gesetz von Lohschmidt

62. Welche der folgenden Kohlenhydrate sind Reduktionsmittel?

1. Saccharose
2. Ascorbinsäure
3. Glycogen
4. Glucose

(A) Alle sind richtig.
(B) Nur 4. ist richtig.
(C) 2. und 4. sind richtig.
(D) 1. und 3. sind richtig.
(E) 1., 2. und 3. sind richtig.

63. Welche Aussagen über Emulsionen sind richtig?

1. Eine Emulsion ist ein homogenes System.
2. Eine Emulsion besteht aus flüssigen Komponenten.
3. Es kann sowohl eine Öl-in-Wasser- als auch eine Wasser-in-Öl-Verteilung vorliegen.
4. Nur die Menge der beiden Phasen entscheidet, welche Verteilung vorliegt.

(A) 2. und 3. sind richtig.
(B) 1., 2. und 3. sind richtig.
(C) 1. und 3. sind richtig.
(D) 3. und 4. sind richtig.
(E) Alle sind richtig.

64. Welche Aussage/n zum chemischen Gleichgewicht ist/sind richtig:

1. Das chemische Gleichgewicht ist temperaturabhängig.
2. Das chemische Gleichgewicht stellt sich nur bei reversiblen Reaktionen ein.
3. Das chemische Gleichgewicht ist ein dynamisches Gleichgewicht.
4. Das chemische Gleichgewicht hängt von der Anfangskonzentration der Reaktionspartner ab.

(A) Alle sind richtig.
(B) Nur 4. ist richtig.
(C) 1. und 3. sind richtig.
(D) 1., 2. und 3. sind richtig.
(E) 2. und 4. sind richtig.

Physik

Bearbeitungszeit: 16 Minuten für 18 Aufgaben

65. Ein Effektivwert von 230 Volt bedeutet, dass …

(A) die Wechselspannung sinusförmig zwischen Amplituden von ungefähr +163 V und 163 V verläuft.
(B) die Wechselspannung sinusförmig zwischen Amplituden von +230 V und 230 V verläuft.
(C) der Mittelwert der Wechselspannung über eine Periodendauer ungefähr 230 Volt beträgt.
(D) die Wechselspannung sinusförmig zwischen Amplituden von ungefähr 325 V und –325V verläuft.
(E) der Mittelwert der Wechselspannung über eine Periodendauer 115 Volt beträgt.

66. Wo muss sich der Gegenstand befinden, damit eine Sammellinse kein Bild erstellt?

(A) 2f
(B) 1f
(C) kleiner 2f
(D) kleiner f
(E) kleiner 0.5f

67. Die normale Körpertemperatur des Menschen beträgt rund:

(A) 37 Kelvin
(B) 337 Kelvin
(C) 100 Kelvin
(D) 310 Kelvin
(E) 270 Kelvin

68. Was kann über Korpuskularstrahlung behauptet werden?

1. Das Neutron ist keine Korpuskularstrahlung.
2. Fast alle Arten von Korpuskularstrahlung sind indirekt ionisierend.
3. Das Elektron ist keine Korpuskularstrahlung.
4. Sie kann auch indirekt ionisierend wirken.

(A) 2. und 4. sind richtig.
(B) 1., 2. und 3. sind richtig.
(C) Nur 4. ist richtig.
(D) Alle sind richtig.
(E) 1. und 3. sind richtig.

69. Reibungskraft ist abhängig:

1. von der Gewichtskraft
2. von der Zeit
3. von der Beschaffenheit der Oberflächen
4. von der Größe der Auflagefläche
5. von der Dimension der Reibungskoeffizient
6. von der Reibungszahl

Umblättern und weiterarbeiten!

(A) 1., 3. und 6. sind richtig.
(B) 1., 2. und 5. sind richtig.
(C) 1., 3., 5. und 6. sind richtig.
(D) Nur 6. ist richtig.
(E) Keine Antwort ist richtig.

70. Die Spannung, die in einem galvanischen Element auftritt, ist abhängig von:

1. den konjugierten Redoxpaaren, die das Element aufbauen
2. den Konzentrationen der Lösung
3. der Temperatur
4. dem Luftdruck

(A) Alle sind richtig.
(B) Nur 4. ist richtig.
(C) 2. und 4. sind richtig.
(D) 1. und 3. sind richtig.
(E) 1., 2. und 3. sind richtig.

71. Auf einem Plattenkondensator liegt eine konstante Spannung U und damit eine Ladung Q. Wenn der Luftspalt mit einer Glasplatte gefüllt wird ($\varepsilon r = 6$), dann:

1. wird die Spannung größer
2. wird die gespeicherte Ladungsmenge Q größer
3. wird die gespeicherte Ladungsmenge Q kleiner
4. erhöht sich die im Kondensator gespeicherte Energie W

(A) Nur 4. ist richtig.
(B) 2. und 4. sind richtig.
(C) 1., 2. und 3. sind richtig.
(D) 1. und 3. sind richtig.
(E) Alle sind richtig.

72. Der Comptoneffekt, d. h. die Streuung eines Röntgen-Quants unter Änderung der Wellenlänge, …

1. tritt als Beugung der Röntgenstrahlung an Kristallgittern in Erscheinung.
2. ist mit verantwortlich, dass Röntgenstrahlung beim Durchgang durch Materie geschwächt werden.
3. tritt nur auf, wenn die Energie des Röntgenquants größer ist als die Energie, die der doppelten Ruhemasse eines Elektrons entspricht.
4. spielt bei der Schwächung von Gammastrahlen eine Rolle.

(A) 1., 2. und 3. sind richtig.
(B) Alle sind richtig.
(C) Nur 4. ist richtig.
(D) 2. und 4. sind richtig.
(E) 1. und 3. sind richtig.

73. Was besagt der 2. Hauptsatz der Wärmelehre?

(A) Wärme fließt von selbst immer vom kälteren zum wärmeren Medium.
(B) Der absolute Nullpunkt kann nicht erreicht werden.
(C) $\Delta U = \Delta W + \Delta Q$
(D) Ein Perpetuum mobile 2. Art ist möglich.
(E) Bei jedem Vorgang in einem abgeschlossenen System steigt die Entropie entweder an oder bleibt zumindest gleich.

74. Für bildgebende Verfahren kann man folgende Strahlung verwenden:

1. Röntgenstrahlung
2. Gamma-Strahlung
3. Ultraschall
4. Alpha-Strahlung

(A) 1. und 3. sind richtig.
(B) 1., 2. und 3. sind richtig.
(C) Nur 4. ist richtig.
(D) 2. und 4. sind richtig.
(E) Alle sind richtig.

75. Die Geschwindigkeit eines Körpers kann man gemäß der physikalischen Definition in folgenden Einheiten angeben:

1. mm pro Stunde
2. km pro Sekunde
3. cm pro Minute
4. Tage pro km

(A) Alle sind richtig.
(B) 1., 2. und 3. sind richtig.
(C) 2. und 4. sind richtig.
(D) Nur 4. ist richtig.
(E) 1. und 3. sind richtig.

76. Welche der folgenden Aussagen über die Geschwindigkeiten ist/sind richtig?

1. Die Schallgeschwindigkeit in Luft beträgt 300 $\frac{m}{s}$.
2. Die Schallgeschwindigkeit in Wasser/Gewebe beträgt etwa 1500 $\frac{m}{s}$.
3. Die Lichtgeschwindigkeit im Vakuum beträgt $\frac{3 \cdot 10^8 \, m}{s}$.
4. Die Geschwindigkeit ist das Produkt aus Weg und Zeit.

(A) Alle sind richtig.
(B) 2. und 4. sind richtig.
(C) 1. und 3. sind richtig.
(D) Nur 4. ist richtig.
(E) 1. und 2. und 3. sind richtig.

77. Für welche Art von Reibung muss am meisten Arbeit geleistet werden?

(A) Wälzreibung
(B) Gleitreibung
(C) Haftreibung
(D) Rollreibung
(E) Bohrreibung

Umblättern und weiterarbeiten!

78. Welches Bild macht ein Planspiegel?

(A) ein verkleinertes reelles Bild
(B) virtuelles Bild
(C) reelles Bild
(D) ein verfärbtes Bild
(E) kein Bild

79. Der Diffusionsfluss …

1. hängt vom Querschnitt, Diffusionskoeffizienten und Konzentrationsgradienten der diffundierenden Substanz ab.
2. erfolgt über mikroskopische Entfernungen (μm Bereich) extrem rasch μs bis ms, ist aber extrem langsam über makroskopische Entfernungen.
3. über austauschende Flächen im menschlichen Körper wird oft durch Oberflächenvergrößerung verstärkt (z. B. Gasaustausch in der Lunge).
4. ist eine kolligative Eigenschaft.

(A) Alle sind richtig.
(B) 1., 2. und 3. sind richtig.
(C) 2. und 4. sind richtig.
(D) Nur 4. ist richtig.
(E) 1. und 3. sind richtig.

80. Welche Reibungsart(en) werden Coulomb'sche Reibungsarten genannt?

(A) Rollreibung
(B) Haftreibung und Gleitreibung
(C) Haftreibung und Rollreibung
(D) Haftreibung
(E) Gleitreibung und Rollreibung

81. Welche der folgenden sind Erhaltungsgrößen?

(A) Leistung
(B) Temperatur
(C) Drehmoment
(D) Kraft
(E) Ladung

82. Ein Auto legt in 2 min eine Strecke von 0,36 km zurück. Wie groß ist die mittlere Geschwindigkeit v?

(A) $3\frac{m}{s}$
(B) $2\frac{m}{s}$
(C) $1\frac{m}{s}$
(D) $5\frac{m}{s}$
(E) $4\frac{m}{s}$

Notizen

Mathematik

Bearbeitungszeit: 11 Minuten für 12 Aufgaben

83. Die Lungenkapillaroberfläche eines Menschen beträgt etwa 100 m^2. Wie groß ist der prozentuelle Verlust dieser Oberfläche, wenn 10 dm^2 zugrunde gehen?

(A) 10 %
(B) 1 %
(C) 0,1 %
(D) 0,01 %
(E) 0,1 Promille

84. Wobei handelt es sich um KEINEN stumpfen Winkel?

(A) 95°
(B) 150°
(C) 46°
(D) 179°
(E) 110°

85. $\log(0) =$

(A) –1
(B) 1
(C) ∞
(D) nicht definiert
(E) 0

86. Der Winkel im Bogenmaß …

1. beträgt für den vollen Winkel 360°
2. beträgt für den Halbkreis π
3. ist bei einem beliebigen Kreissektor dem Radius proportional
4. ist eine dimensionslose Zahl

(A) Alle sind richtig.
(B) 2. und 4. sind richtig
(C) Nur 4. ist richtig
(D) 1. und 3. sind richtig
(E) 1., 2. und 3. sind richtig

87. Wie viel *rad* sind 180°?

(A) 1,571
(B) 6,282
(C) 3,141
(D) 1
(E) 0

Umblättern und weiterarbeiten!

88. $\frac{10^5}{10^{-3}} =$

(A) 10^2
(B) 10^4
(C) 10^{-4}
(D) Keine der Antwortmöglichkeiten ist korrekt.
(E) 10^{-2}

89. Warum wird beim unbestimmten Integral die Integrationskonstante c zur Funktion addiert?

(A) Da sonst das Differenzieren nicht möglich ist.
(B) Weil sonst keine vollständige Flächenberechnung möglich ist.
(C) Weil beim Differenzieren zwangsläufig Informationen verloren gehen.
(D) Damit im weiteren Schritt das bestimmte Integral berechnet werden kann.
(E) Um sie komplizierter erscheinen zu lassen.

90. Wenn bei einer Erkrankung die durchschnittliche Sterblichkeitsrate 0,8 % beträgt, bedeutet das:

1. Von 1000 erkrankten Personen sterben durchschnittlich 8 Personen.
2. Von 1000 erkrankten Personen überleben durchschnittlich 992 Personen.
3. Von 100.000 erkrankten Personen sterben durchschnittlich 800 Personen.
4. Von 10.000 erkrankten Personen überleben durchschnittlich 9920 Personen.

(A) Nur 4. ist richtig.
(B) 1., 2. und 3. sind richtig.
(C) Alle sind richtig.
(D) 2. und 4. sind richtig.
(E) 1. und 3. sind richtig.

91. Wie lautet das Integral von $f(x) = \cos(x) - x$?

(A) $\int f(x)dx = \cos(x) \cdot x + c$

(B) $\int f(x)dx = -\sin(x) - 1 + c$

(C) $\int f(x)dx = \sin(x) - 1 + c$

(D) $\int f(x)dx = \sin(x) - \frac{x^2}{2} + c$

(E) $\int f(x)dx = -\sin(x) - \frac{x^2}{2} + c$

Notizen

92. log(1000)=

(A) 2
(B) 0
(C) 3
(D) 4
(E) 1

93. log(10)=

(A) 3
(B) 4
(C) 1
(D) 0
(E) 2

94. Wofür steht das Präfix Zepto?

(A) 10^{-18}
(B) 10^{21}
(C) 10^{-21}
(D) 10
(E) 10^{-24}

Nicht umblättern!
Warten Sie auf das
Zeichen des Testleiters.

STOP

Notizen

6.2 Textverständnis

Dieser Testteil umfasst **12 Aufgaben**, die ihr in **35 Minuten** bearbeiten müsst. Damit prüft der MedAT, wie gut ihr komplexe Texte zügig lesen, die wesentlichen Informationen herausfiltern und korrekt wiedergeben könnt. Die Texte stammen überwiegend aus natur- oder lebenswissenschaftlichen Bereichen; externes Vorwissen ist jedoch nicht nötig, denn alle Fragen lassen sich allein aus dem Inhalt beantworten. Eine typische Aufgabe könnte folgendermaßen aussehen:

Welche der folgenden Aussagen lassen sich aus dem Text ableiten?

1. Die Häm-Gruppe besteht aus vier Polypeptidketten mit je einer Farbstoffkomponente, die Sauerstoff transportiert.
2. Wird ein Erythrozyt in eine hypotonische Lösung gelegt, strömt Wasser aus der Zelle, weil die Lösung teilchenärmer ist als das Plasma.
3. Erythrozyten entstehen aus Retikulozyten und enthalten keine Mitochondrien.
4. Der Hämatokrit gibt den Anteil der Erythrozyten am Blutvolumen an.

(A) 3. und 4. sind richtig.
(B) 1., 3. und 4. sind richtig.
(C) 2., 3. und 4. sind richtig.
(D) Alle sind richtig.
(E) 4. ist richtig.

Angenommen, der Text bestätigt nur die Aussagen 3 und 4, dann wäre Antwort A korrekt. Diese Antwort kreuzt ihr – wie in den allgemeinen Bearbeitungshinweisen beschrieben – eindeutig im Antwortbogen an. Für jede richtige Lösung erhaltet ihr **1 Punkt**; falsche oder ausgelassene Antworten bringen **0 Punkte**.

Umblättern und weiterarbeiten!

Notizen

Bearbeitungszeit: 35 Minuten für 15 Aufgaben

Text 1: Die Physik als Naturwissenschaft – Wissen schaffen heißt irren

Die Erkenntnisse der Physik beruhen hauptsächlich auf geplanten Experimenten. Zur quantitativen Beschreibung solcher Vorgänge benutzt man physikalische Messgrößen. Messergebnisse können jedoch den wahren Wert einer Größe nie beliebig genau angeben – reale Messverfahren sind stets mit einem Abweichen des Messwertes vom wahren Wert der Größe verbunden. Messfehler werden hierbei in zwei Kategorien unterteilt – in systematische und statistische (zufällige) Fehler. Systematische Fehler entstehen aufgrund von mangelhaften Messverfahren. Hierzu zählen z. B. falsche Eichung oder Verwendung eines defekten Messgerätes, Fehler in der Versuchsplanung oder fehlendes Berücksichtigen von Störgrößen. Systematische Fehler sind reproduzierbar, d. h. bei erneutem Messen unter gleichen Bedingungen wird der Messfehler stets wieder auftreten: Der gemessene Wert weicht stets in einer Richtung um den gleichen Betrag vom wahren Wert ab. Wird der Fehler gefunden, kann er berücksichtigt und evtl. korrigiert werden. Statistische Fehler entstehen dagegen völlig zufällig: Sie werden z. B. durch ungenaues Ablesen oder Schwankungen im Messgerät hervorgerufen. Bei mehreren Messungen können die Abweichungen unterhalb oder oberhalb des wahren Wertes liegen, d. h. es treten stets andere Messergebnisse auf. Diese Fehler können nie ganz unterdrückt werden – es handelt sich um unbeeinflussbare statistische Schwankungen. Trotzdem kann man die Messgenauigkeit erhöhen, indem man mehrere Messungen bei unveränderten Bedingungen durchführt.

aus: Heide/Stachel, BASICS Physik. Elsevier, München 2009, S. 4

Notizen

95. Welche der folgenden Aussagen lassen sich aus dem Inhalt dieses Textes ableiten?

1. Physikalische Messgrößen beschreiben mit beliebiger Genauigkeit quantitativ den wahren Wert einer Größe.
2. Systematische Fehler entstehen beispielsweise durch ungenaues Ablesen der Messinstrumente hervorgerufen.
3. Statistische Fehler treten stets immer wieder auf, sind also reproduzierbar. Auch die Benennung macht daher Sinn, da über das Auftreten der Fehler Statistiken aufgestellt werden können.

(A) 1. ist richtig.
(B) 1. und 2. sind richtig.
(C) Keine ist richtig.
(D) 2. und 3. sind richtig.
(E) 3. ist richtig.

96. Welche der folgenden Aussagen lassen sich aus dem Inhalt dieses Textes ableiten?

1. Bei einer Messung kann nur ein Bereich angegeben werden, in dem der wahre Wert einer Messung liegen muss.
2. Durch die Art ihres Auftretens können statistische Fehler oft gefunden und korrigiert werden.
3. Das Erhöhen der Anzahl an durchgeführten Messungen unter möglichst unveränderten Bedingungen ist ein Mittel, um die Messungenauigkeiten durch systematische Fehler zu verringern.

(A) 1. ist richtig.
(B) 2. ist richtig.
(C) Alle sind richtig.
(D) 1. und 3. sind richtig.
(E) 1. und 2. sind richtig.

Umblättern und weiterarbeiten!

Text 2: Die Grundlagen der deskriptiven Wissenschaften

Die Idee aller Naturwissenschaften ist es, Naturvorgänge zu beobachten und dann Theorien über deren Ablauf aufzustellen, um damit Vorhersagen über ähnliche Vorgänge treffen zu können. Insbesondere in der Medizin wird auch versucht, anhand der aufgestellten Theorien auf die Abläufe im menschlichen Körper Einfluss zu nehmen. Zur quantitativen Beschreibung der Vorgänge wurden physikalische Größen (z. B. Druck, Kraft, Strom) eingeführt. Eine physikalische Größe muss irgendwie messbar sein. Sie besteht immer aus einem Zahlenwert (z. B. 20), der die Stärke oder Ausprägung angibt, und einer Einheit (z. B. Newton für Kraft), die zeigt, wovon die Rede ist. Die erwähnten Theorien über Naturvorgänge lassen sich im Idealfall in Formeln ausdrücken (z. B. Kraft ist Masse mal Beschleunigung). Für die einzelnen Größen werden statt der Namen (Kraft, Masse, Beschleunigung) ihre Formelzeichen (F, m, a) verwendet. Da es wesentlich mehr physikalische Größen als Buchstaben gibt, wurden griechische, kyrillische und andere Zeichen eingeführt, und einige Buchstaben mehrfach belegt. Man sollte also bei Formeln mitdenken, was gefragt ist (wenn es um Dehnung geht, wird E vermutlich Elastizitätsmodul und nicht elektrische Feldstärke bedeuten). Eine Hilfe können die Einheiten der Größen sein: Man kann sie – wie Zahlen – aus Brüchen rauskürzen usw., und am Ende sollte in einer Formel die Einheit stehen, die das Ergebnis auch haben soll. Es gibt sieben Basiseinheiten, die nach dem Système International d'Unités definiert sind. Sie heißen SI-Einheiten. Aus ihnen lassen sich (mit Ausnahme einiger älterer) alle anderen Einheiten ableiten.

aus: Heide/Stachel, BASICS Physik. Elsevier, München 2009, S. 2

97. Welche der folgenden Aussagen lassen sich aus dem Inhalt dieses Textes ableiten?

1. Buchstaben können unter Umständen für mehrere physikalische Größen stehen.
2. Die Formeln, durch die naturwissenschaftliche Theorien im Idealfall ausgedrückt sind, lassen Vorhersagen zu ähnlichen Vorgängen in der Zukunft zu.
3. Der Buchstabe, der die physikalische Größe der elektrischen Feldstärke beschreibt, ist das E.

(A) 1. und 2. sind richtig.
(B) 1. und 3. sind richtig.
(C) 2. und 3. sind richtig.
(D) 1. ist richtig.
(E) Alle sind richtig.

98. Welche der folgenden Aussagen lassen sich aus dem Inhalt dieses Textes ableiten?

1. Die Medizin ist eine Disziplin, die versucht, sich die Erkenntnisse der Naturwissenschaften zu Nutze zu machen.
2. Die Einheit Newton ist nur ein Teil der quantitativen Beschreibung der physikalischen Größe der Kraft.
3. Einheiten können aus Brüchen herausgekürzt werden.

(A) 1. und 2. sind richtig.
(B) 1. und 3. sind richtig.
(C) 2. und 3. sind richtig.
(D) 1. ist richtig.
(E) Alle sind richtig.

Umblättern und weiterarbeiten!

Text 3: Die Chemie des Lebens

Die organische Chemie, kurz Organik genannt, stellt neben der Anorganik das andere große Teilgebiet der Chemie dar. Sie beschäftigt sich mit dem Aufbau, den Eigenschaften und der Herstellung von Kohlenstoffverbindungen. In diesem Namen ist auch schon das wichtigste Element der Organik vorhanden, der Kohlenstoff. Er stellt das Grundgerüst organischer Verbindungen dar. Neben ihm kommen am häufigsten Wasserstoff, Sauerstoff und Stickstoff vor. Aus diesen vier Grundelementen lassen sich 98 % der etwa 19 Millionen bekannten organischen Verbindungen aufbauen. Erst dann kommen weitere Elemente wie Schwefel, Phosphor und verschiedene Metalle. Der Begriff der organischen Chemie wurde im 18. Jahrhundert geprägt. Damals verstand man unter der Organik organische oder organisierte Körper aus der Tier- und Pflanzenwelt. Im Gegensatz dazu beschäftigte sich die Anorganik mit den mineralischen oder unorganisierten Verbindungen, die nicht von den organischen Lebewesen erzeugt werden konnten. Eine Überschneidung zwischen diesen beiden Teilgebieten der Chemie – in dem Sinne, dass organische Substanzen im Labor hergestellt werden könnten – hielt man nicht für möglich. Dies änderte sich erst im Jahre 1828, als es Friedrich Wöhrler gelang, Harnstoff zu synthetisieren. Er stellte ihn durch Erhitzen von Ammoniumzyanat her. Heutzutage können viele organische Verbindungen, darunter Aminosäuren, Proteine, Kohlenhydrate und Fette, im Labor erzeugt werden. Selbst DNA und Hormone können synthetisiert werden.

aus: Meyer, BASICS Chemie. Elsevier, München 2010, S. 50

Notizen

99. Welche der folgenden Aussagen lassen sich aus dem Inhalt dieses Textes ableiten?

1. Aus Kohlenstoff, zusammen mit Wasserstoff, Stickstoff und Phosphor, können ca. 98 % der etwa 19 Millionen bekannten organischen Verbindungen aufgebaut werden.
2. Als es Friedrich Wöhrler 1828 gelang, Harnsäure zu synthetisieren, änderte sich die Überzeugung, dass sich organische Substanzen nicht im Labor synthetisieren ließen.
3. Die Chemie lässt sich in zwei große Teilgebiete gliedern.

(A) Alle sind richtig.
(B) 1. und 2. sind richtig.
(C) 2. und 3. sind richtig.
(D) 1. und 3. sind richtig.
(E) 3. ist richtig.

100. Welche der folgenden Aussagen lassen sich aus dem Inhalt dieses Textes ableiten?

1. Im 18. Jhd. gelang es, die Organik und die Anorganik im Sinne einer Überschneidung zusammenzuführen.
2. Zur Zeit der Entstehung des Begriffs verband man mit der Organik organisierte Verbindungen der Tier- und Pflanzenwelt.
3. Hormone sind organische Verbindungen.

(A) 1. und 3. sind richtig.
(B) Alle sind richtig.
(C) 1. und 2. sind richtig.
(D) 2. und 3. sind richtig.
(E) Keine ist richtig.

Umblättern und weiterarbeiten!

Text 4: Lichtmikroskopie und Färbetechniken

Die etwa seit Ende des 19. Jahrhunderts bekannte Lichtmikroskopie gehört heute zu den klinisch am häufigsten eingesetzten Verfahren zur Beurteilung von gesundem und krankem Gewebe in Form von Paraffinschnitten. Spezielleren Fragestellungen (z. B. Erkrankungen des Nierenglomerulus) bleibt hingegen die elektronenmikroskopische Untersuchung menschlichen Gewebes vorbehalten. Mit Hilfe beider Verfahren werden z. B. in der Klinik pathomorphologische (Morphologie = Lehre von der Gestaltgebung) Veränderungen durch Gerichtsmediziner und Pathologen an menschlichem Gewebe beurteilt und so häufig Hinweise auf die Todesursache erschlossen oder die Weichen für eine gezielte weitere Behandlung des betreffenden Patienten gestellt. Dazu muss zunächst einmal jeder Mediziner und Zahnmediziner – nicht nur angehende Gerichtsmediziner und Pathologen – gesundes Gewebe erkennen und einordnen können. Dies soll der Kurs der Zytologie, Histologie und mikroskopischen Anatomie während des vorklinischen Studiums leisten. Hier werden zunächst Grundzüge des Aufbaus einzelner Zellen (Zytologie = Zellenlehre), dann die vier Grundgewebearten (Epithel-, Binde- einschließlich Stütz- sowie Nerven- und Muskelgewebe) im Rahmen der Histologie (Gewebelehre) und schließlich die Organisation einzelner Gewebe zu umgrenzten Organen (mikroskopische Anatomie) vorgestellt, die im Körper eine gemeinsame Funktion erfüllen. Im gewöhnlichen Durchlichtmikroskop wird Licht zunächst durch einen Kondensor, dann durch das zu untersuchende Objekt und schließlich durch Objektiv- und Okularlinse geschickt, bis es entweder auf das Auge des Untersuchers oder das Kamerasystem eines Computers trifft und betrachtet werden kann. Maximal lässt sich eine etwa 1000- bis 1500-fache Vergrößerung des zu untersuchenden Objekts erreichen. In Histologie und Histopathologie (Lehre von den krankhaften Veränderungen des Gewebes) sind diese Objekte in aller Regel aufbereitete Gewebeschnitte. Zur Aufbereitung gehören im Wesentlichen folgende Schritte: Gewebeentnahme und Fixierung: Das zu untersuchende Gewebe sollte zum einen möglichst frisch sein und zum anderen schnell fixiert (haltbar gemacht) werden, um bei der späteren Beurteilung dem Zustand im Körper des Menschen weitestgehend zu entsprechen. Durch die chemische Fixierung mit Formalin (4–10 % Formaldehyd) werden v. a. Proteine denaturiert und damit die Autolyse verhindert. Einbettung: Nach Entwässerung wird das Gewebe mit Paraffin zu schneidfähigen Blöcken gegossen. Schneiden: Von den Blöcken werden mit Hilfe eines Mikrotoms (spezielles Messer) auf einer Schneidevorrichtung 5–10 µm dicke Schnitte angefertigt und anschließend auf einen Objektträger aufgezogen. Färben: Nach Entparaffinieren mit Xylol und Rehydrierung werden die Schnitte in die jeweiligen Färbelösungen (s. u.) gegeben. Eindecken: Nach Abspülen überschüssiger Farbelösung (Differenzierung) werden die Schnitte erneut dehydriert und mit einem an der Luft aushärtenden Medium und einem Deckglas eingedeckt. Neben der chemischen Fixierung existiert ein physikalisches Fixierverfahren. Dabei wird Gewebe kryofixiert (tiefgefroren), anschließend direkt mit einem Gefriermikrotom geschnitten, auf einen Objektträger aufgebracht, gefärbt und eingedeckt. Das Gewebe ist zwar schlechter als in einem Paraffinschnitt erhalten. Dafür spart dieses Verfahren im Vergleich zur herkömmlichen Präparatbehandlung Zeit (Einsatz in der Tumorchirurgie zur Schnellschnittdiagnostik) und erhält Antigeneigenschaften und Enzymaktivitäten besser (Einsatz in der Immun- und Enzymhistochemie). Zur Sichtbarmachung der Gewebestrukturen ist i. d. R. eine Färbung der Schnittpräparate notwendig.

aus: Holtmann/Bobkowski, BASICS Histologie. Elsevier, München 2009, S. 2.

Notizen

101. Welche der folgenden Aussagen lassen sich aus dem Inhalt dieses Textes ableiten?

1. Kurs der Zytologie, Histologie und mikroskopischen Anatomie während des vorklinischen Abschnitts des Medizinstudiums soll dazu dienen, gesundes Gewebe zu erkennen, einordnen und später auch von krankem Gewebe unterscheiden zu können.
2. Das Elektronenmikroskop lässt eine große, bis zu 1500fache Vergrößerung des zu betrachtenden Objektes zu.
3. Im Durchlichtmikroskop fällt das Licht zunächst durch Objektiv- und Okularlinse, bevor es auf das zu untersuchende Objekt und den Kondensor trifft, bevor es im Auge des Untersuchers oder das Kamerasystem eines Computers landet.
4. Das Mikrotom fertigt 5–10 mm dicke Schnitte eines in Paraffin eingebetteten Gewebes an, die dann zur Färbung auf einen Objektträger aufgezogen werden können.

(A) 1. und 4. sind richtig.
(B) 1., 3. und 4. sind richtig.
(C) Alle sind richtig.
(D) 1., 2. und 4. sind richtig.
(E) 1. ist richtig.

102. Welche der folgenden Aussagen lassen sich aus dem Inhalt dieses Textes ableiten?
1. In der Tumorchirurgie wird bei der Schnellschnittdiagnostik vom Färben des Präparats abgesehen, um Zeit zu sparen und um Antigeneigenschaften und Enzymaktivitäten besser erhalten zu können.
2. Das Gießen von Gewebe zu schneidbaren Blöcken mit Hilfe von Paraffin wird dem Fixieren zugerechnet.
3. Die Gewebelehre, also die Histologie, und die makroskopische Anatomie verwenden ähnliche Instrumente zur Betrachtung von Strukturen des menschlichen Körpers.

(A) 1. und 2. sind richtig.
(B) 2. und 3. sind richtig.
(C) Keine ist richtig.
(D) 1. und 3. ist richtig.
(E) Alle sind richtig.

103. Welche der folgenden Aussagen lassen sich aus dem Inhalt dieses Textes ableiten?

1. Die Einbettung eines Gewebestücks in Formalin ist notwendig, um das Gewebe schneiden und färben zu können.
2. Nach der Entwässerung beim Fixieren und Einbetten werden histologische Präparate während des Eindeckens rehydriert, um sie färben und untersuchen zu können.
3. Für die Autolyse, die in Gewebe ohne chemische
4. Fixierung stattfinden würde, sind Proteine verantwortlich.

(A) 1. und 3. sind richtig.
(B) 3. ist richtig.
(C) Alle sind richtig.
(D) 2. und 3. sind richtig.
(E) 1. und 2. sind richtig.

Umblättern und weiterarbeiten!

Text 5: Enzyme und ihre Klassifikation

Enzyme sind Biokatalysatoren, die die Aktivierungsenergie einer Reaktion heruntersetzen und somit dafür sorgen, dass Reaktionen im menschlichen Körper ablaufen. Dies würde von alleine zwar auch geschehen, aber viel zu lange dauern. Deswegen sind Enzyme, die Reaktionen um das bis zu 10^{12}-Fache beschleunigen, für die Funktionen des Körpers essentiell. Bei Enzymen handelt es sich in den allermeisten Fällen um Proteine. Diese haben eine Tertiärstruktur und können über Domänen mit unterschiedlichen Teilfunktionen verfügen. Selten besitzen auch Ribonukleinsäuren enzymatische Aktivität, was bei der Proteinbiosynthese eine Rolle spielt. Wichtig zu wissen ist außerdem, dass Enzyme aus jeder Reaktion unverändert hervorgehen und auch das Gleichgewicht einer Reaktion nicht beeinflusst wird. Lediglich die Einstellung des Gleichgewichts wird beschleunigt. Manche Enzyme sind nicht für ein bestimmtes Substrat, sondern für eine bestimmte Gruppe (OH-Gruppe, Peptidbindung usw.) spezifisch, d. h. sie setzen prinzipiell alle Verbindungen um, die diese Gruppe aufweisen (Gruppenspezifität). Ein weiterer Begriff, der erläutert werden sollte, ist die Stereoselektivität. Ein Enzym katalysiert somit normalerweise nur ein bestimmtes Stereoisomer einer Verbindung. Um den Überblick über die mittlerweile mehr als 3000 bekannten Enzyme zu gewährleisen, ist eine Klassifikation eingeführt worden, bei der jedes Enzym einen Nummerncode (EC-Nummer oder Enzym-Klassifizierungsnummer) erhält. Die erste Nummer steht hierbei für eine der sechs Hauptklassen. Die Hauptklassen leiten sich im Wesentlichen von den katalysierten Reaktionen ab. Zum besseren Verständnis ist es hilfreich, die Nomenklatur der Enzyme zu verstehen. Enzyme erkennt man an der Endung -ase. Sie bestehen außerdem meist aus zwei Teilen, wobei der erste für das Substrat steht und der zweite für die katalysierte Reaktion. So kann man vom Namen auf die Funktion des Enzyms schließen. Isoenzyme sind Enzyme, die die gleiche Reaktion katalysieren, sich jedoch geringfügig in ihrer Primärstruktur, also in ihrer Aminosäuresequenz, voneinander unterscheiden. Sie haben in der Regel unterschiedliche Eigenschaften (z. B. elektrophoretische Wanderungsgeschwindigkeit, KM-Wert, Substrataffinität, isoelektrischer Punkt), anhand derer man sie labortechnisch unterscheiden kann. Oft sind diese Isoenzyme organspezifisch, d. h. sie werden in den verschiedenen Geweben unterschiedlich stark exprimiert, was in der klinischen Diagnostik eine Rolle spielt.

aus: Kirchner/Mühlhäußer, BASICS Biochemie. Elsevier, München 2009, S. 10

104. Welche der folgenden Aussagen lassen sich aus dem Inhalt dieses Textes ableiten?

1. Anhand des Musters, wie Isoenzyme in Geweben unterschiedlich exprimiert werden, könnten theoretisch Organe unterschieden werden.
2. Enzyme können Reaktionen, die unter unbeeinflussten Bedingungen ansonsten nur sehr langsam ablaufen würden, um das bis zu 10^{12}-Fache beschleunigen, was zur Folge hat, dass das Gleichgewicht der Reaktionen verschoben wird.
3. Die Stereoselektivität der Enzyme beschreibt die Tatsache, dass es Enzyme gibt, die zwar die gleiche Reaktion katalysieren, sich jedoch in ihrer Primärstruktur, also der Abfolge der Aminosäuren in ihrem Aufbau, voneinander unterscheiden.

(A) ist richtig.
(B) und 3. sind richtig.
(C) und 3. sind richtig.
(D) und 2. sind richtig.
(E) ist richtig.

105. Welche der folgenden Aussagen lassen sich aus dem Inhalt dieses Textes ableiten?

1. Die schnellere Einstellung des Gleichgewichts von Reaktionen durch Enzyme verschiebt auch das Gleichgewicht der Reaktion, da in kürzerer Zeit mehr Produkte gebildet werden als dies ohne das Enzym der Fall wäre.
2. Unter dem Begriff Isoenzyme sind Enzyme zusammengefasst, die alle Verbindungen umsetzen, die eine bestimmte funktionelle Gruppe (z. B. OH-Gruppe) besitzen.
3. Oft besitzen Ribonukleinsäuren enzymatische Aktivität, was für die Funktionen des Körpers essentiell ist.

(A) Keine ist richtig.
(B) und 2. sind richtig.
(C) und 3. sind richtig.
(D) ist richtig.
(E) und 3. sind richtig.

106. Welche der folgenden Aussagen lassen sich aus dem Inhalt dieses Textes ableiten?

1. Gruppenspezifische Enzyme setzen ein bestimmtes Substrat um, dass zu einer bestimmten Gruppe von Stoffen, z. B. Aminosäuren, gehört.
2. Anhand des KM-Wertes können Stereoisomere unterschieden werden.
3. Proteine können innerhalb einer Tertiärstruktur unterschiedliche Teilfunktionen besitzen.

(A) Alle sind richtig.
(B) 1. und 3. sind richtig.
(C) 1. und 2. sind richtig.
(D) 2. und 3. sind richtig.
(E) 3. ist richtig.

Nicht umblättern!
Warten Sie auf das Zeichen des Testleiters.

STOP

Notizen

6.3 Kognitive Fähigkeiten und Fertigkeiten

Der Testteil Kognitive Fähigkeiten und Fertigkeiten (KFF) prüft mit **75 Aufgaben** in **88 Minuten** bestimmte für das erfolgreiche Absolvieren eines Medizinstudiums relevante mentale Kompetenzen.
Die Aufgaben jedes Untertests sehen unterschiedlich aus. Die Anweisungen für die Bearbeitung sind den jeweiligen Informationstexten der Untertests zu entnehmen.
Für jede korrekte Antwort im Antwortbogen wird **1 Punkt** vergeben. Für jede falsche Antwort werden **0 Punkte** vergeben.
Die Aufteilung der Untertests des Testteils KFF gestaltet sich wie folgt:

- **Figuren zusammensetzen:** 15 Aufgaben in 20 Minuten
- **Gedächtnis und Merkfähigkeit – Lernphase:** 8 Allergieausweise in 8 Minuten
- **Zahlenfolgen:** 10 Aufgaben in 15 Minuten
- **Wortflüssigkeit:** 15 Aufgaben in 20 Minuten
- **Gedächtnis und Merkfähigkeit – Reproduktionsphase:** 25 Aufgaben in 15 Minuten
- **Implikationen erkennen:** 10 Aufgaben in 10 Minuten

Dieser Testteil ist in dieser Reihenfolge nach den Fachgebieten gegliedert. Er wird in der oben genannten zeitlichen Abfolge abgeprüft.

Figuren zusammensetzen

Der Untertest **Figuren zusammensetzen** umfasst **15 Aufgaben**, für die euch insgesamt **20 Minuten** zur Verfügung stehen. Geprüft wird vor allem euer **räumliches Vorstellungsvermögen**.
Ihr bekommt jeweils mehrere Teilausschnitte einer geometrischen Figur präsentiert. Eure Aufgabe ist, diese Puzzleteile geistig so zu kombinieren, dass ihr erkennt, welche vollständige Form sich daraus ergeben würde. Dabei treten zwei Grundformen auf:
Vielecke (Polygone): klassisch Dreiecke, Vierecke, Fünf- bis Achtecke; seit 2018 zusätzlich das gleichschenklige Trapez und seit 2025 auch Parallelogramme, rechtwinklige Dreiecke sowie weitere, von den Testerstellern nicht näher benannte Polygonformen.
Kreise bzw. Kreissektoren: stets ein Viertelkreis oder ein ganzzahliges Vielfaches davon, also Viertel-, Halb-, Dreiviertel- und Vollkreis.
Zu jeder Aufgabe werden euch fünf Optionen (A– E) angeboten. Vier Optionen zeigen konkrete Figuren, Option E lautet immer: „Keine der Antwortmöglichkeiten ist richtig". Ihr kreuzt jene Antwort an, deren Figur sich lückenlos aus den gegebenen Ausschnitten konstruieren ließe. Es gibt **1 Punkt** für eine richtige, **0 Punkte** für eine falsche oder ausgelassene Antwort – und gewertet wird ausschließlich, was ihr im Antwortbogen markiert.

Gedächtnis und Merkfähigkeit – Lernphase

Der Untertest **Gedächtnis und Merkfähigkeit** besteht aus zwei klar getrennten Phasen. Zuerst erhaltet ihr in der **Lernphase** genau **acht Allergieausweise**, für die insgesamt **acht Minuten** vorgesehen sind – also **eine Minute pro Ausweis**. Nach einer Pause von etwa 25 – 40 Minuten folgt die **Abrufphase**: Hier beantwortet ihr **25 Multiple-Choice-Fragen in 15 Minuten** (rund **36 Sekunden pro Frage**), die exakt auf den zuvor gemerkten Angaben basieren.

Lernphase:
Ihr seht acht Ausweise (zwei pro Seite), die jeweils folgende Felder enthalten:

1. Name
2. Geburtsdatum
3. Medikamenteneinnahme
4. Blutgruppe
5. bekannte Allergien
6. Ausweisnummer
7. Ausstellungsland
8. Passfoto

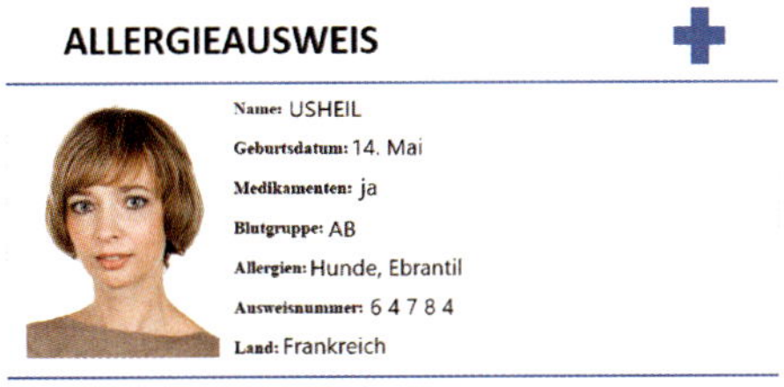

[P605, J787]

Abrufphase

Die Fragen tauchen in zwei Varianten auf:

- **Einzelausweis-Fragen** prüfen ein Detail eines spezifischen Ausweises.
- **Kombinations-Fragen** verbinden Angaben mehrerer Ausweise.

Beispiele:

Einzelausweis

Welches Geburtsdatum hat die Person mit der Ausweisnummer 78654?
(A) 20. April
(B) 18. Dezember
(C) 1. April
(D) 29. Juni
(E) 26. Dezember

Kombination

Personen aus welchem Land nehmen Medikamente ein?
(A) Island | Lettland | Litauen
(B) Russland | Weißrussland | Barbados
(C) Deutschland | Österreich | Schweiz
(D) Russland | Deutschland | Barbados
(E) Island | Deutschland | Lettland

Für jede korrekte Markierung im Antwortbogen gibt es **1 Punkt**, falsche oder leere Antworten bringen **0 Punkte**. Es zählt ausschließlich das eindeutige Kreuz im Antwortbogen – Notizen im Aufgabenheft werden nicht gewertet.

Zahlenfolgen

Der Untertest Zahlenfolgen umfasst **10 Aufgaben in 15 Minuten**. Ihr seht jeweils sieben aufeinanderfolgende Zahlen, die einem Rechensystem gehorchen. Eure Aufgabe ist, dieses Muster zu erkennen und die **zwei nächsten Zahlen** korrekt vorherzusagen.
Zu jeder Aufgabe sind fünf Optionen (A–E) gegeben, wobei (E) immer „Keine der Antwortmöglichkeiten ist korrekt" heißt.
Ein Beispiel könnte sein:

3 5 7 9 11 13 15 ? ?
(A) 15/18
(B) 11/13
(C) 16/18
(D) 17/19
(E) Keine der Antwortmöglichkeiten ist korrekt.

Hier lautet die richtige Antwort **D (17 / 19)**, denn es wird konstant **+2** addiert.
Für jede korrekte Antwort gibt es **1 Punkt**, falsche oder keine Antworten geben **0 Punkte**.

Implikationen erkennen

In diesem Untertest müsst ihr **10 Aufgaben in 10 Minuten** beantworten. Ihr erhaltet zwei Aussagen (Prämissen) mit drei Begriffen und müsst die einzig logisch zwingende Folgerung bestimmen.
Zu jeder Aufgabe gibt es fünf Optionen (A–E), wobei (E) immer „Keine der Antwortmöglichkeiten ist korrekt" heißt.
Ein Beispiel seht ihr hier:

„Alle Säugetiere sind keine Reptilien."
„Alle Säugetiere sind Wirbeltiere."

(A) Alle Säugetiere sind Reptilien.
(B) Alle Wirbeltiere sind Säugetiere.
(C) Alle Wirbeltiere sind Reptilien.
(D) Einige Wirbeltiere sind Säugetiere.
(E) Keine der Antwortmöglichkeiten ist korrekt.

Die einzig gültige Ableitung lautet **D**.
Wie immer zählt nur das eindeutige Kreuz im Antwortbogen: **1 Punkt** für eine richtige Antwort, **0 Punkte** für falsche oder leer gelassene Antworten.

Notizen

Nicht umblättern!
Warten Sie auf das
Zeichen des Testleiters.

STOP

Figuren zusammensetzen

Bearbeitungszeit: 20 Minuten für 15 Aufgaben

107.

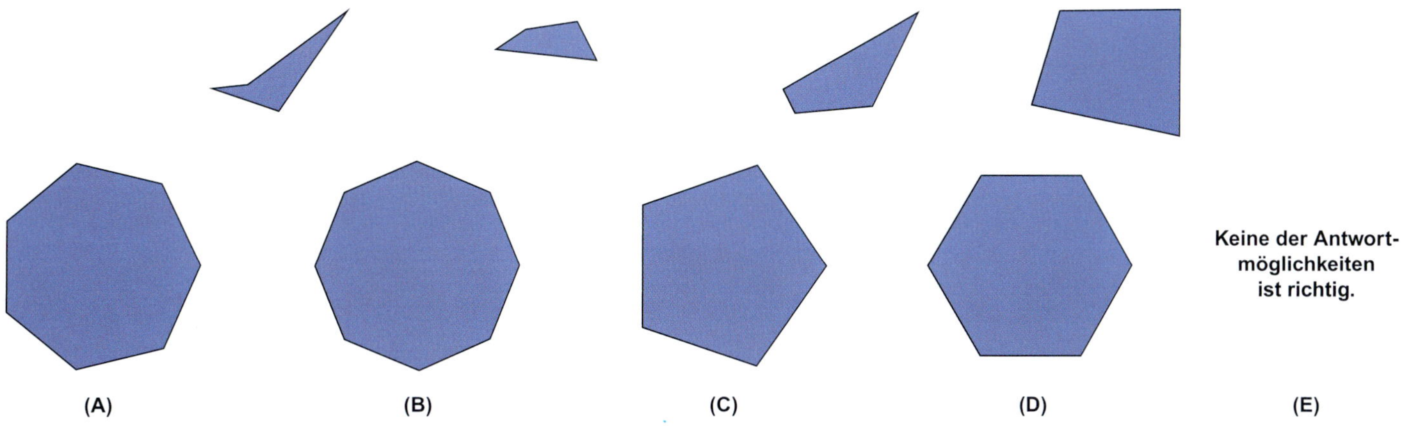

108.

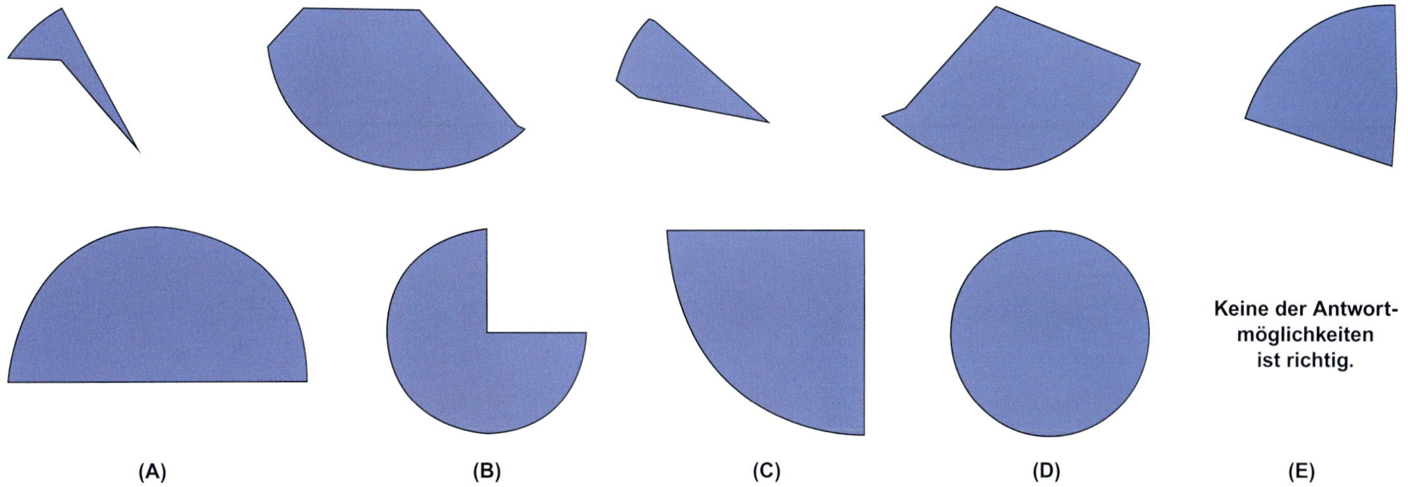

109.

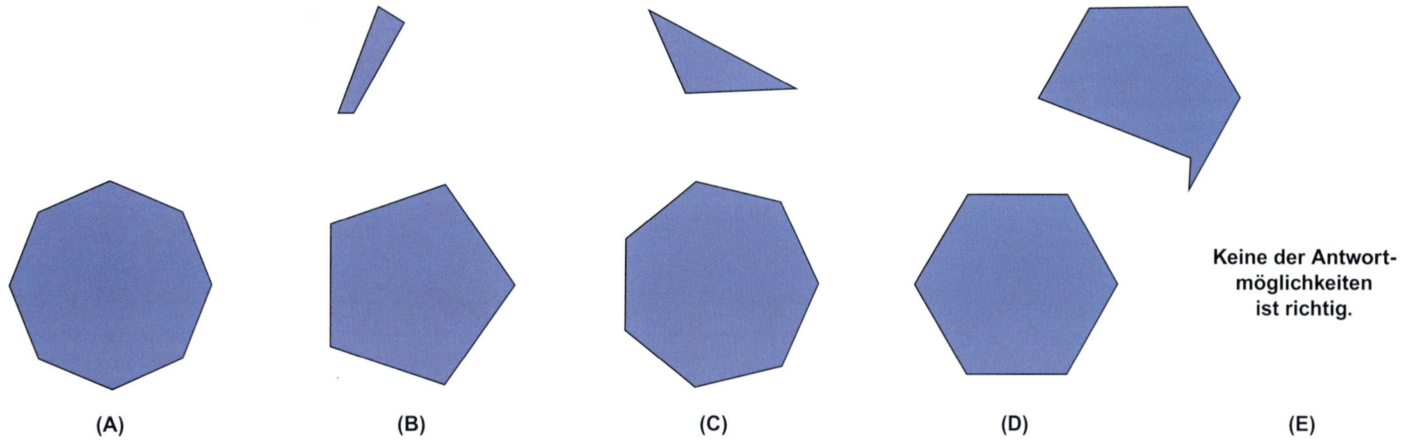

Umblättern und weiterarbeiten!

[Abb.: Deniz Tafrali, St. Gallen (CH)]

110.

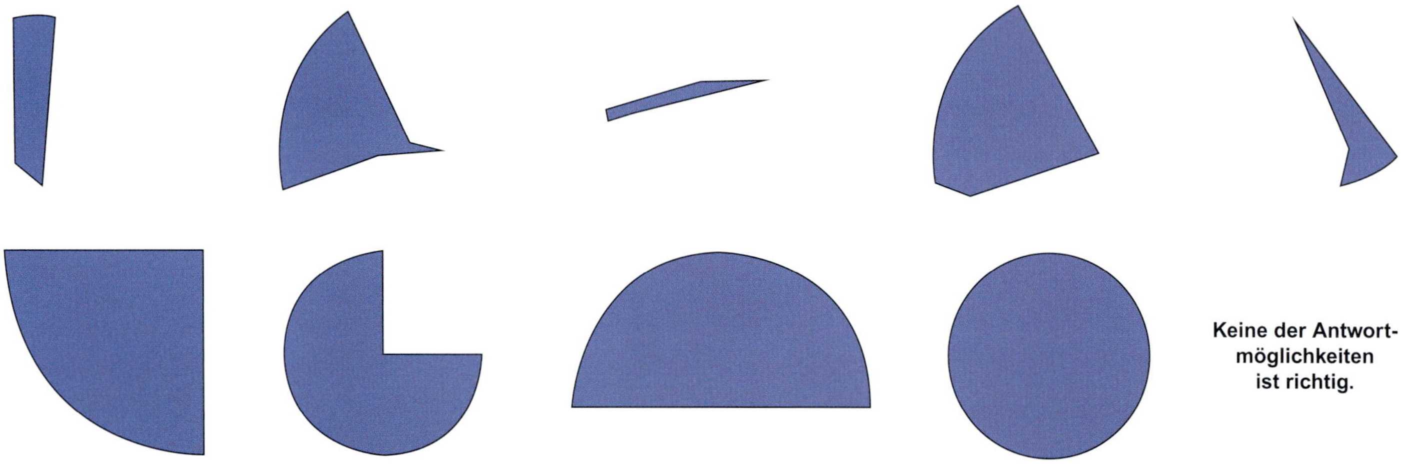

(A) (B) (C) (D) (E)

111.

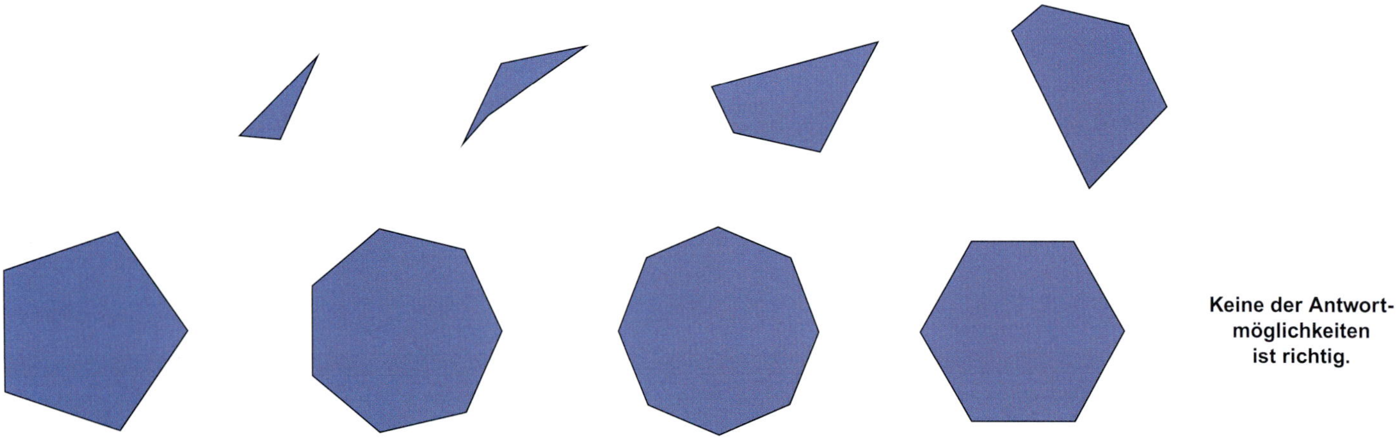

(A) (B) (C) (D) (E)

112.

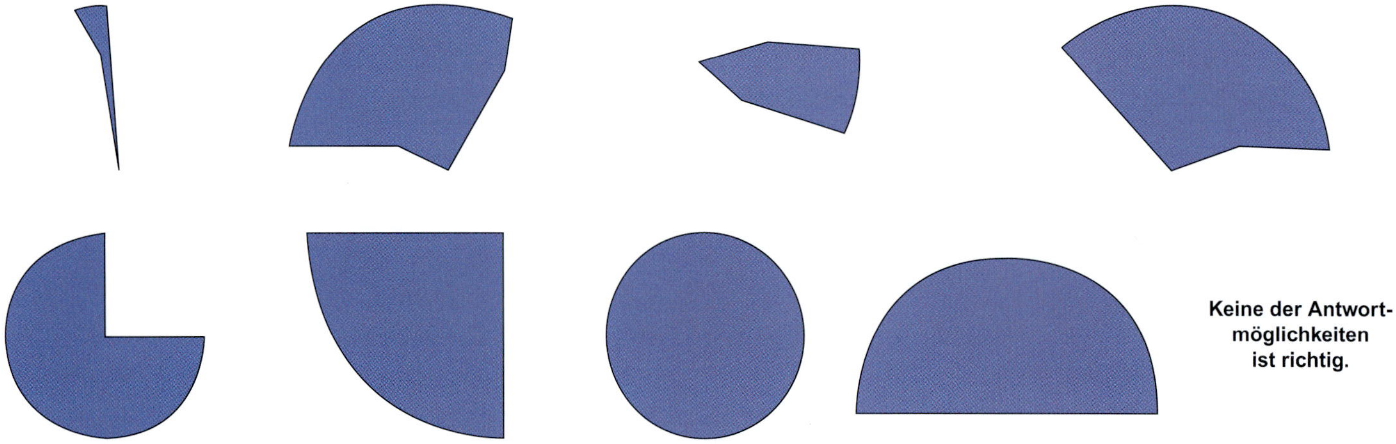

(A) (B) (C) (D) (E)

[Abb.: Deniz Tafrali, St. Gallen (CH)]

113.

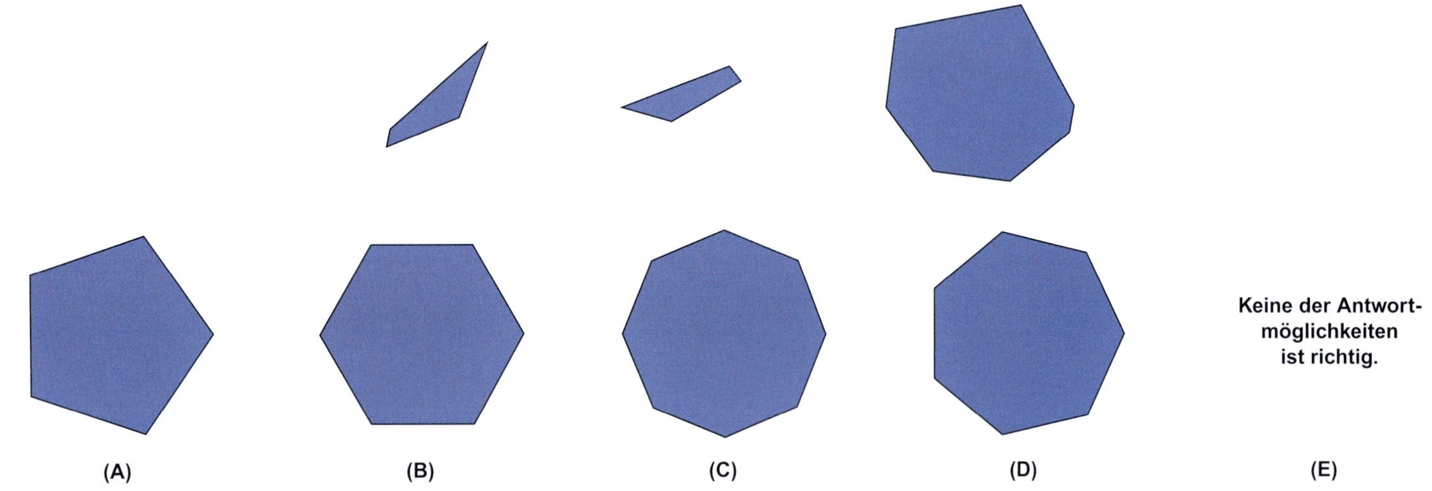

114.

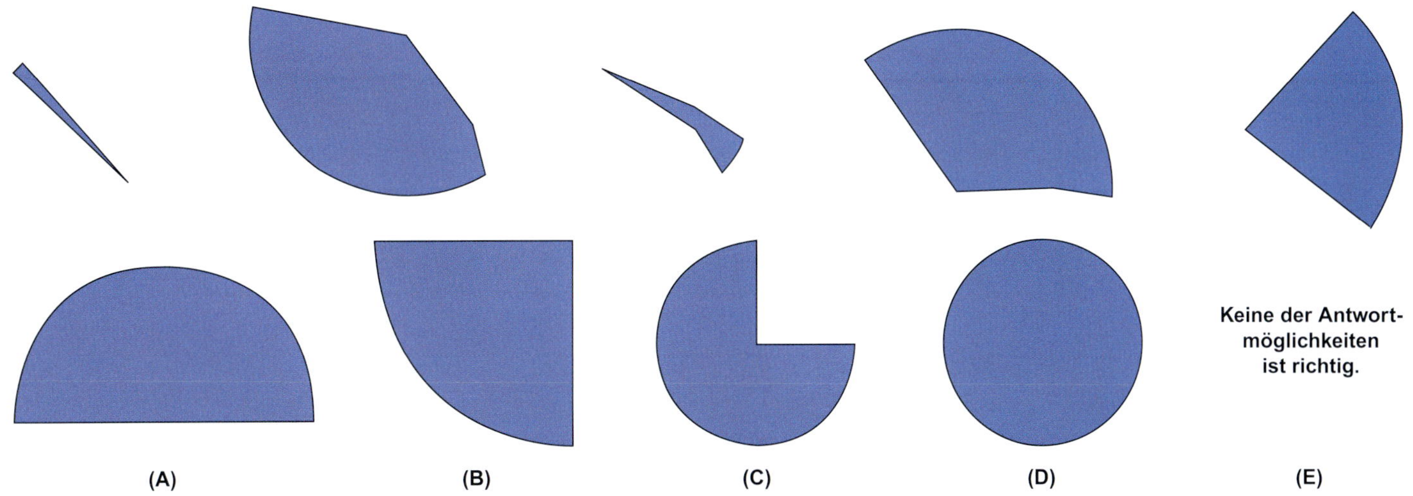

115.

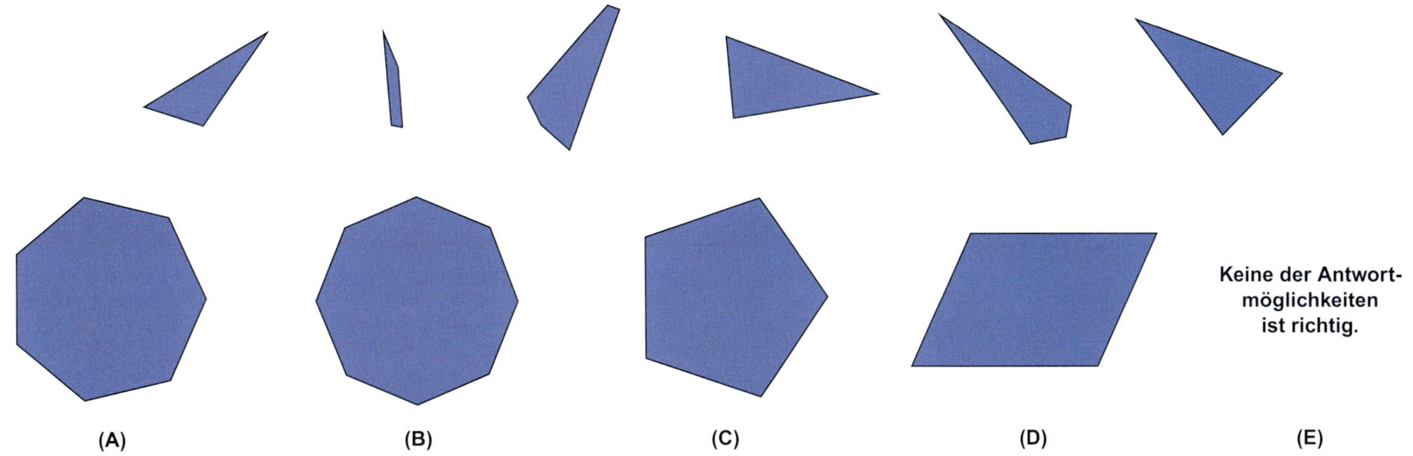

[Abb.: Deniz Tafrali, St. Gallen (CH)]

Umblättern und weiterarbeiten!

116.

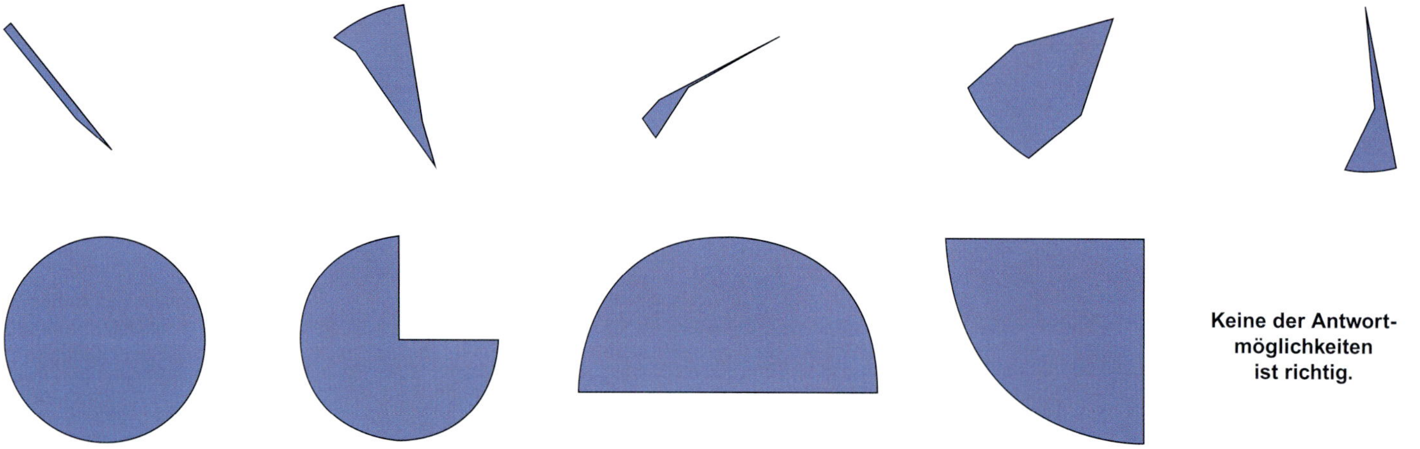

(A) (B) (C) (D) (E)

117.

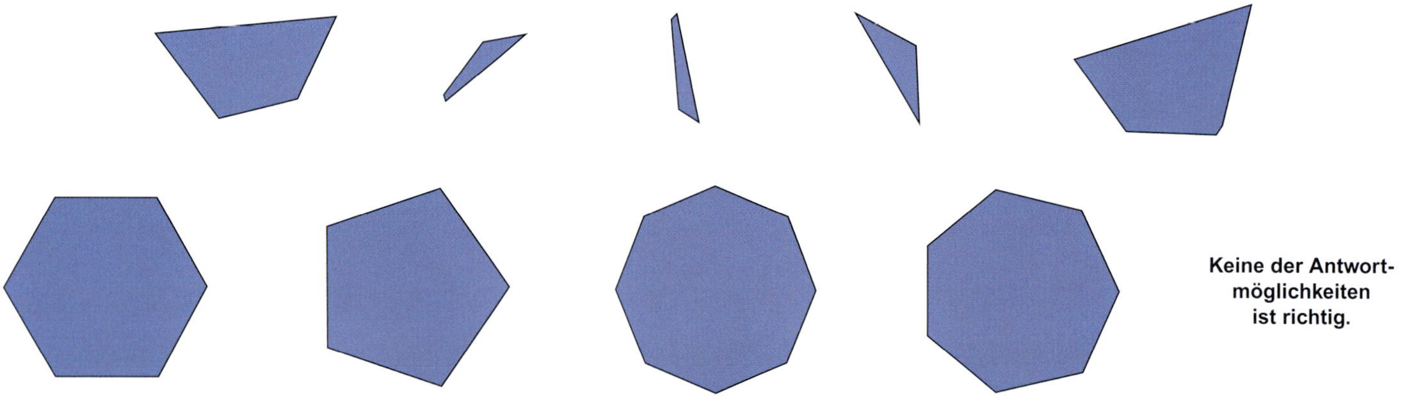

(A) (B) (C) (D) (E)

118.

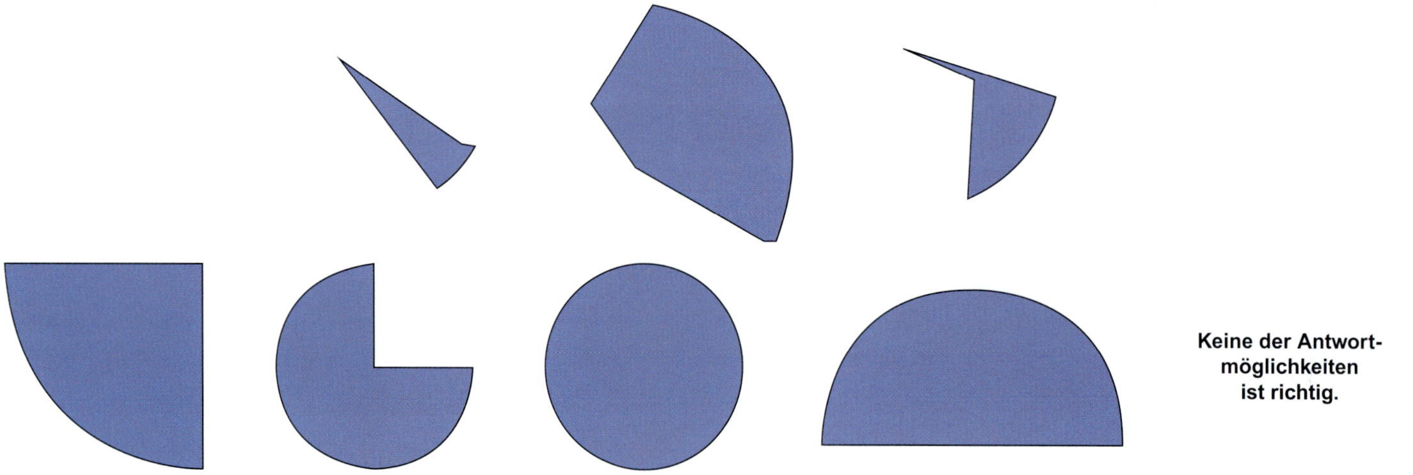

(A) (B) (C) (D) (E)

[Abb.: Deniz Tafrali, St. Gallen (CH)]

119.

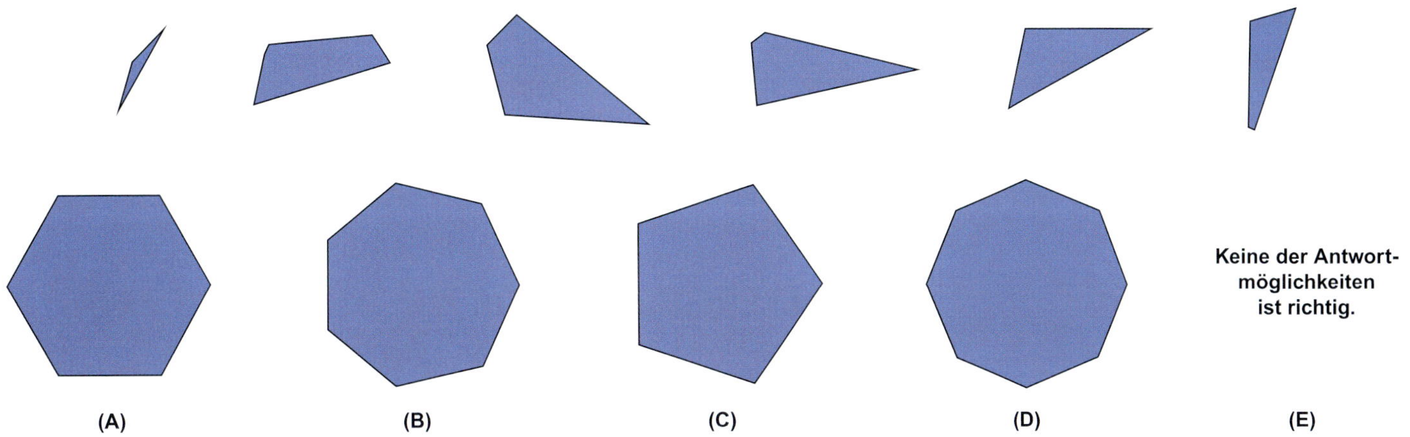

120.

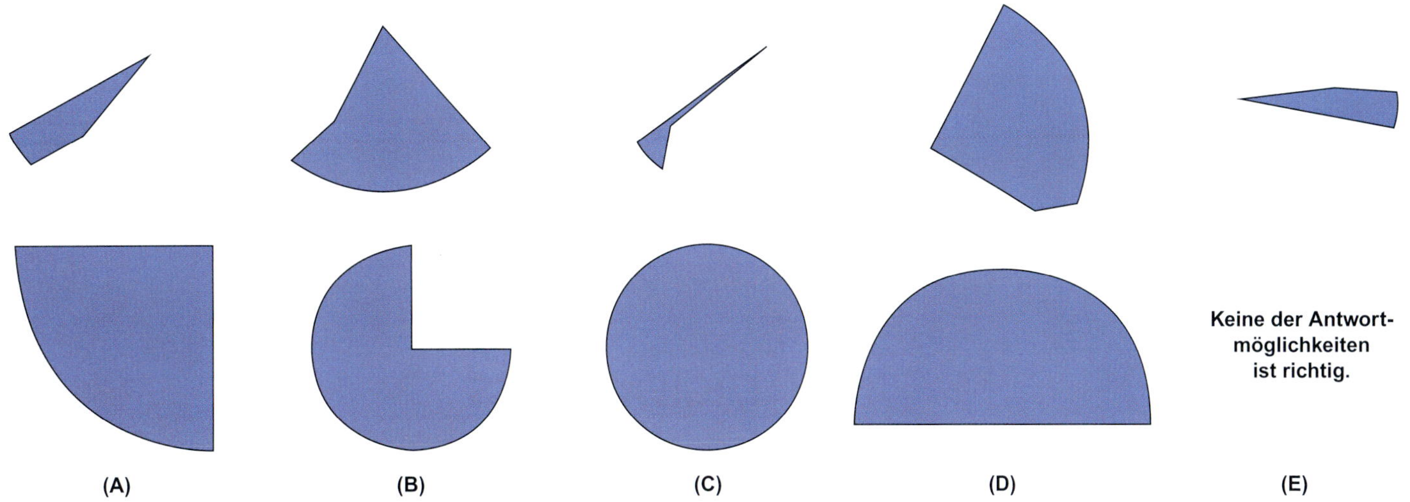

121.

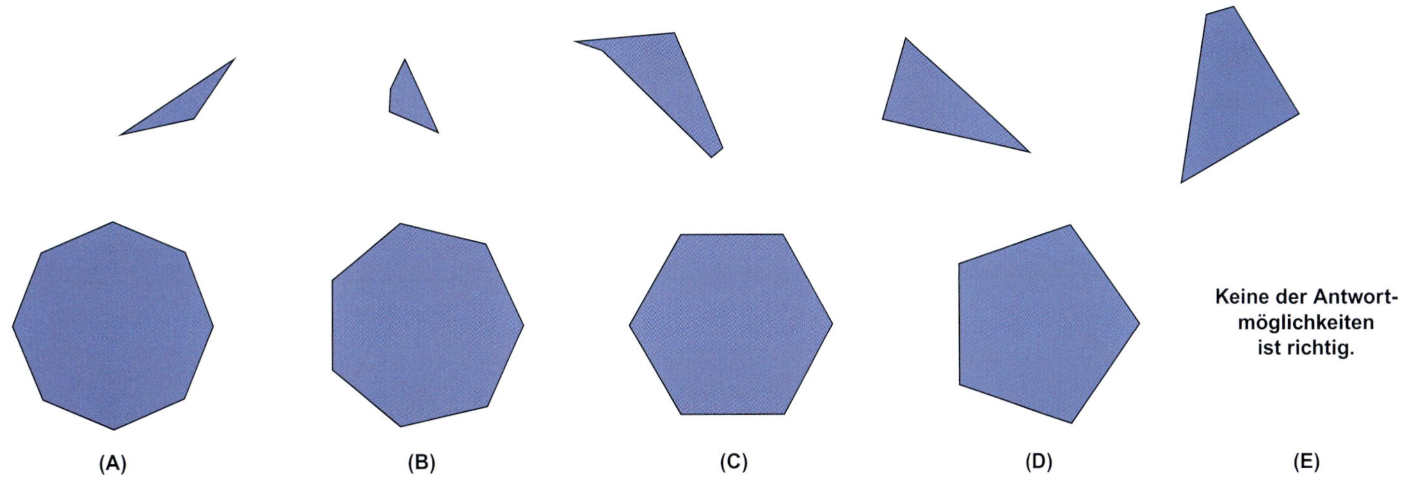

[Abb.: Deniz Tafrali, St. Gallen (CH)]

Nicht umblättern!
Warten Sie auf das
Zeichen des Testleiters.

STOP

Gedächtnis und Merkfähigkeit – Lernphase

Bearbeitungszeit: 20 Minuten für 15 Aufgaben

ALLERGIEAUSWEIS

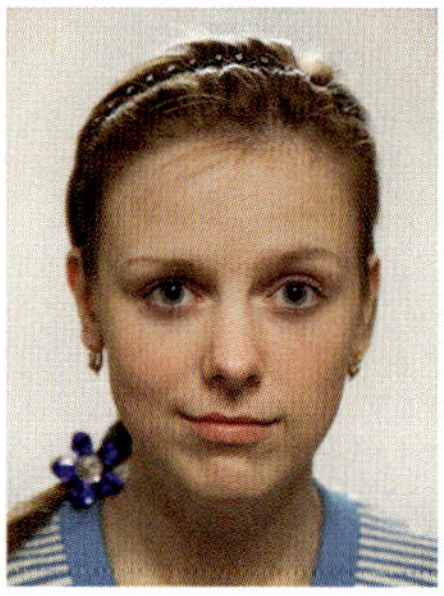

Name: XIHUAN
Geburtsdatum: 06. Juni
Medikamenten: ja
Blutgruppe: AB
Allergien: Hausstaubmilben, Katze
Ausweisnummer: 78452
Land: China

ALLERGIEAUSWEIS

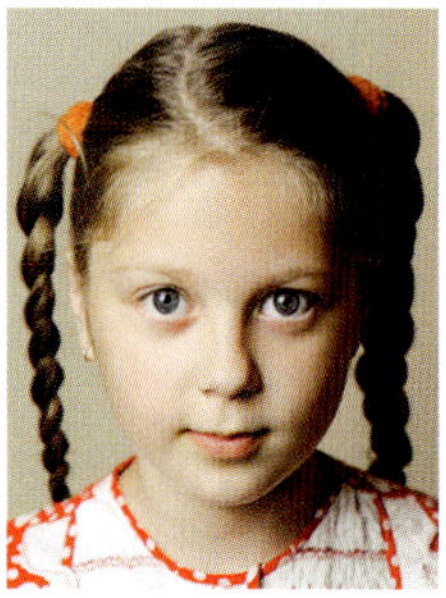

Name: JUKLIO
Geburtsdatum: 13. August
Medikamenten: nein
Blutgruppe: B
Allergien: Adalimumab
Ausweisnummer: 12456
Land: Portugal

[Abb.: Deniz Tafrali, St. Gallen (CH); Fotos: Colourbox.com]

ALLERGIEAUSWEIS

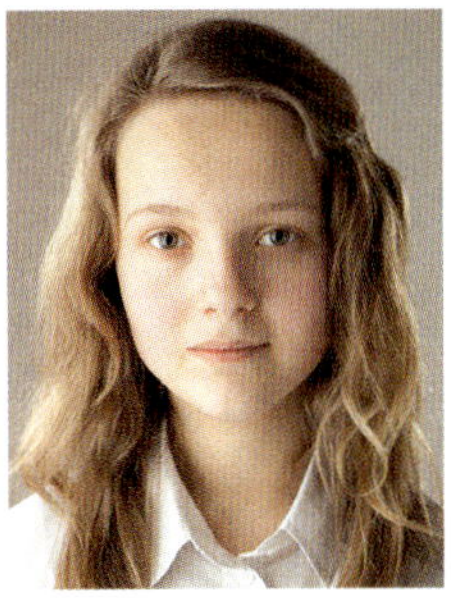

Name: ASJUKLA
Geburtsdatum: 25. November
Medikamenten: nein
Blutgruppe: A
Allergien: Katzen
Ausweisnummer: 74365
Land: Spanien

ALLERGIEAUSWEIS

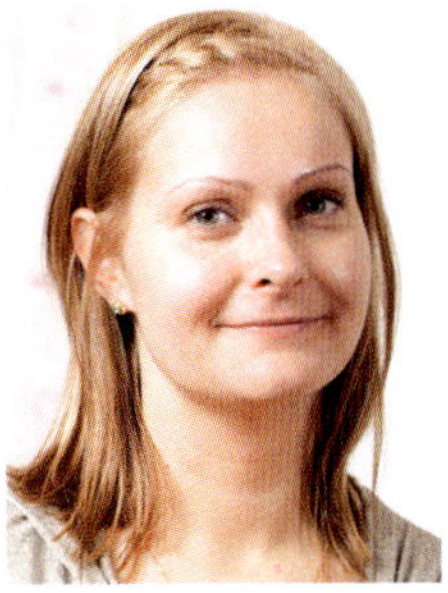

Name: LIJKOS
Geburtsdatum: 23. Juli
Medikamenten: ja
Blutgruppe: AB
Allergien: Hamster
Ausweisnummer: 99845
Land: Ägypten

Umblättern und weiterarbeiten!

[Abb.: Deniz Tafrali, St. Gallen (CH); Fotos: Colourbox.com]

ALLERGIEAUSWEIS

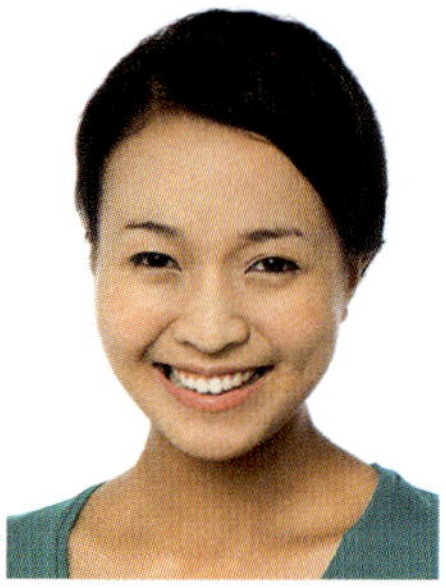

Name: YHUJKLA
Geburtsdatum: 31. März
Medikamenten: nein
Blutgruppe: 0
Allergien: Erdnüsse, Pekannüsse
Ausweisnummer: 11255
Land: Mexiko

ALLERGIEAUSWEIS

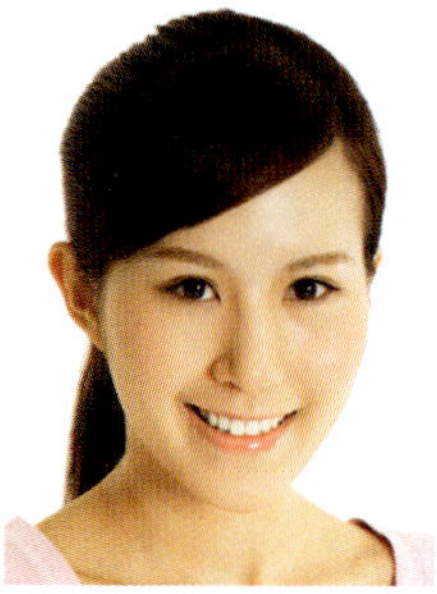

Name: BONDEZ
Geburtsdatum: 24. November
Medikamenten: ja
Blutgruppe: B
Allergien: Heuschrecken
Ausweisnummer: 11247
Land: Mali

[Abb.: Deniz Tafrali, St. Gallen (CH); Fotos: Colourbox.com]

ALLERGIEAUSWEIS

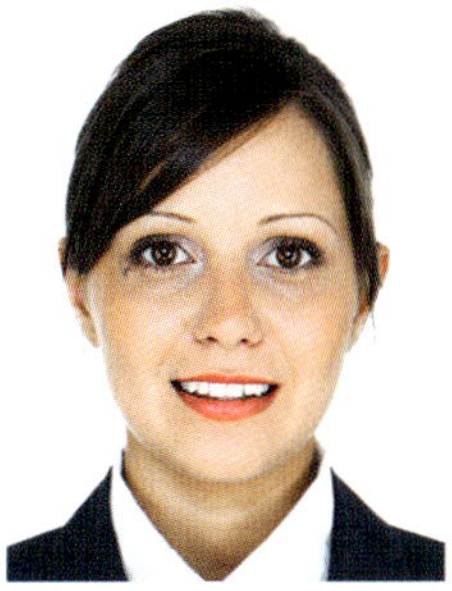

Name: GZUZTH
Geburtsdatum: 19. Jänner
Medikamenten: ja
Blutgruppe: 0
Allergien: Bienen
Ausweisnummer: 45784
Land: Irland

ALLERGIEAUSWEIS

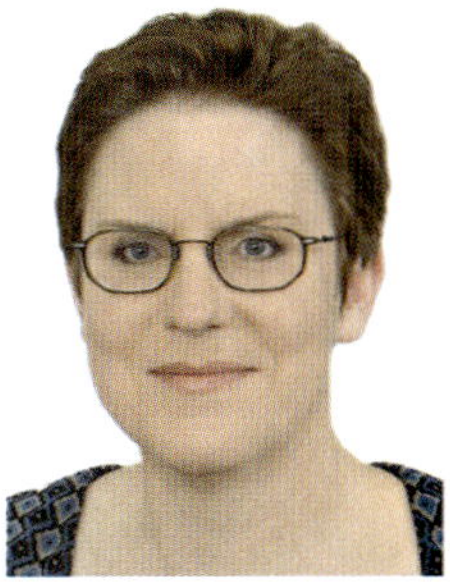

Name: MAXWJEL
Geburtsdatum: 16. April
Medikamenten: ja
Blutgruppe: 0
Allergien: Wespen
Ausweisnummer: 55629
Land: Norwegen

Nicht umblättern!
Warten Sie auf das
Zeichen des Testleiters.

STOP

[Abb.: Deniz Tafrali, St. Gallen (CH); Fotos: Colourbox.com]

Notizen

Zahlenfolgen

Bearbeitungszeit: 15 Minuten für 10 Aufgaben

122. –65 –80 –95 –110 –125 –140 –155

(A) –140, –155
(B) –170, –170
(C) –155, –185
(D) –170, –185
(E) Keine der Antwortmöglichkeiten ist korrekt.

123. 27 34 41 48 55 62 69

(A) 83, 83
(B) 76, 90
(C) 90, 97
(D) 76, 83
(E) Keine der Antwortmöglichkeiten ist korrekt.

124. 34 30 22 18 10 6 –2

(A) –6, –6
(B) 2, –14
(C) 10, 2
(D) –6, –14
(E) Keine der Antwortmöglichkeiten ist korrekt.

125. –39366 13122 –4374 1458 –486 162 –54

(A) 18, 6
(B) –3, 1
(C) –54, 18
(D) 18, –6
(E) Keine der Antwortmöglichkeiten ist korrekt.

126. 4 8 –24 48 –144 –288 576

(A) 1152, 3456
(B) –2304, 6912
(C) 1152, –3456
(D) 1150, –3456
(E) Keine der Antwortmöglichkeiten ist korrekt.

Notizen

127. –248832 –62208 20736 5184 –1728 –432 144

(A) 36, –12
(B) 144, –48
(C) 40, –12
(D) 36, –8
(E) Keine der Antwortmöglichkeiten ist korrekt.

128. –19 –24 –29 –34 –39 –44 –49

(A) –64, –69
(B) –54, –59
(C) –54, –64
(D) –59, –59
(E) Keine der Antwortmöglichkeiten ist korrekt.

129. –2048 1024 –512 256 –128 64 –32

(A) 16, 8
(B) –32, 16
(C) 16, –8
(D) –4, 2
(E) Keine der Antwortmöglichkeiten ist korrekt.

130. 78732 26244 8748 2916 972 324 108

(A) 36, 15
(B) 108, 36
(C) 39, 12
(D) 36, 12
(E) Keine der Antwortmöglichkeiten ist korrekt.

131. –3 –6 –18 –36 –108 –216 –648

(A) –1296, –3888
(B) –1293, –3888
(C) –1296, –3885
(D) –3888, –11664
(E) Keine der Antwortmöglichkeiten ist korrekt.

Nicht umblättern!
Warten Sie auf das
Zeichen des Testleiters.

STOP

Notizen

Wortflüssigkeit

Bearbeitungszeit: 20 Minuten für 15 Aufgaben

132. Z B S I P E

(A) Anfangsbuchstabe: S
(B) Anfangsbuchstabe: P
(C) Anfangsbuchstabe: B
(D) Anfangsbuchstabe: I
(E) Keine der Antwortmöglichkeiten ist korrekt.

133. R E M I N A T S N

(A) Anfangsbuchstabe: E
(B) Anfangsbuchstabe: I
(C) Anfangsbuchstabe: S
(D) Anfangsbuchstabe: T
(E) Keine der Antwortmöglichkeiten ist korrekt.

134. L P V E O E G H C

(A) Anfangsbuchstabe: G
(B) Anfangsbuchstabe: E
(C) Anfangsbuchstabe: P
(D) Anfangsbuchstabe: C
(E) Keine der Antwortmöglichkeiten ist korrekt.

135. Y M O S B N H E E L

(A) Anfangsbuchstabe: B
(B) Anfangsbuchstabe: E
(C) Anfangsbuchstabe: L
(D) Anfangsbuchstabe: Y
(E) Keine der Antwortmöglichkeiten ist korrekt.

136. K A K R I I B

(A) Anfangsbuchstabe: I
(B) Anfangsbuchstabe: B
(C) Anfangsbuchstabe: K
(D) Anfangsbuchstabe: A
(E) Keine der Antwortmöglichkeiten ist korrekt.

137. E F I E D L E D K R

(A) Anfangsbuchstabe: F
(B) Anfangsbuchstabe: L
(C) Anfangsbuchstabe: D
(D) Anfangsbuchstabe: K
(E) Keine der Antwortmöglichkeiten ist korrekt.

Notizen

138. O M E T H I O L Y G

(A) Anfangsbuchstabe: T
(B) Anfangsbuchstabe: Y
(C) Anfangsbuchstabe: M
(D) Anfangsbuchstabe: O
(E) Keine der Antwortmöglichkeiten ist korrekt.

139. N A R M E V O

(A) Anfangsbuchstabe: V
(B) Anfangsbuchstabe: E
(C) Anfangsbuchstabe: R
(D) Anfangsbuchstabe: N
(E) Keine der Antwortmöglichkeiten ist korrekt.

140. F R R F N E T G I U

(A) Anfangsbuchstabe: E
(B) Anfangsbuchstabe: G
(C) Anfangsbuchstabe: N
(D) Anfangsbuchstabe: U
(E) Keine der Antwortmöglichkeiten ist korrekt.

141. A L E H U S R K S A

(A) Anfangsbuchstabe: S
(B) Anfangsbuchstabe: L
(C) Anfangsbuchstabe: U
(D) Anfangsbuchstabe: H
(E) Keine der Antwortmöglichkeiten ist korrekt.

142. H E K N N I

(A) Anfangsbuchstabe: H
(B) Anfangsbuchstabe: N
(C) Anfangsbuchstabe: K
(D) Anfangsbuchstabe: I
(E) Keine der Antwortmöglichkeiten ist korrekt.

143. E L I G E B E Z I T

(A) Anfangsbuchstabe: E
(B) Anfangsbuchstabe: T
(C) Anfangsbuchstabe: Z
(D) Anfangsbuchstabe: B
(E) Keine der Antwortmöglichkeiten ist korrekt.

Umblättern und weiterarbeiten!

144. E F P Z L I

(A) Anfangsbuchstabe: P
(B) Anfangsbuchstabe: Z
(C) Anfangsbuchstabe: F
(D) Anfangsbuchstabe: I
(E) Keine der Antwortmöglichkeiten ist korrekt.

145. N P A N E

(A) Anfangsbuchstabe: A
(B) Anfangsbuchstabe: P
(C) Anfangsbuchstabe: E
(D) Anfangsbuchstabe: N
(E) Keine der Antwortmöglichkeiten ist korrekt.

146. P O U K T N N I

(A) Anfangsbuchstabe: P
(B) Anfangsbuchstabe: N
(C) Anfangsbuchstabe: O
(D) Anfangsbuchstabe: K
(E) Keine der Antwortmöglichkeiten ist korrekt.

Notizen

Nicht umblättern!
Warten Sie auf das
Zeichen des Testleiters.

STOP

Notizen

Gedächtnis und Merkfähigkeit – Reproduktionsphase

Bearbeitungszeit: 15 Minuten für 25 Aufgaben

147. Wie heißt die Person mit der Ausweisnummer 55629?

(A) XIHUAN
(B) ASJUKLA
(C) LIJKOS
(D) MAXWJEL
(E) Keine der Antwortmöglichkeiten ist korrekt.

148. Welche Allergie/n hat die folgende Person?

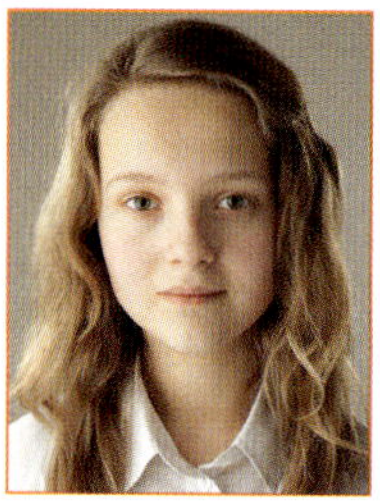
[Foto: Colourbox.com]

(A) Hamster
(B) Adalimumab
(C) Katzen
(D) Pekannüsse
(E) Keine der Antwortmöglichkeiten ist korrekt.

149. Wann hat die Person mit der Wespen-Allergie Geburtstag?

(A) 16. April
(B) 06. Juni
(C) 25. November
(D) 23. Juli
(E) Keine der Antwortmöglichkeiten ist korrekt.

150. Woher kommt BONDEZ?

(A) Irland
(B) China
(C) Mali
(D) Norwegen
(E) Keine der Antwortmöglichkeiten ist korrekt.

151. Welche Ausweisnummer hat die Person aus Irland?

(A) 55629
(B) 78452
(C) 11255
(D) 45784
(E) Keine der Antwortmöglichkeiten ist korrekt.

152. Welche Blutgruppe hat folgende Person?

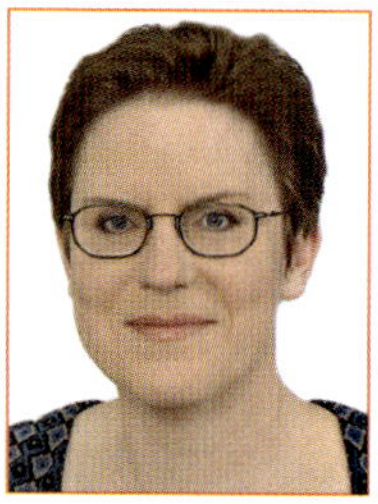
[Foto: Colourbox.com]

(A) B
(B) A
(C) AB
(D) 0
(E) Keine der Antwortmöglichkeiten ist korrekt.

153. Wann hat die Person mit der Heuschrecken-Allergie Geburtstag?

(A) 16. April
(B) 06. Juni
(C) 25. November
(D) 23. Juli
(E) Keine der Antwortmöglichkeiten ist korrekt.

154. Woher kommt GZUZTH?

(A) Irland
(B) China
(C) Mali
(D) Norwegen
(E) Keine der Antwortmöglichkeiten ist korrekt.

155. Welche Ausweisnummer hat die Person aus Spanien?

(A) 11247
(B) 99845
(C) 74365
(D) 78452
(E) Keine der Antwortmöglichkeiten ist korrekt.

156. Welche Person nimmt keine Medikamente ein?

(A) MAXWJEL
(B) XIHUAN
(C) LIJKOS
(D) YHUJKLA
(E) Keine der Antwortmöglichkeiten ist korrekt.

[Foto: Colourbox.com]

157. Welche Person mit der unten aufgeführten Ausweisnummer hat eine Hamster-Allergie?

(A) 55629
(B) 78452
(C) 11255
(D) 45784
(E) Keine der Antwortmöglichkeiten ist korrekt.

158. Wann hat die Person aus Ägypten Geburtstag?

(A) 16. April
(B) 06. Juni
(C) 25. November
(D) 23. Juli
(E) Keine der Antwortmöglichkeiten ist korrekt.

Umblättern und weiterarbeiten!

159. Woher kommt ASJUKLA?

(A) Irland
(B) China
(C) Mali
(D) Norwegen
(E) Keine der Antwortmöglichkeiten ist korrekt.

160. Welche Ausweisnummer hat die Person aus Mexiko?

(A) 11247
(B) 99845
(C) 74365
(D) 78452
(E) Keine der Antwortmöglichkeiten ist korrekt.

161. Welche Person nimmt Medikamente ein?

(A) YHUJKLA
(B) ASJUKLA
(C) JUKLIO
(D) XIHUAN
(E) Keine der Antwortmöglichkeiten ist korrekt.

162. Welche Person mit der unten aufgeführten Ausweisnummer hat eine Adalimumab-Allergie?

(A) 55629
(B) 78452
(C) 11255
(D) 45784
(E) Keine der Antwortmöglichkeiten ist korrekt.

163. Wie heißt die Person, die am 25. November Geburtstag feiert?

(A) XIHUAN
(B) ASJUKLA
(C) LIJKOS
(D) MAXWJEL
(E) Keine der Antwortmöglichkeiten ist korrekt.

164. Welche Ausweisnummer hat die in Mali geborene Person?

(A) 11247
(B) 99845
(C) 74365
(D) 78452
(E) Keine der Antwortmöglichkeiten ist korrekt.

165. Wie heißt die Person mit der Ausweisnummer 55629?

(A) XIHUAN
(B) ASJUKLA
(C) LIJKOS
(D) MAXWJEL
(E) Keine der Antwortmöglichkeiten ist korrekt.

Notizen

166. Wann hat die folgende Person Geburtstag?

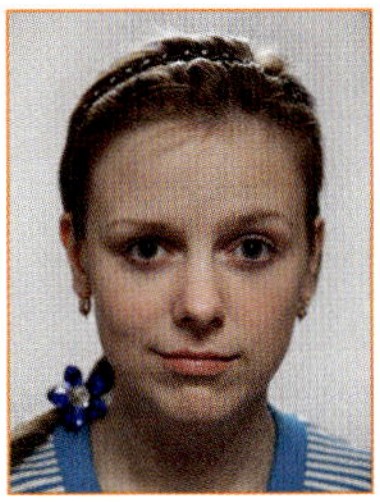

[Foto: Colourbox.com]

(A) 16. April
(B) 06. Juni
(C) 25. November
(D) 23. Juli
(E) Keine der Antwortmöglichkeiten ist korrekt.

167. Wann hat die Person mit der Hausstaubmilben-Allergie Geburtstag?

(A) 16. April
(B) 06. Juni
(C) 25. November
(D) 23. Juli
(E) Keine der Antwortmöglichkeiten ist korrekt.

168. Woher kommt XIHUAN?

(A) Irland
(B) China
(C) Mali
(D) Norwegen
(E) Keine der Antwortmöglichkeiten ist korrekt.

169. Welche Ausweisnummer hat die Person aus Portugal?

(A) 55629
(B) 78452
(C) 11255
(D) 45784
(E) Keine der Antwortmöglichkeiten ist korrekt.

170. Welche Blutgruppe hat folgende Person?

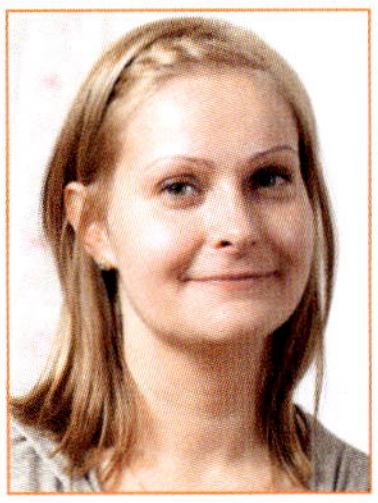

[Foto: Colourbox.com]

(A) B
(B) A
(C) AB
(D) 0
(E) Keine der Antwortmöglichkeiten ist korrekt.

171. Wann hat die Person mit der Pekannuss-Allergie Geburtstag?

(A) 16. April
(B) 06. Juni
(C) 25. November
(D) 23. Juli
(E) Keine der Antwortmöglichkeiten ist korrekt.

Nicht umblättern!
Warten Sie auf das
Zeichen des Testleiters.

STOP

Notizen

Implikationen erkennen

Bearbeitungszeit: 10 Minuten für 10 Aufgaben

172. Keine Unterkiefer sind Bettkanten.
Einige Bettkanten sind Zähne.

(A) Einige Zähne sind keine Unterkiefer.
(B) Einige Zähne sind Unterkiefer.
(C) Alle Unterkiefer sind Zähne.
(D) Einige Unterkiefer sind Zähne.
(E) Keine der Antwortmöglichkeiten ist korrekt.

173. Einige Lampen sind keine Handschellen.
Alle Handschellen sind Bauarbeiter.

(A) Einige Bauarbeiter sind Lampen.
(B) Alle Bauarbeiter sind Lampen.
(C) Alle Lampen sind Bauarbeiter.
(D) Einige Bauarbeiter sind keine Lampen.
(E) Keine der Antwortmöglichkeiten ist korrekt.

174. Alle Klaviere sind Jungen.
Keine Jungen sind Südländer.

(A) Einige Südländer sind Klaviere.
(B) Keine Südländer sind Klaviere.
(C) Alle Klaviere sind Südländer.
(D) Alle Südländer sind Klaviere.
(E) Keine der Antwortmöglichkeiten ist korrekt.

175. Alle Wäscheständer sind Sofas.
Einige Sofas sind keine Stiere.

(A) Alle Wäscheständer sind Stiere.
(B) Einige Stiere sind Wäscheständer.
(C) Einige Wäscheständer sind Stiere.
(D) Einige Wäscheständer sind keine Stiere.
(E) Keine der Antwortmöglichkeiten ist korrekt.

176. Alle Säcke sind Nägel.
Einige Nägel sind keine Säfte.

(A) Alle Säcke sind Säfte.
(B) Einige Säfte sind Säcke.
(C) Einige Säcke sind Säfte.
(D) Einige Säcke sind keine Säfte.
(E) Keine der Antwortmöglichkeiten ist korrekt.

177. Alle Anstandswauwaus sind Teller.
Einige Teller sind keine Biere.

(A) Alle Anstandswauwaus sind Biere.
(B) Einige Biere sind Anstandswauwaus.
(C) Einige Anstandswauwaus sind Biere.
(D) Einige Anstandswauwaus sind keine Biere.
(E) Keine der Antwortmöglichkeiten ist korrekt.

178. Einige Gurken sind keine Hüte.
Alle Hüte sind Greise.

(A) Einige Greise sind Gurken.
(B) Alle Greise sind Gurken.
(C) Alle Gurken sind Greise.
(D) Einige Greise sind keine Gurken.
(E) Keine der Antwortmöglichkeiten ist korrekt.

179. Keine Tasten sind Tiere.
Alle Tiere sind Österreicher.

(A) Einige Österreicher sind keine Tasten.
(B) Einige Österreicher sind Tasten.
(C) Einige Tasten sind Österreicher.
(D) Alle Tasten sind Österreicher.
(E) Keine der Antwortmöglichkeiten ist korrekt

180. Einige Streber sind Vagabunden.
Alle Vagabunden sind Lumpen.

(A) Einige Lumpen sind keine Streber.
(B) Einige Streber sind keine Lumpen.
(C) Einige Lumpen sind Streber.
(D) Keine Lumpen sind Streber.
(E) Keine der Antwortmöglichkeiten ist korrekt

181. Einige Finger sind keine Nieren.
Alle Nieren sind Rammböcke.

(A) Einige Rammböcke sind Finger.
(B) Alle Rammböcke sind Finger.
(C) Alle Finger sind Rammböcke.
(D) Einige Rammböcke sind keine Finger.
(E) Keine der Antwortmöglichkeiten ist korrekt.

Nicht umblättern!
Warten Sie auf das
Zeichen des Testleiters.

STOP

Notizen

Notizen

6.4 Sozial-emotionale Kompetenzen

Der Testteil Sozial-emotionale Kompetenzen (SEK) prüft mit **40 Aufgaben** in **60 Minuten** bestimmte für das erfolgreiche Absolvieren eines Medizinstudiums relevante zwischenmenschliche und emotionale Fähigkeiten.
Die Aufgaben der Untertests sehen unterschiedlich aus. Die Anweisungen sowie die Punktvergabe für die Bearbeitung sind den jeweiligen Informationstexten der Untertests zu entnehmen.
Die Aufteilung der Untertests des Testteils KFF gestaltet sich wie folgt:

- **Emotionen erkennen:** 14 Aufgaben in 21 Minuten
- **Soziales Entscheiden:** 14 Aufgaben in 21 Minuten
- **Emotionen regulieren:** 12 Aufgaben in 18 Minuten

Dieser Testteil ist in dieser Reihenfolge nach den Fachgebieten gegliedert. Er wird in der oben genannten zeitlichen Abfolge abgeprüft.

Emotionen regulieren

Beim Untertest **Emotionen regulieren** wird eine Situation geschildert, in der eine Person ein Ziel hat und dabei negative Emotionen empfindet. In den Antwortmöglichkeiten gibt es vier Möglichkeiten, von denen diejenige auszuwählen ist, mit der die Person ihr Ziel am besten erreichen kann.

Emotionen erkennen

Beim Untertest **Emotionen erkennen** sollen fünf Gefühle bzw. Emotionen, die nach einer zuvor gegebene Situationsbeschreibung aufgezeigt sind, entweder als „eher wahrscheinlich" oder „eher unwahrscheinlich" kategorisiert werden. Die Antworten sollen dabei in eine Antwortmatrix auf dem Antwortbogen eingetragen werden.

Soziales Entscheiden

Beim Untertest **Soziales Entscheiden** sollen die in den Antwortmöglichkeiten gezeigten Überlegungen anhand ihrer moralischen Wichtigkeit in einer Antwortmatrix auf dem Antwortbogen gereiht werden.

Nicht umblättern!
Warten Sie auf das
Zeichen des Testleiters.

STOP

Notizen

Emotionen regulieren

Bearbeitungszeit: 18 Minuten für 12 Aufgaben

182. Samantha unterhält sich mit ihrer Freundin über einen Streit, den sie kürzlich hatten. Ihre Freundin hat einige verletzende Dinge gesagt, die Samantha verärgert und wütend gemacht haben. Samantha möchte ihre Gefühle ausdrücken, aber sie möchte auch ihre Freundschaft aufrechterhalten. Was soll Samantha Ihrer Meinung nach in dieser Situation machen?

(A) Ich sage meiner Freundin, dass sie völlig im Unrecht war und dass sie sich entschuldigen muss.
(B) Ich ignoriere die Situation und versuche, den Streit hinter mir zu lassen, ohne ihn anzusprechen.
(C) Ich sage meiner Freundin, wie ich mich wegen ihrer Worte fühle, und bringe meinen Wunsch zum Ausdruck, unsere Meinungsverschiedenheit zu klären.
(D) Ich beende die Freundschaft, weil meine Freundin meine Gefühle verletzt hat.

183. Emilys Chef hat ihre Arbeit in einer Besprechung vor ihren Kollegen kritisiert, was sie in Verlegenheit gebracht und frustriert hat. Emily möchte die Situation ansprechen, aber sie möchte auch eine positive Beziehung zu ihrem Chef aufrechterhalten. Was soll Emily Ihrer Meinung nach in dieser Situation machen?

(A) Ich sage meinem Chef, dass ich es nicht schätze, vor anderen kritisiert zu werden, und verlange eine Entschuldigung.
(B) Ich ignoriere die Situation und hoffe, dass mein Chef dies in Zukunft nicht mehr tun wird.
(C) Ich spreche unter vier Augen mit meinem Chef darüber, wie ich mich durch seine Kritik gefühlt habe, und schlage eine bessere Art der Kommunikation für die Zukunft vor.
(D) Ich kündige meinen Job, weil ich nicht damit umgehen kann, öffentlich kritisiert zu werden.

184. David ist neu in ein Wohngebiet gezogen. Der Hund von Davids Nachbarn bellt laut und häufig und stört damit Davids Ruhe und Frieden. David möchte die Situation in den Griff bekommen, aber er möchte auch eine positive Beziehung zu seinem Nachbarn aufrechterhalten. Was soll David Ihrer Meinung nach in dieser Situation machen?

(A) Ich schreie meinen Nachbarn an, dass er seinen Hund ruhig halten soll, und drohe damit, den Tierschutz zu rufen.
(B) Ich spreche höflich mit meinem Nachbarn und erkläre ihm, dass das Bellen seines Hundes meine Ruhe stört, und frage ihn, ob ich etwas tun kann, um dabei zu helfen.
(C) Ich ignoriere die Situation und versuche, den Lärm mit Kopfhörern oder Ohrstöpseln auszublenden, da ich neu hier bin und eine gute Beziehung mit der Nachbarschaft nicht gefährden will.
(D) Ich halte nach neuen Häusern für einen Umzug Ausschau, weil ich den ständigen Lärm nicht ertragen kann.

185. Jared wartet in einem Café auf seinen Freund, der jedoch über eine Stunde zu spät kommt. Jared ist frustriert und verärgert, weil er andere Pläne hätte machen können, wenn er gewusst hätte, dass sein Freund so spät kommen würde. Was soll Jared Ihrer Meinung nach in dieser Situation machen?

(A) Ich schicke meinem Freund eine passiv-aggressive Textnachricht, in der ich meine Frustration über die Verspätung zum Ausdruck bringe.
(B) Ich versuche, meine Frustration zu ignorieren und warte weiter auf meinen Freund, ohne etwas zu sagen.
(C) Ich sende eine freundliche Nachricht an meinen Freund, in der ich frage, ob alles in Ordnung ist, und ihn darauf hinweise, dass er zu spät ist und ich das Café verlassen werde, wenn er in 10 Minuten nicht da ist.
(D) Ich verlasse das Café, ohne meinem Freund Bescheid zu sagen, und mache andere Pläne für den Tag.

Notizen

186. Emma ist Studentin und muss in zwei Tagen eine Präsentation in einem ihrer Kurse halten. Sie hat wochenlang daran gearbeitet und ist sehr nervös, wenn sie vor der Klasse präsentieren soll. Sie macht sich Sorgen, dass sie vergisst, was sie sagen will, oder einen Fehler macht. Was soll Emma Ihrer Meinung nach in dieser Situation machen?
   (A) Ich sage mir, dass ich nicht gut darin bin, in der Öffentlichkeit zu sprechen, und dass ich bestimmt versagen werde.
   (B) Ich lenke mich ab, indem ich fernsehe oder Videospiele spiele, um nicht an die Präsentation zu denken.
   (C) Ich übe meine Präsentation vor einer kleinen Gruppe von Freunden oder meiner Familie.
   (D) Ich vermeide es, meine Präsentation zu üben, weil ich dadurch nur noch ängstlicher werde.

187. John hat sich kürzlich von seiner Freundin getrennt und fühlt sich sehr traurig und einsam. Er hat Schlafprobleme und hat das Interesse an seinen Hobbys und Aktivitäten verloren. Er macht sich Sorgen, dass er sich nie wieder glücklich fühlen wird. Was soll John Ihrer Meinung nach in dieser Situation machen?

   (A) Ich sage mir, dass ich nie wieder Liebe finden werde und dass ich dazu bestimmt bin, für immer allein zu sein.
   (B) Ich lenke mich von meinen negativen Gefühlen ab, indem ich Alkohol trinke oder Drogen nehme.
   (C) Ich spreche mit einem engen Freund oder Familienmitglied darüber, wie ich mich fühle.
   (D) Ich isoliere mich von anderen und weigere mich, über meine Gefühle zu sprechen.

188. Sarah führt derzeit eine Fernbeziehung mit ihrem Partner, der in einem anderen Land lebt. Normalerweise telefonieren sie jeden Tag oder führen einen Videochat, aber in letzter Zeit fühlt sich Sarah unsicher in ihrer Beziehung. Ihr ist aufgefallen, dass ihr Partner weniger kommunikativ ist und nicht mehr so oft ein Gespräch initiiert wie früher. Sie macht sich Sorgen, dass er das Interesse an ihr verlieren könnte. Sarah möchte ihre Bedenken mit ihrem Partner besprechen, aber sie möchte nicht zu bedürftig oder anhänglich wirken. Was soll Sarah Ihrer Meinung nach in dieser Situation machen?

   (A) Ich konfrontiere meinen Partner und frage ihn, ob er mich noch liebt und unsere Beziehung fortsetzen möchte.
   (B) Ich lasse meinem Partner etwas Freiraum und warte darauf, dass er ein Gespräch beginnt, um im Verlauf meine Gedanken zu äußern und nachzufragen, ob ihm etwas auf dem Herzen liegt.
   (C) Ich äußere meine Bedenken gegenüber meinem Partner und frage ihn, ob etwas nicht stimmt.
   (D) Ich beginne mit der Planung eines Überraschungsbesuchs im Land meines Partners, um ihm zu zeigen, wie sehr ich ihn mag.

189. Timo arbeitet seit mehreren Jahren in einem Unternehmen, hat aber das Gefühl, dass er in seiner derzeitigen Position feststeckt und in seiner Karriere nicht vorankommt. Er denkt darüber nach, das Unternehmen zu verlassen, um sich anderen Möglichkeiten zuzuwenden, zögert aber, weil er die Zusammenarbeit mit seinen Kollegen und die Unternehmenskultur schätzt. Timos Vorgesetzter hat vor kurzem das Unternehmen verlassen, und er sieht dies als Chance, mehr Verantwortung zu übernehmen und in seiner Karriere voranzukommen. Er ist jedoch besorgt, dass er für die neue Stelle nicht qualifiziert genug sein könnte und dass er versagen könnte. Was soll Timo Ihrer Meinung nach in dieser Situation machen?

   (A) Ich bewerbe mich auf die neue Stelle und hoffe auf das Beste.
   (B) Ich bitte meine Kollegen um ein Feedback zu meinen Qualifikationen und Fähigkeiten und entscheide dann, ob ich mich auf die Stelle bewerbe.
   (C) Ich warte darauf, dass das Unternehmen weitere Stellen ausschreibt, bevor ich eine Entscheidung treffe.
   (D) Ich spreche mit dem ehemaligen Chef meines Vorgesetzten über die frei gewordene Stelle und bitte um Rat, wie ich mich darauf vorbereiten kann.

Umblättern und weiterarbeiten!

190. Sophie ist Schülerin und arbeitet seit mehreren Wochen hart an ihrem Abschlussprojekt. Heute sollte sie sich mit ihrem Projektpartner treffen, um das Projekt zu besprechen, aber ihr Partner hat das Treffen in letzter Minute abgesagt, ohne einen Grund zu nennen. Sophie ist verärgert, weil dies nicht das erste Mal ist, dass ihr Partner dies tut. Außerdem macht sie sich Sorgen, dass sie das Projekt ohne den Beitrag ihres Partners nicht rechtzeitig fertigstellen kann. Was soll Sophie Ihrer Meinung nach in dieser Situation machen?

(A) Ich versuche zu verstehen, dass mein Projektpartner vielleicht einen triftigen Grund für die Absage des Treffens hat.
(B) Ich mache meiner Frustration bei einer mir nahestehenden Person Luft, um meine negativen Gefühle loszuwerden.
(C) Ich spreche mit meinem Projektpartner darüber, wie wichtig sein Beitrag ist und wie sich seine Absagen auf das Projekt auswirken.
(D) Ich arbeite an dem Projekt, ohne auf den Beitrag meines Projektpartners zu warten, um Verzögerungen zu vermeiden.

191. Sebastian nimmt an einem Familienessen teil, bei dem er seine Ex-Freundin treffen wird. Sie haben sich vor einigen Monaten im Streit getrennt und Sebastian empfindet noch immer etwas für sie. Er ist besorgt, dass das Treffen mit ihr negative Gefühle hervorruft und ihm den Abend verdirbt. Außerdem befürchtet er, dass er sich in ihrer Gegenwart unbeholfen verhalten könnte, was die Situation noch verschlimmern würde. Was soll Sebastian Ihrer Meinung nach in dieser Situation machen?

(A) Ich versuche, meine Ex-Freundin beim Abendessen zu ignorieren und mich auf andere Leute zu konzentrieren, um negative Gefühle zu vermeiden.
(B) Ich erinnere mich an die Gründe für die Trennung, um meine Gefühle für sie zu verringern.
(C) Ich spreche mit meiner Ex-Freundin darüber, wie ich mich fühle, und versuche, alle noch bestehenden Probleme zwischen uns zu lösen.
(D) Ich bereite mich mental auf das Treffen vor, indem ich positive Selbstgespräche führe und Entspannungstechniken anwende.

192. Lea ist mit ihren Freunden auf einer Party. Sie amüsieren sich prächtig, aber jetzt bemerkt Lea, dass eine ihrer Freundinnen zu viel getrunken hat und beginnt, sich unangemessen zu verhalten. Lea weiß, dass die Party für alle ruiniert werden könnte, wenn ihre Freundin so weitermacht. Außerdem möchte sie sicherstellen, dass ihre Freundin in Sicherheit ist und nichts tut, was sie vielleicht bereuen könnte. Was soll Lea Ihrer Meinung nach in dieser Situation machen?

(A) Ich versuche, das Verhalten meiner Freundin zu ignorieren und hoffe, dass sie sich von selbst beruhigt.
(B) Ich konfrontiere meine Freundin und sage ihr, dass sie ihr unangemessenes Verhalten einstellen muss.
(C) Ich suche mir ein ruhiges Plätzchen und spreche mit meiner Freundin unter vier Augen und sage ihr, dass ich mir Sorgen um sie mache und ihr helfen möchte.
(D) Ich entschuldige mich, um die Party zu verlassen und sage meiner Freundin, dass ich ein anderes Mal mit ihr über ihr Verhalten sprechen werde.

Notizen

193. Tamara ist Studentin und hat in zwei Wochen eine große Prüfung vor sich. Sie hat hart dafür gelernt, fühlt sich aber sehr gestresst und hat Angst vor der Prüfung. Sie hat schon öfter Panikattacken gehabt und befürchtet, dass ihre Angst sie daran hindern wird, die Prüfung gut zu bestehen. Was soll Tamara Ihrer Meinung nach in dieser Situation machen?

(A) Ich erinnere mich selbst daran, dass es mir nichts bringt, mir Sorgen um die Prüfung zu machen, und versuche, mich auf das Lernen zu konzentrieren.
(B) Ich sage mir, dass es nicht das Ende der Welt ist, wenn ich die Prüfung nicht bestehe, und versuche, mich zu entspannen.
(C) Ich suche Hilfe bei einer psychologischen Fachkraft, um Bewältigungsstrategien für die Angst zu lernen und meine Panikattacken in den Griff zu bekommen.
(D) Ich lenke mich vom Lernen ab, indem ich etwas unternehme, was mir Spaß macht und mich von der Prüfung ablenkt.

Nicht umblättern!
Warten Sie auf das Zeichen des Testleiters.

STOP

Emotionen erkennen

Bearbeitungszeit: 21 Minuten für 14 Aufgaben

194. Tina ist Medizinstudentin und ist aufgrund einer Influenza kraftlos und liegt die meiste Zeit des Tages im Bett, obwohl sie sehr viel zu tun hätte. Um seiner Freundin während ihrer Krankheit Beistand zu leisten und ihr das Leben etwas einfacher zu machen, bietet ihr Freund ihr an, die Einkäufe zu erledigen und den Haushalt zu erledigen. Wie fühlt sich Tina in dieser Situation?

	eher wahrscheinlich	**eher unwahrscheinlich**
Sie freut sich.	□	□
Sie ist motiviert.	□	□
Sie ist erleichtert.	□	□
Sie ist stolz.	□	□
Sie ist dankbar.	□	□

195. Isabella ist am Abend mit ihren Freundinnen zum Kino verabredet. Die Gruppe möchte sich einen Film anschauen, den sie alle seit Monaten sehnsüchtig erwartet haben. Doch gerade heute wird Isabella krank und muss ihren Freundinnen absagen. Sie wünscht ihnen viel Spaß und sagt, dass sie dann beim nächsten Treffen wieder dabei sein wird. Wie fühlt sich Isabella in dieser Situation?

	eher wahrscheinlich	**eher unwahrscheinlich**
Sie ist enttäuscht.	□	□
Sie ist besorgt.	□	□
Sie schämt sich.	□	□
Sie ist wütend.	□	□
Sie ist neidisch.	□	□

196. Amelie hat kürzlich eine Krebsdiagnose erhalten und möchte dies zunächst vor ihrer guten Freundin Annika verbergen, da sie weiß, dass Annikas Mutter im vergangenen Jahr an Krebs verstorben ist. Annika erfährt jedoch von ihrer Tochter, die mit Amelies Sohn gut befreundet ist, von Amelies Diagnose. Wie fühlt sich Annika in dieser Situation?

	eher wahrscheinlich	**eher unwahrscheinlich**
Sie ist enttäuscht.	□	□
Sie empfindet Mitgefühl.	□	□
Sie ist besorgt.	□	□
Sie ist wütend.	□	□
Sie ist zuversichtlich.	□	□

197. Der kleine Martin ist 8 Jahre alt und wünscht sich schon lange ein Spielzeugauto, das er schon oft im Katalog gesehen hat. Zu seinem Geburtstag bekommt er von seinem Opa das lang ersehnte Spielzeugauto geschenkt. Wie fühlt sich Martin in dieser Situation?

	eher wahrscheinlich	**eher unwahrscheinlich**
Er ist erleichtert.	□	□
Er freut sich.	□	□
Er ist stolz.	□	□
Er ist zuversichtlich.	□	□
Er ist hoffnungsvoll.	□	□

198. Anja ist seit längerer Zeit in Lukas verliebt und erzählt ihrer besten Freundin Lisa immer wieder frustriert, dass sie nicht wisse, ob ihre Gefühle erwidert werden könnten. Die beiden denken sich aus, dass sie dies in Erfahrung bringen könnten, indem Lisa versucht, durch Annäherung an Lukas herauszufinden, ob er Anja interessant finde oder nicht. Nach Umsetzung des Plans sagt Lisa ihrer Freundin, dass Lukas kein Interesse an Anja hätte. Einige Tage später sieht Anja Lukas und ihre Freundin Lisa Hand in Hand beim Spazierengehen in der Stadt. Wie fühlt sich Anja in dieser Situation?

	eher wahrscheinlich	**eher unwahrscheinlich**
Sie ist verärgert.	☐	☐
Sie ist überrascht.	☐	☐
Sie ist enttäuscht.	☐	☐
Sie ist besorgt.	☐	☐
Sie ist hoffnungsvoll.	☐	☐

199. Lukas hat versprochen, bei der Organisation einer Feier seiner Fakultät mitzuhelfen. Am Tag der Feier hat er jedoch keine Motivation und folglich auch keine Lust mehr, bei den Vorbereitungen zu helfen. Er erscheint nicht und gibt auch niemandem Bescheid, lässt also seine Kommilitonen und Freunde im Stich. Am nächsten Tag wird er vom restlichen Organisationsteam darauf angesprochen und zurechtgewiesen. Wie fühlt sich Lukas in dieser Situation?

	eher wahrscheinlich	**eher unwahrscheinlich**
Er fühlt sich motiviert und herausgefordert.	☐	☐
Er ist enttäuscht.	☐	☐
Er fühlt sich schuldig.	☐	☐
Er ist besorgt.	☐	☐
Er schämt sich.	☐	☐

200. Konstantin ist ein sehr ehrgeiziger und intelligenter Schüler, der sich sehr für Naturwissenschaften interessiert. Bei allen Widrigkeiten der Schulzeit ließ er sich nie von seinen Zielen abbringen und arbeitete daran, die Herausforderungen zu meistern, denen er sich stellen musste, da er immer von sich und seinen Fähigkeiten überzeugt war. Nach der Matura wächst in ihm der Wunsch, Medizin zu studieren und er informiert sich über das Studium und die Aufnahme. Er stößt dabei auf Informationen zu den unglaublich großen Hürden, die vor der Aufnahme ins Studium stehen. Wie fühlt Konstantin sich in dieser Situation?

	eher wahrscheinlich	**eher unwahrscheinlich**
Er freut sich.	☐	☐
Er ist enttäuscht.	☐	☐
Er fühlt sich herausgefordert und motiviert.	☐	☐
Er ist zuversichtlich.	☐	☐
Er ist besorgt.	☐	☐

Umblättern und weiterarbeiten!

201. Judith und Sebastian sind Geschwister. Sebastian muss seinem Vater jede Woche beim Rasenmähen im Garten helfen und bekommt dafür etwas Taschengeld zugesteckt. Seine Schwester Judith muss keine Garten- oder sonstige Arbeit übernehmen und bekommt denselben wöchentlichen Betrag an Taschengeld. Er empfindet dies als unfair und hat dies schon öfter bei seinen Eltern angesprochen, was allerdings keinerlei Wirkung gezeigt hat. Wie fühlt sich Sebastian in dieser Situation?

	eher wahrscheinlich	**eher unwahrscheinlich**
Er ist besorgt.	☐	☐
Er ist verärgert.	☐	☐
Er ist enttäuscht.	☐	☐
Er ist frustriert.	☐	☐
Er ist traurig.	☐	☐

202. Vanessa möchte gerade ein Kaufhaus verlassen, als sie ein Kind entdeckt, das sich offensichtlich verlaufen hat und nach seiner Mutter ruft. Da sie sehr in Eile ist, redet sie sich ein, dass schon jemand anderes darauf aufmerksam und sich des Kindes annehmen würde. Im Laufe des Tages denkt sie noch öfter über den Vorfall nach und fragt sich, was wohl aus dem Kind geworden ist, ob es ihm gut geht und ob sie hätte helfen können. Wie fühlt sich Vanessa in dieser Situation?

	eher wahrscheinlich	**eher unwahrscheinlich**
Sie ist besorgt.	☐	☐
Sie bereut etwas.	☐	☐
Sie ist traurig.	☐	☐
Sie ist enttäuscht.	☐	☐
Sie fühlt sich schuldig.	☐	☐

203. Mario ist der erste seine Familie, der es durch harte Arbeit, gute Leistungen, Ehrgeiz und Disziplin geschafft hat, einen Studienplatz an einer Universität zu bekommen. Er erfährt bald, dass das Lernen an der Universität einen harten Kontrast zum Lernen in der Schule darstellt und das Niveau höher ist. Er lässt sich hierdurch allerdings nicht verunsichern, sondern möchte sich beweisen, dass er auch für das Studium geeignet ist, auch als in der aktuellen Klausurenphase die Belastung steigt. Wie fühlt sich Mario in dieser Situation?

	eher wahrscheinlich	**eher unwahrscheinlich**
Er ist stolz.	☐	☐
Er ist besorgt.	☐	☐
Er ist enttäuscht.	☐	☐
Er fühlt sich herausgefordert und motiviert.	☐	☐
Er bereut etwas.	☐	☐

204. Mila ist erfolgreiche Geschäftsfrau und arbeitet seit Jahren hart daran, ihre Karriere aufzubauen. Vor Kurzem wurde bei ihrer Mutter eine unheilbare Krankheit diagnostiziert und ihr Zustand verschlechtert sich von Tag zu Tag. Mila ist hin- und hergerissen zwischen ihrer Verantwortung für ihre Arbeit und ihre Familie. Sie muss an wichtigen Sitzungen teilnehmen und häufig reisen, was es ihr schwer macht, sich um ihre Mutter zu kümmern. Sie würde gerne mehr Zeit mit ihrer Mutter verbringen, hat aber das Gefühl, dass sie das nicht könnte, da ihre Karriere viel Zeit und Energie verlangt. Wie fühlt sich Mila in dieser Situation?

	eher wahrscheinlich	**eher unwahrscheinlich**
Sie ärgert sich.	☐	☐
Sie fühlt sich schuldig.	☐	☐
Sie ist wütend.	☐	☐
Sie ist im Zwiespalt.	☐	☐
Sie fühlt sich ausgeglichen.	☐	☐

Notizen

205. Tom ist Student und arbeitet Teilzeit, um seinen Lebensunterhalt zu bestreiten. Seine Noten haben sich in letzter Zeit aufgrund seiner Arbeitszeiten verschlechtert, aber er kann es sich nicht leisten, seinen Job zu kündigen. Es fällt ihm schwer, mit seinem Studium Schritt zu halten, und sein Studienberater hat ihm geraten, eine Beurlaubung vom Studium in Betracht zu ziehen, um sich auf seinen Job zu konzentrieren. Tom ist hin- und hergerissen, weil er sein Studium abschließen möchte, aber auch seine Rechnungen bezahlen muss. Wie fühlt sich Tom in dieser Situation?

	eher wahrscheinlich	**eher unwahrscheinlich**
Er ist stolz.	☐	☐
Er ist zufrieden.	☐	☐
Er ist frustriert.	☐	☐
Er ist zuversichtlich.	☐	☐
Er ist gestresst.	☐	☐

206. Simon ist Vertriebsmitarbeiter in einem großen Unternehmen. Er arbeitet dort schon seit einigen Jahren und hat seine Arbeit gut gemacht. Vor kurzem hat sein Unternehmen mit einem anderen fusioniert, was zu vielen Veränderungen am Arbeitsplatz geführt hat. Es gibt neue Richtlinien, Verfahren und Managementstile, an die Simon nicht gewöhnt ist, und es fällt ihm schwer, sich anzupassen. Außerdem macht er sich Sorgen um die Sicherheit seines Arbeitsplatzes und darum, ob er den neuen Erwartungen seiner Vorgesetzten gerecht werden kann. Wie fühlt sich Simon in dieser Situation?

	eher wahrscheinlich	**eher unwahrscheinlich**
Er ist aufgeregt.	☐	☐
Er ist frustriert.	☐	☐
Er ist zufrieden.	☐	☐
Er ist neidisch.	☐	☐
Er ist entspannt.	☐	☐

207. Valerie hat schon seit einiger Zeit mit Depressionen zu kämpfen. Trotzdem hat sie sich bemüht, ihren beruflichen Verpflichtungen so gut es geht nachzukommen. Vor kurzem ist sie jedoch bei einer wichtigen Prüfung für eine Weiterbildung durchgefallen, für die sie hart gelernt hatte. Ihre Freunde und ihre Familie bieten ihr Unterstützung an, aber sie möchte sie nicht mit ihren Problemen belästigen oder ihnen zur Last fallen. Wie fühlt sich Maria in dieser Situation am ehesten?

	eher wahrscheinlich	**eher unwahrscheinlich**
Sie fühlt sich schuldig.	☐	☐
Sie ist dankbar.	☐	☐
Sie ist gestresst.	☐	☐
Sie ist zuversichtlich.	☐	☐
Sie ist entmutigt.	☐	☐

Nicht umblättern!
Warten Sie auf das
Zeichen des Testleiters.

STOP

Soziales Entscheiden

Bearbeitungszeit: 21 Minuten für 14 Aufgaben

208. Samuel ist über ein verlängertes Wochenende nach Zürich gefahren, um sich die Stadt anzuschauen. Er möchte gerade in ein Taxi steigen, das ihn in die Innenstadt bringen soll, als ein Mann und seine schwangere Frau herbeigelaufen kommen und ihm sagen, dass sie dringen ein Taxi bräuchten, um in die nächstgelegene Klinik zu fahren. Samuel ist unsicher, wie er reagieren soll. Wie relevant sollten ihrer Meinung nach die folgenden Überlegungen, die Samuel bei seiner Entscheidung angestellt haben könnte, sein?

Überlegungen:

(A) „Würde ich nicht dazu verpflichtet sein, einem Notfall den Vortritt zu lassen?"
(B) „Würde ich von dem Paar im Gegenzug für den Vortritt etwas verlangen können?"
(C) „Würde ich nicht das Wohl der Frau und ihres Kindes höher schätzen müssen als mein eigenes Bedürfnis, möglichst schnell in die Stadt zu gelangen?"
(D) „Würde mich der Taxifahrer dafür rügen, wenn ich das Taxi selbst in Anspruch nehmen würde?"
(E) „Würden andere an meiner Stelle dem Paar den Vortritt lassen?"

	1	2	3	4	5
A					
B					
C					
D					
E					

209. Gabi ist Lehrerin und unterrichtet Kunst. Im Laufe einer Kunststunde kommt ein Kind zu ihr und fragt sie, ob das Bild, das sie gemalt hat, schön sei. Aus Gabis Sicht ist es dies, selbst unter dem Gesichtspunkt, dass es sich um das Gemälde eines Kindes handelt, nicht. Gabi ist unsicher, wie sie reagieren soll. Wie relevant sollten ihrer Meinung nach die folgenden Überlegungen, die Gabi bei ihrer Entscheidung angestellt haben könnte, sein?

Überlegungen:

(A) „Würde ich dem Kind nicht immer die Wahrheit sagen müssen, auch wenn sie unangenehm ist?"
(B) „Würde meine Kollegin an meiner Stelle lügen?"
(C) „Würden mich eventuell verärgerte Eltern auf mein Verhalten ansprechen?"
(D) „Würde ich dem Kind nicht die Wahrheit sagen müssen, um es im Rahmen meines Bildungsauftrages zu Ehrlichkeit und Offenheit zu erziehen?"
(E) „Würde ich mein Ansehen bei den Eltern des Kindes durch eine Lüge steigern können?"

	1	2	3	4	5
A					
B					
C					
D					
E					

Notizen

210. Max hat seit ein paar Monaten eine neue Freundin, deren Eltern sehr religiös sind. Er hingegen ist überzeugter Atheist, Religionsgegner und Naturwissenschaftler und lässt sich von Vernunft und Verstand leiten. Als er die Eltern seiner Freundin kennenlernen soll, sagt ihm seine Freundin vorher, dass er das Thema Religion am besten gar nicht ansprechen und er sich, falls man sich doch darüber unterhalten sollte, zurückhalten solle. Beim Gespräch mit den Eltern fragen diese Max, ob er denn religiös sei und was er von der Religion halte. Max ist unsicher, wie er reagieren soll. Wie relevant sollten ihrer Meinung nach die folgenden Überlegungen, die Max bei seiner Entscheidung angestellt haben könnte, sein?

Überlegungen:

(A) „Würde ich von meiner Freundin etwas für meine Mäßigung verlangen können?"
(B) „Würde ich nicht generell verpflichtet sein, die Wahrheit zu sagen?"
(C) „Würde meine Freundin darauf eingehen, wenn es umgekehrt wäre?"
(D) „Würde ich nicht das Wohl meiner Freundin bei meinen Äußerungen berücksichtigen müssen?"
(E) „Würde meine Freundin mich zurechtweisen, wenn ich die Wahrheit sagen würde?"

	1	2	3	4	5
A					
B					
C					
D					
E					

211. Katharina ist neu in der Stadt und hat sich aus Versehen einen Gruppenfahrschein für die öffentlichen Verkehrsmittel gekauft. Als sie im Bus sitzt, betreten zwei Kontrolleure den Bus und verlangen, die Fahrscheine zu sehen. Eine Frau neben ihr hat fälschlicherweise angenommen, dass ihr Kind umsonst mitfahren dürfe, wenn sie bezahlt habe und fragt sie nun, ob sie so nett wäre und den Kontrolleuren erklären könne, dass das Kind bei ihr mit dem Gruppenfahrschein mitfahren würde. Katharina ist unsicher, wie sie reagieren soll. Wie relevant sollten ihrer Meinung nach die folgenden Überlegungen, die Katharina bei ihrer Entscheidung angestellt haben könnte, sein?

Überlegungen:

(A) „Würde die Frau meine Hilfe nicht mehr benötigen als ich meine kleinbürgerliche Gesetzestreue?"
(B) „Würde ich nicht so handeln müssen, dass ich ein gutes Beispiel für ein friedliches und freundliches Miteinander der Menschen sein könnte?"
(C) „Würde die Frau für mich dasselbe tun?"
(D) „Würde ich die Kosten für das Kind von der Frau verlangen können, um damit einen Teil meiner Mehrkosten zu decken?"
(E) „Würde ich eine Strafe der Kontrolleure riskieren?"

	1	2	3	4	5
A					
B					
C					
D					
E					

Umblättern und weiterarbeiten!

212. Emilia hat ihre Freunde zum Essen eingeladen und kocht für sie. Unter ihnen ist auch eine gläubige Muslima, die kein Schweinefleisch isst. Emilia fällt erst auf, dass sie gemischtes Hackfleisch für den Hauptgang verwendet hat, statt wie versprochen reines Rinderhackfleisch, als sie die große Schüssel auf den Tisch stellt. Emilia ist unsicher, wie sie reagieren soll. Wie relevant sollten ihrer Meinung nach die folgenden Überlegungen, die Emilia bei ihrer Entscheidung angestellt haben könnte, sein?
Überlegungen:
(A) „Würde ich mir durch mein Schweigen ein Kompliment für das gute Essen und meine Rücksicht sichern können?“
(B) „Würde ich einen Streit riskieren, wenn meine Freundin das herausfände?“
(C) „Würde ich nicht auf den Glauben und das Wohl meiner Freundin Rücksicht nehmen müssen, ganz gleich, ob es mir unangenehm ist oder nicht?“
(D) „Würden meine übrigen Freunde die Sache ansprechen?“
(E) „Würde ich nicht der guten Manieren halber darauf aufmerksam machen müssen?“

	1	2	3	4	5
A					
B					
C					
D					
E					

213. Manuel ist mit seiner Frau shoppen. In einem Bekleidungsgeschäft probiert sie eine Hose an, die ihr sehr gefällt, aber nicht in ihrer Größe verfügbar ist und fragt ihn, ob sie auch eine Nummer kleine gut aussehen würde. Manuel ist unsicher, wie er reagieren soll. Wie relevant sollten ihrer Meinung nach die folgenden Überlegungen, die Manuel bei seiner Entscheidung angestellt haben könnte, sein?
Überlegungen:
(A) „Würde meine Frau ehrlich zu mir sein, wenn es umgekehrt wäre?“
(B) „Würde ich nicht ehrlich zu meiner Frau sein müssen, um unser gegenseitiges Vertrauen ineinander nicht zu schwächen?“
(C) „Würde ich mir durch meine Aussage eine Gefälligkeit sichern können?“
(D) „Würde ich nicht generell dazu verpflichtet sein, die Wahrheit zu sagen?“
(E) „Würde ich durch meine Aussage einen Streit provozieren?“

	1	2	3	4	5
A					
B					
C					
D					
E					

214. Martin besorgt in einem teuren Lebensmittelgeschäft seine Wocheneinkäufe. An der Kasse sitzt ein sehr unfreundlicher Mitarbeiter, von dem er allerdings zu viel Wechselgeld bekommt. Martin ist unsicher, wie er reagieren soll. Wie relevant sollten ihrer Meinung nach die folgenden Überlegungen, die Martin bei seiner Entscheidung angestellt haben könnte, sein?

Überlegungen:

(A) „Würde meine Frau das Wechselgeld in meiner Situation zurückgeben?"

(B) „Würde ich durch mein Verhalten den Mitarbeitern des Ladens mehr schaden als dem Unternehmen, das sie beschäftigt?"

(C) „Würde es meine Pflicht sein, immer ehrlich zu sein und auch dementsprechend zu handeln?"

(D) „Würde jemand herausfinden, dass ich das Wechselgeld nicht zurückgegeben habe?"

(E) „Würde ich das Wechselgeld vielleicht selbst gut gebrauchen können?"

	1	2	3	4	5
A					
B					
C					
D					
E					

215. Alexandra ist Chirurgin an einer großen Klinik. Sie führt gerade eine komplizierte Operation bei einem Patienten durch, als ihr dabei ein Fehler unterläuft, der höchstwahrscheinlich Schmerzen und Nebenwirkungen verursachen wird. Ein paar Tage nach dem Eingriff klagt der Patient über Schmerzen und Nebenwirkungen, von denen er nicht wisse, woher die kämen. Alexandra ist unsicher, wie sie reagieren soll. Wie relevant sollten ihrer Meinung nach die folgenden Überlegungen, die Alexandra bei ihrer Entscheidung angestellt haben könnte, sein?

Überlegungen:

(A) „Würde jemand dahinterkommen, dass ich den Fehler verschwiegen habe?"

(B) „Würde mein Oberarzt dem Patienten von dem Fehler erzählen?"

(C) „Würde ich nicht aufgrund der ärztlichen Ethik dazu verpflichtet sein, dem Patienten davon zu erzählen?"

(D) „Würde ich mein Ansehen bei dem Patienten hoch halten können, wenn ich ihm nicht davon erzähle?"

(E) „Würde ich nicht zur Ehrlichkeit verpflichtet sein, da das Wohl des Patienten mehr zählt als die unangenehme Situation, der ich mich stellen müsste?"

	1	2	3	4	5
A					
B					
C					
D					
E					

Umblättern und weiterarbeiten!

216. Johannes ist Kardiologe und gerade an Bord eines Flugzeugs, um in den wohlverdienten Urlaub zu fliegen, als per Lautsprecher gefragt wird, ob ein Arzt an Bord sei, da es bei einem der Passagiere zu einem medizinischen Notfall gekommen sei. Johannes ist unsicher, wie er reagieren soll. Wie relevant sollten ihrer Meinung nach die folgenden Überlegungen, die Johannes bei seiner Entscheidung angestellt haben könnte, sein?

Überlegungen:

(A) „Würde ich nicht durch den hippokratischen Eid dazu verpflichtet sein, in dieser Situation zu helfen?"

(B) „Würde ich von den anderen Passagieren als Held gesehen werden?"

(C) „Würde ich dem Patienten durch meine Fähigkeiten vielleicht wirklich weiterhelfen können?"

(D) „Würden andere nach dem Aufruf aufstehen?"

(E) „Würde ich meine Approbation verlieren, falls ich einen Fehler mache?"

	1	2	3	4	5
A					
B					
C					
D					
E					

217. Vera ist eine geschäftlich sehr erfolgreiche Frau und viel unterwegs. Sie hat sich eine Familie aufgebaut und viel Zeit und Energie investiert, um alles in ihrem Leben gut zu koordinieren. Auf einer Dienstreise lernt sie einen attraktiven, charmanten und ebenfalls sehr erfolgreichen Mann kennen. Am Abend kommen sie sich näher und könnten einen Schritt weitergehen. Vera ist unsicher, wie sie reagieren soll. Wie relevant sollten ihrer Meinung nach die folgenden Überlegungen, die Vera bei ihrer Entscheidung angestellt haben könnte, sein?

Überlegungen:

(A) „Würde ein kurzer Seitensprung wirklich das Leid und den Schmerz rechtfertigen, den ich meiner Familie damit antun würde?"

(B) „Würde er seine Partnerin mit mir betrügen?"

(C) „Würde jemand davon erfahren?"

(D) „Würde ich ihn vielleicht nun bei mehreren Dienstreisen treffen können?"

(E) „Würde ich nicht durch mein Ehegelübde zur Treue verpflichtet sein?"

	1	2	3	4	5
A					
B					
C					
D					
E					

Notizen

218. Sebastian ist Student und kämpft darum, über die Runden zu kommen. Er hat die Möglichkeit, bei einer wichtigen Prüfung zu schummeln, die er bestehen muss, um seinen Abschluss zu machen. Sebastian überlegt, ob er bei der Prüfung betrügen soll oder nicht. Wie relevant sollten ihrer Meinung nach die folgenden Überlegungen, die Sebastian bei seiner Entscheidung angestellt haben könnte, sein?

Überlegungen:

(A) „Was würden andere in meiner Situation tun?"
(B) „Was würde passieren, wenn ich erwischt werden würde?"
(C) „Hätte mein Verhalten Konsequenzen für andere?"
(D) „Was würden meine Eltern von mir denken?"
(E) „Es ist verboten, zu schummeln."

	1	2	3	4	5
A					
B					
C					
D					
E					

219. Lisa ist Krankenschwester und arbeitet in einem vielbeschäftigten Krankenhaus. Sie hat gerade eine lange Schicht hinter sich und ist müde. Sie sieht einen Patienten, der um Hilfe bittet, um aus dem Bett aufzustehen und die Toilette zu benutzen. Lisa überlegt, ob sie dem Patienten helfen oder ihn bitten soll, auf eine andere Krankenschwester zu warten. Wie relevant sollten ihrer Meinung nach die folgenden Überlegungen, die Lisa bei ihrer Entscheidung angestellt haben könnte, sein?

Überlegungen:

(A) „Ist es nicht meine Pflicht als Krankenschwester, meine Arbeit zu tun?"
(B) „Kann ich dem Patienten durch diese paar Minuten nicht enorm weiterhelfen?"
(C) „Was würde meine Kollegin an meiner Stelle tun?"
(D) „Was würde mit meinem Ansehen passieren, wenn eine Kollegin mitbekommen würde, dass ich den Patienten gebeten habe zu warten?"
(E) „Drohen mir arbeitsrechtliche Konsequenzen, wenn ich es ablehne, dem Patienten noch zu helfen?"

	1	2	3	4	5
A					
B					
C					
D					
E					

Umblättern und weiterarbeiten!

220. David arbeitet in einem kleinen Unternehmen, das sich in finanziellen Schwierigkeiten befindet. Er hat Zugang zu vertraulichen Informationen, die ihm helfen könnten, an der Börse viel Geld zu verdienen. David überlegt, ob er diese Informationen zu seinem Vorteil nutzen soll. Wie relevant sollten ihrer Meinung nach die folgenden Überlegungen, die David bei seiner Entscheidung angestellt haben könnte, sein?

Überlegungen:

(A) „Würde ich erwischt werden und mit rechtlichen Konsequenzen rechnen müssen?"
(B) „Wäre die Verwendung dieser Informationen fair gegenüber meinen Kollegen?"
(C) „Könnte ich mit der Schuld leben, wenn ich diese Informationen verwende?"
(D) „Ist es richtig, die Informationen zu meinem Vorteil zu verwenden?"
(E) „Würde mein Verhalten dem Unternehmen und anderen Mitarbeitern schaden?"

	1	2	3	4	5
A					
B					
C					
D					
E					

221. Johannes ist Arzt und hat einen Patienten wegen einer schweren Krankheit behandelt. Der Patient bittet Johannes, die Schwere seiner Krankheit vor seinen Familienangehörigen geheim zu halten. Johannes ist unsicher, wie er darauf reagieren soll. Wie relevant sollten ihrer Meinung nach die folgenden Überlegungen, die Johannes bei seiner Entscheidung angestellt haben könnte, sein?

Überlegungen:

(A) „Wie würde sich mein Patient fühlen, wenn ich seinem Wunsch nicht nachkommen würde?"
(B) „Wie würden meine Kollegen in meiner Situation handeln?"
(C) „Welche Pflicht habe ich, die Vertraulichkeit der medizinischen Informationen meines Patienten zu wahren?"
(D) „Könnte ich verklagt werden?"
(E) „Was würde der Patient von mir halten, wenn ich die Information trotzdem an die Familie weitergeben würde?"

	1	2	3	4	5
A					
B					
C					
D					
E					

Notizen

Zulassung, Medizinstudium, Traumberuf – mit Elsevier!

Medizinertest

TMS/EMS

MedAT

HAM-Nat

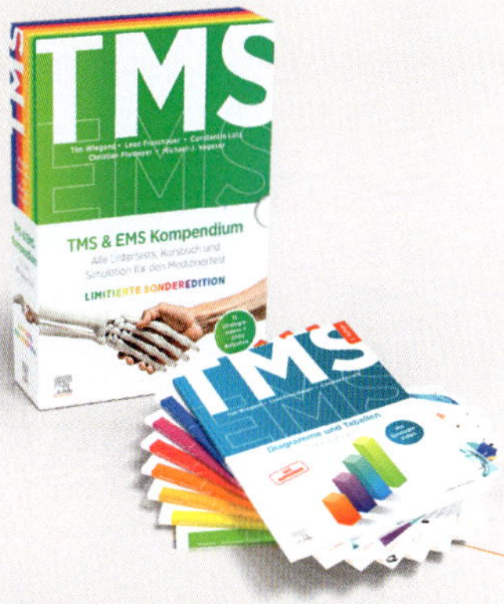

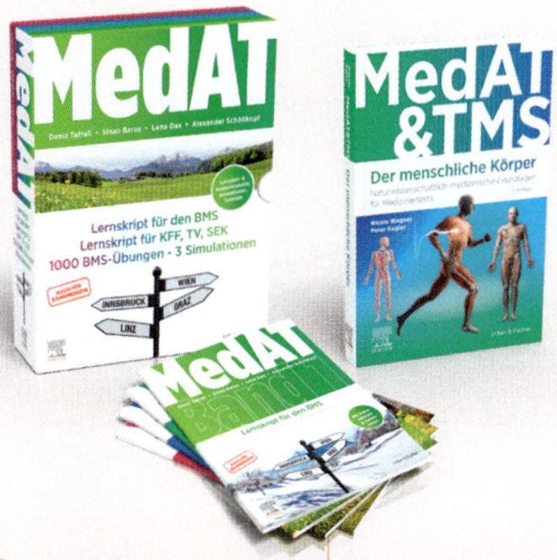

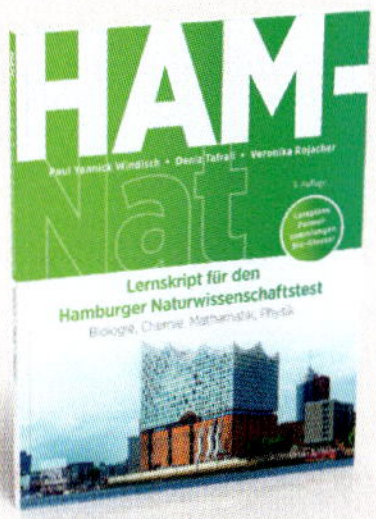

Studium der Humanmedizin Vorklinik

Anatomie

Physiologie

Biochemie

Chemie, Biologie, Physik, Med. Psych.-Soz.

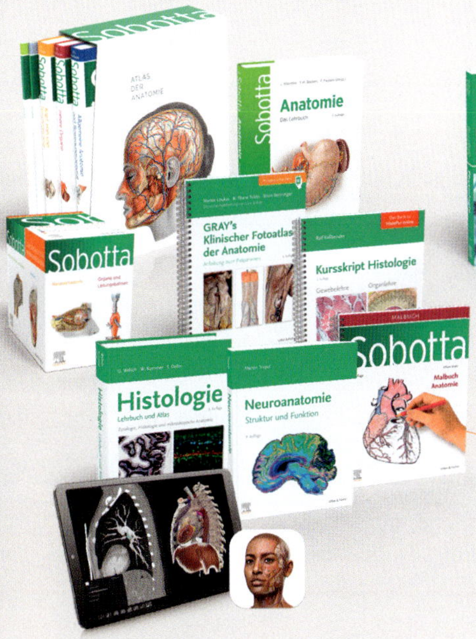

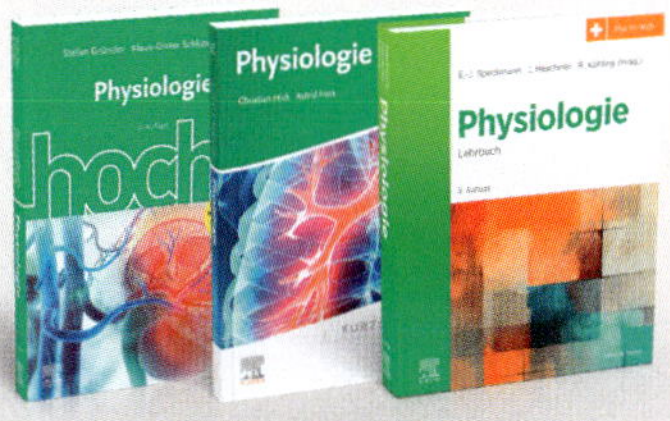

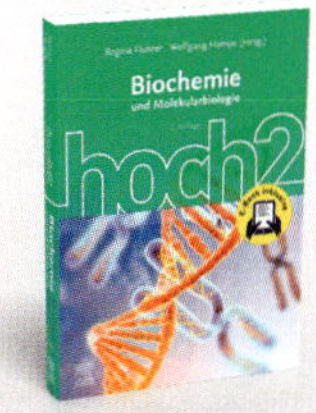

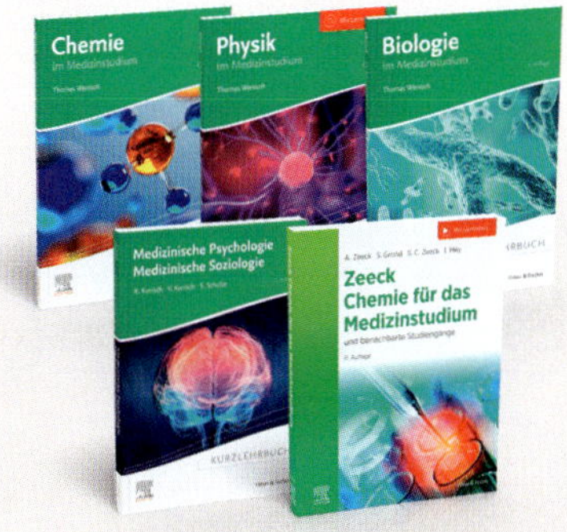

1. Staatsexamen

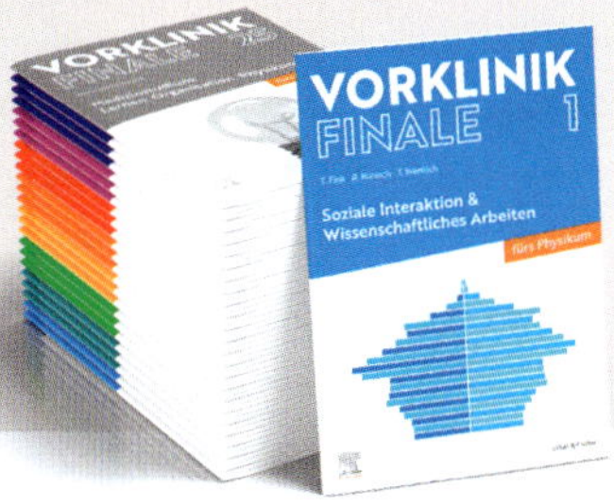

Diese und viele weitere Titel sowie die aktuellen Preise findest du in deiner Buchhandlung vor Ort und unter **shop.elsevier.de**

ELSEVIER

Impressum: ELSEVIER GmbH, Bernhard-Wicki-Str. 5 | 80636 München
Gestaltung: SPIESZDESIGN / Irrtümer vorbehalten, Stand 05/2025

Irrtümer vorbehalten.
Stand 07/2025 / 20250206b

Dein Medizinstudium ist unsere Mission

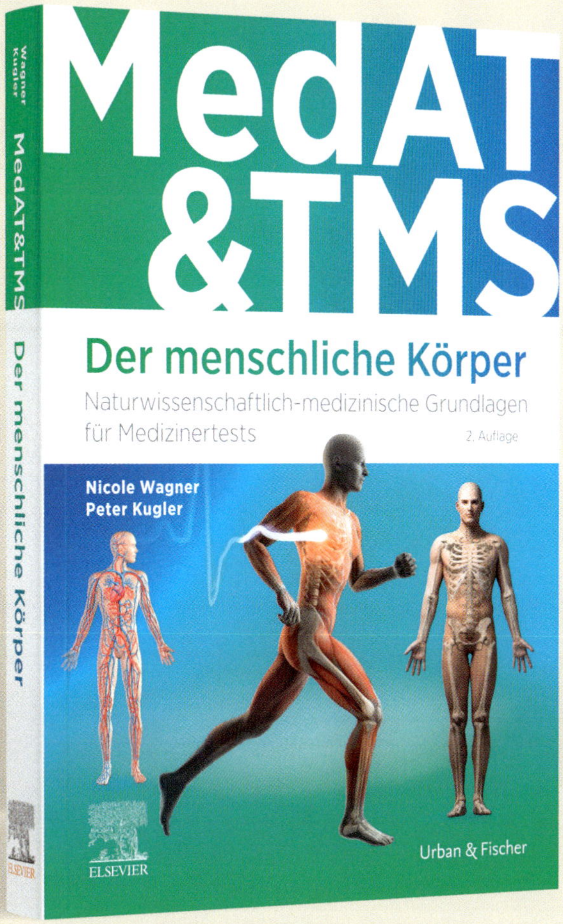

20250818b Irrtümer vorbehalten. Stand 08/2025

ELSEVIER

Diesen und viele weitere Titel sowie die aktuellen Preise finden Sie in Ihrer Buchhandlung vor Ort und unter **shop.elsevier.de**